Ursula M. Costa (Hrsg.)

Der KRAH®-Ansatz

Ergotherapie revisited

Spektrum Ergotherapie

Herausgeber

DVE Deutscher Verband Ergotherapie

Die Herausgeberin

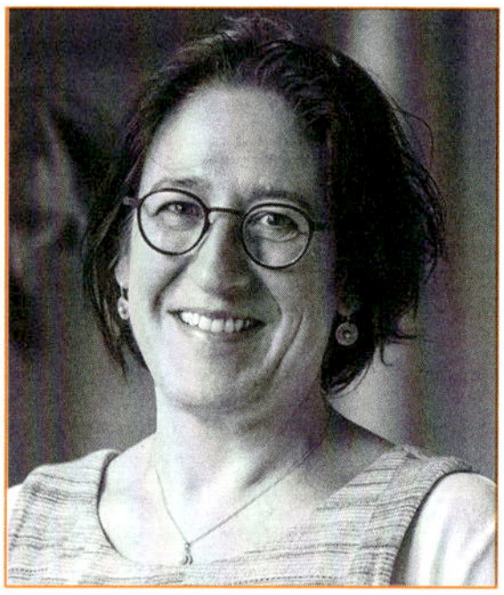

Ursula M. Costa ist Ergotherapeutin, Handlungs- und Gesundheitswissenschaftlerin. Als Professorin und Institutsleiterin an der fh gesundheit (Tirol) arbeitet sie insbesondere in den Bereichen Therapieforschung, Gesundheits-, Handlungswissenschaften und Implementation Sciences. Selbstständig ist sie als Ergotherapeutin, Referentin, Coach und Prozessbegleiterin tätig.
In der Verbindung von Praxis, Forschung, Entwicklung und Lehre ist ihr die Sinndimension im menschlichen Da-Sein und Handeln als wesentlicher Aspekt biopsychosozialer Gesundheit und Betätigungsgesundheit besonderes Anliegen. In dieser Auseinandersetzung entstand u. a. der KRAH®-Ansatz als evidenzbasierter Best-Practice-Bezugsrahmen.

Ursula M. Costa arbeitet seit 1992 als Ergotherapeutin; in ihre Arbeit fließen ihr ergänzender systemischer und gestalttherapeutischer Background ebenso mit ein wie ihre akademischen Kenntnisse im Bereich Public Health und Handlungswissenschaften. Nach 25 Jahren Engagement in der Ausbildung(sentwicklung) zukünftiger Ergotherapeut:innen leitet sie aktuell das Institut InnTra - Innovation, Nachhaltigkeit und Transformation im Gesundheits- und Sozialwesen sowie (seit 2012) die Masterstudien für Ergotherapie und Handlungswissenschaft an der fh gesundheit in Tirol, Österreich.

Ursula M. Costa (Hrsg.)

Der KRAH®-Ansatz

Ergotherapie revisited

Schulz-Kirchner Verlag

Bibliografische Information der Deutschen Nationalbibliothek
Die Deutsche Nationalbibliothek verzeichnet diese Publikation in der Deutschen Nationalbibliografie; detaillierte bibliografische Daten sind im Internet über http://dnb.d-nb.de abrufbar.

1. Auflage 2024
ISBN 978-3-8248-1328-5
eISBN 978-3-8248-9877-0

Mollweg 2, D-65510 Idstein
Vertretungsberechtigte Geschäftsführer:
Dr. Ullrich Schulz-Kirchner, Martina Schulz-Kirchner
Umschlagfoto: © Moritz Unterholzner
Fachlektorat: Thomas Leidag
Umschlagentwurf und Layout: Petra Jeck/Susanne Koch
Druck und Bindung:
Plump Druck & Medien GmbH, Rolandsecker Weg 33, 53619 Rheinbreitbach
Printed in Germany

Inhalt

Mit Erwerb dieser Publikation erhalten Sie zusätzliches Material zum Download. Die Dateien stellen wir Ihnen in unserem **Online-Shop www.skvshop.de** zur Verfügung.
Wenn Sie Ihre Bestellung über unseren Online-Shop getätigt haben, finden Sie die Download-Datei direkt nach der Bestellung in **Ihrem persönlichen Kundenkonto unter „Meine Downloads"**.
Erfolgte Ihre Bestellung nicht über unseren Shop, fordern Sie bitte über **info@schulz-kirchner.de** Zugangsdaten an – geben Sie dabei bitte **Ihren Namen, Ihre Anschrift** und das **Stichwort „KRAH®" an.**

Vorworte

Im Jahr 2009 wurde ich zu einer interessanten Projektvorstellung nach Salzburg eingeladen, bei der Ursula Costa ihre Ideen über eine Studie „Erfahrung der Selbstwirksamkeit als gesundheitsfördernder Wirkfaktor im Rahmen der Ergotherapie am Beispiel von Kindern im Vorschulalter" präsentierte.
Bereits seit Anfang der 2000er Jahre vollzog sich im deutschsprachigen Raum ein Paradigmenwechsel in der Ergotherapie. Der Fokus verlagerte sich weg vom biomedizinischen Modell hin zur Betätigung. Die Akzentuierung von Komponenten wie Motorik, Sensorik und Kognition ermöglichte eine präzise Betrachtung der vorliegenden Pathologie. Doch erkannten wir, dass eine auf diese Komponenten reduzierte Betrachtung nicht ausreichend ist, da erfolgreiche Betätigung von vielen Faktoren abhängt. Eine ganzheitliche Betrachtung des/der Klient:in in seiner/ihrer Umwelt wurde als entscheidend erachtet, um bedeutungsvolle, relevante und sinnvolle Betätigung zu ermöglichen.
Viele positive Wirkungen ergotherapeutischen Handelns, die im Arbeitsalltag zur Selbstverständlichkeit geworden sind – insbesondere die alltags-, handlungs- und ressourcenorientierten, klientenzentrierten Angebote – hatten sich zwar in der Praxis bewährt, waren jedoch zu diesem Zeitpunkt noch unzureichend belegt oder erforscht. Ursula Costa bot Ergotherapeut:innen im pädiatrischen Fachbereich die Möglichkeit, ihre Arbeit evidenzbasiert zu untermauern, indem sie an dieser wegweisenden Studie teilnehmen durften.
Es gab eine umfangreiche Einschulung bezüglich der aktuell handlungsorientierten Befunderhebung, Zielformulierung, Einführung in die Dokumentation ergotherapeutischer Prozesse für Kinder nach Modellen (ICF, ...) nach dem KRAH®-Ansatz. Neue Formulare, Fragebögen und Assessments wurden vorgestellt, und die Teilnahme an der Studie bedeutete zweifelsohne einen Mehraufwand. Doch die gewonnene Erkenntnis und die persönliche Weiterentwicklung unter Supervision erwiesen sich von unschätzbarem Nutzen.
In einem unserer letzten Gespräche im Zusammenhang mit der durchgeführten Studie entstand in mir der Wunsch, Ursula darauf hinzuweisen, wie schützenswert dieser innovative Therapieansatz ist. Aus diesem Grund schlug ich vor, den KRAH-Ansatz beim österreichischen Patentamt für Markenschutz anzumelden.
Mit Freude und Dankbarkeit erinnere ich mich daran, dass ich Teil dieser wegweisenden Studie sein durfte. Auch heute, Jahre später, greife ich im Alltag immer noch auf Befundungs- und Dokumentationsunterlagen aus dieser Zeit zurück. Die Arbeit nach dem KRAH®-Ansatz hat meine Bereitschaft geschärft, effizienter auf Kommunikationssignale meiner Klient:innen einzugehen und im Therapiealltag deren essenzielle Ziele und Bedürfnisse stets neu anzupassen bzw. zu verifizieren. Eine wertschätzende, achtsame und ressourcenorientierte Zusammenarbeit bildet einen fruchtbaren Boden für die Teilhabe am Leben.
Es ist erfreulich zu sehen, welche Dimensionen sich seit den ersten Schritten im Jahr 2009 entwickelt haben. In den Gesprächen der vergangenen Jahre wurde deutlich, dass die damaligen Anfänge einen bedeutenden Beitrag zu den Fortschritten in unserem Fachbereich leisteten.

Auch heute profitiere ich immer noch von den erworbenen Kenntnissen und den damals eingeführten Befundungs- und Dokumentationsinstrumenten. Die KRAH®-basierte Arbeitsweise hat meine Sensibilität für die individuellen Bedürfnisse meiner Klient:innen gestärkt und mich dazu befähigt, flexibel auf ihre Kommunikationssignale einzugehen.
Ich wünsche dem Buch viele aufmerksame Leserinnen und Leser.

Astrid Fridrich

Aristoteles gilt als einer der bedeutendsten Philosophen das Abendlandes, da er durch seine ganzheitliche Sichtweise die Seelenbegabung des Menschen hervorhebt und ihn nicht auf seine körperlichen und intellektuellen Aspekte reduziert.

Mit vorliegendem Buch wird im ergotherapeutischen und damit im Bereich Gesundheit ein wesentlicher Beitrag zu diesem Paradigmenwechsel von einer mechanistischen, funktionalen, rein schulmedizinischen Sicht zu einer umfassend ganzheitlichen geboten. Der von Prof. Dr. Ursula Costa entwickelte Best-Practice- und evidenzbasierte KRAH®-Ansatz bietet einen integrativen Bezugsrahmen zur Entfaltung und Stärkung von Lebensessenz und Sinnfülle. Er vermittelt eine Haltung der Gleichwürdigkeit zwischen Therapeut:innen und Klient:innen bei gleichzeitigem Wahrnehmen der Verantwortung aller Beteiligten, ohne jedoch seitens der Therapeut:innen Macht zu missbrauchen. KRAH®-basiertes Arbeiten meint ein wahrhaftiges in Beziehung treten, ein wertebewusstes, achtsames Wahrnehmen und auf das Gegenüber Eingehen und ein Miteinander – gegebenenfalls auch mittels Einbeziehens des Bezugssystems – bei der Erhebung, Entwicklung, Begleitung und beim Erreichen von für Klient:innen bedeutsamen Zielen sowie deren Evaluierung. Dr. Ursula Costa setzt mit ihrer Interpretation ergotherapeutischer Best Practice den Fokus weg vom Defizit, vom Misslingen und Nicht-Können auf die Potenziale, auf Gelingendes, auf Ressourcen und Entfaltungsdienliches. KRAH®-basiertes Arbeiten ermutigt, stärkt, kräftigt, benennt Fähigkeiten und macht diese im Tun erlebbar. Es setzt bei Alltäglichem an und ein, fußt auf den individuellen, vielfältigen Lebenswelten von Klient:innen, ist prozessual und dynamisch und verbindet „Bottom-up“ and „Top- down“-Möglichkeiten. Und es ist, für Ergotherapeut:innen eine Selbstverständlichkeit, handlungsorientiert. Durch das Ein- und Aufgehen im für die jeweilige Person bedeutsam empfundenen Tun wird Selbstfindung und -entfaltung sowie Selbstwirksamkeit unmittelbar erfahrbar und so Sinnfülle als ein die Gesundheit förderlicher Faktor begreifbar.

Im Buch finden sich neben der Darstellung des KRAH®-Ansatzes und seiner Charakteristika eine Bezugnahme zur Salutogenese nach Antonovsky, die neben Achtsamkeit und Metakognition eine Grundlage KRAH®-basierten Arbeitens darstellt. Verwirklichungschancen und Stärkung von Resilienz durch KRAH®-basiertes Arbeiten werden beleuchtet und ebenso der Stellenwert von Handwerk.

Es werden neben dem KRAH®-basierten ergotherapeutischen Prozess auch Kriterien und Assessments desselben, Dokumentation im Sinne des KRAH®-Ansatzes wie auch KRAH®-basiertes Coaching vorgestellt.
Vielfältige Beispiele ergotherapeutischer Best Practice im Sinne KRAH®-basierten Arbeitens veranschaulichen den immensen Reichtum dieses Bezugsrahmens. So wird der KRAH®-Ansatz auch im Kontext der Gesundheitsförderung und des Programmes „LEBENSFREUDE – im Alltag tun, was gut tut®“ verdeutlicht. Es finden sich Praxisanwendungen des KRAH®-Ansatzes in der Handtherapie, Neurologie und Geriatrie sowie ein Vergleich zwischen CO-OP und KRAH®-Ansatz. Wie wertvoll KRAH®-basiertes ergotherapeutisches Arbeiten, insbesondere sinnvolles Tun und Betätigungsgerechtigkeit, gerade auch für Menschen mit Fluchterfahrung ist, wird in einem weiteren Aufsatz dargestellt. Es wird KRAH®-bezogenes Arbeiten im digitalen und lebensweltbezogenen Kontext beleuchtet sowie der KRAH®-basierte Einsatz von Trainingsrobotern.
Wirkfaktoren der Ergotherapie werden herausgearbeitet und KRAH®-basierte Forschung sowie weitere Arbeitsfelder KRAH®-basierten Handelns vorgestellt.

Aus philosophischer Sicht ist von alters her die dynamische, prozessuale Suche und (Selbst)-Erforschung nach dem individuellen Sinn, nach Sinnfindung, -entfaltung und -fülle ein Wesensmerkmal menschlichen Seins. So lässt sich auch meine Arbeit als Kinderphilosophin, die jungen Menschen einen Rahmen zum Kultivieren von für sie relevanten Sinnthemen bietet, in den wesentlichen Punkten in den reichen Bezugsrahmen des KRAH®-Ansatzes stellen. Ich bin überzeugt, dass KRAH®-basiertes Arbeiten weit über den therapeutischen beziehungsweise gesundheitlichen Bereich hinaus, beispielsweise auch im pädagogischen Kontext und letztlich immer, wenn Menschen andere begleiten, Beachtung finden muss, will man dem Menschen mit seinem Sinnpotenzial gerecht werden. Es ist mir ein großes Anliegen, Ursula und allen, die mit dieser wichtigen Publikation entscheidend dazu beitragen, herzlich zu danken.

Ich wünsche diesem bedeutsamen Buch viele begeisterte Leser:innen, welche diesen verbindenden, ganzheitlichen Reichtum KRAH®-basierten Arbeitens beziehungsweise Lebens in die Welt tragen – für ein sinnerfülltes, gelingendes Miteinander.

Dr. phil. Doris Daurer (Kinderphilosophin)

Als ich die Anfrage erhielt, ein Vorwort zu diesem Buch zu schreiben, kamen bei mir sofort zwei Gedanken auf: Was kann ich als langjährige Dozentin, die an einer Fachhochschule arbeitet, zu dem praxisnahen, innovativen KRAH®-Ansatz beitragen und wie können die Werte, Haltungen, Kenntnisse, die in diesem Ansatz vermittelt werden, an Auszubildende – neue Kolleg:innen – weitergegeben werden? Man kann natürlich sagen, kaufen Sie sich dieses Buch, lesen Sie es und setzen Sie die wichtigsten Punkte um. Also, warum sollte man sich mit dem KRAH®-Ansatz auseinandersetzen?

Ich sehe in der Beschreibung der Inhalte dieses Buches, neben der Darstellung des KRAH®-Ansatzes, große Anknüpfungspunkte für die Entwicklung einer ergotherapeutischen Berufsidentität und einer professionellen Haltung.
Frau Prof. Mag. Dr. Ursula Costa hat mit ihren Mitautor:innen in ihrem Buch wichtige Aspekte des Hinterfragens der eigenen therapeutischen Haltung und des eigenen Handelns angesprochen. Durch die Beschreibung des KRAH®-basierten Arbeitens wird herausgehoben, „was das typisch Ergotherapeutische ausmacht". Der klientenzentrierte, ressourcen-, alltags- und handlungsorientierte sowie alltagsrelevante Ansatz steht im KRAH®-Ansatz zentral. Dies stellt auch den Fokus der nationalen wie internationalen Ergotherapie dar.
Wenn Ursula Costa davon schreibt: *„Worauf wir achten, was wir wahrnehmen, wie (mit welcher Haltung und Einstellung, mit welchem Blick) wir beobachten, wem und was wir Bedeutung zusprechen, welche Inhalte wir priorisieren, worüber wir nachdenken, welche Schlüsse wir ziehen und welche Implikationen diese für unser Handeln haben – all das kann maßgeblich davon geleitet und inspiriert sein, was wir bewusst ins Zentrum unserer Aufmerksamkeit stellen"*, wird deutlich, dass es sowohl um die Vermittlung einer professionellen Haltung geht als auch um die Anwendung eines permanenten Reasonings. Dies benötigt man u. a. zur Entwicklung einer Berufsidentität.
Berufsidentität bezieht sich auf die Vorstellung und das Selbstverständnis einer Person in Bezug auf ihren Beruf oder ihre berufliche Tätigkeit. Sie umfasst die Art und Weise, wie jemand seine berufliche Rolle, Aufgaben, Fähigkeiten und Verantwortlichkeiten wahrnimmt und definiert. Die Berufsidentität ist auch ein wichtiger Aspekt der persönlichen Identität. Ich denke, die Entwicklung der eigenen Berufsidentität kann mit den Inhalten des KRAH®-Ansatzes erfolgen, und eine starke Berufsidentität kann dazu beitragen, dass eine Person sich in ihrem Berufsfeld selbstwirksam fühlt. Die Reflexion über die eigene Berufsidentität trägt dazu bei, berufliche Entscheidungen zu treffen und das eigene persönliche Wachstum wie auch das Wachstum der Klient:innen zu unterstützen.
Frau Prof. Mag. Dr. Ursula Costa schreibt in diesem Zusammenhang, dass es wichtig ist, *„ein Wofür"* im Leben zu haben, und dass Klient:innen die Möglichkeiten geboten bekommen sollen, sich zu *„entfalten und ihre Handlungspotenziale in die Therapie einzubringen"*.
Der Ansatz unterstützt auch die Entwicklung einer professionellen ergotherapeutischen Haltung. Denn die geschilderten Charakteristika des KRAH®-Ansatzes umfassen Merkmale und Verhaltensweisen, die dazu beitragen, professionell und kompetent im Berufsfeld zu agieren. Frau Prof. Mag. Dr. Ursula Costa verdeutlicht das Verantwortungsbewusstsein des/der Therapeut:in. Im KRAH®-Ansatz übernehmen Ergotherapeut:innen Verantwortung für ihre Handlungen und Entscheidungen. Die Grundlage des Ansatzes ist durchwoben von Integrität und einer ethischen Haltung. Der/die Therapeut:in handelt ehrlich, fair und respektvoll gegenüber anderen, er/sie ist in der Lage effektiv zu kommunizieren, sei es schriftlich, mündlich oder nonverbal. Er/sie hört aktiv zu, äußert sich klar, respektvoll und kann angemessen agieren. Im Rahmen der professionellen Haltung verfügt er/sie über ein Selbstmanagement und zeigt Lernbereitschaft, besitzt die Fähigkeit, gut mit anderen zusammenzuarbeiten, Konflikte konstruktiv zu lösen sowie die notwendige Anpassungsfähigkeit zur gemeinsamen Zielerreichung. Er/sie zeigt eine Bereitschaft zur Veränderung und

Innovation und besitzt sowohl Selbstbewusstsein als auch Reflexionsfähigkeit, um sich seiner/ihrer eigenen Stärken und Schwächen, Fähigkeiten und Grenzen als auch jener des Gegenübers, bewusst zu sein, daran zu arbeiten und sich weiterzuentwickeln.

Ursula Costa schreibt in diesem Zusammenhang: „*Prägend für diese Arbeitsweise ist das In-Beziehung-Setzen – Integration und Synthese – im Professionellen Reasoning, in der aktiven Auseinandersetzung in Praxis, Forschung und Theorie ... und das KRAH®-basierte Arbeiten impliziert die Wertschätzung des So- und Da-Seins, die Anerkennung der Kompetenzen, das Erfassen und Be-Achten des Entwicklungsstandes und der (auch damit verbundenen) Wahrnehmungs-, Erkenntnis- und Handlungsmöglichkeiten des Gegenübers.*“

Beim Theorie-Praxis-Transfer wird theoretisches Wissen in die praktische Anwendung in der realen Welt umgesetzt. Dieser Transfer ist in vielen Bildungs- und beruflichen Kontexten von entscheidender Bedeutung, da er sicherstellt, dass das erlernte Wissen in konkreten Situationen angewendet werden kann. Dieser Theorie-Praxis-Transfer ist in diesem Buch hervorragend gelungen.

Man sagt, der Beruf prägt die Persönlichkeit. So wie ich Frau Prof. Mag. Dr. Ursula Costa kennengelernt habe, kann ich sagen, das ist vice versa. Ihre Werte und ihre ethische Haltung, ihre professionelle Einstellung fließen in den Beruf und auch in dieses Buch mit ein. Ihre professionelle Identitätsarbeit in der Ausbildung erlebte ich u. a. so, dass sie die jeweilige Handlungsbiographie der Studierenden aufgriff, die positiven Erfahrungen bestärkte und der Selbstwirksamkeit eines/einer Jeden Raum gab/gibt.

Das vorliegende Lehr- und Lernbuch ist ein wunderbarer Beleg, wie aus einer Idee, einem konsequenten Weiterentwickeln, untermauert mit Forschung und praktischen Projekten, Realität wird und die Spannbreite unseres ergotherapeutischen Handelns erweitert. Das Buch ist eine Bereicherung für unsere Berufsgruppe, denn die praktische Anwendbarkeit des KRAH®-Ansatzes macht es wertvoll für Auszubildende, Berufsausübende und als Lehrmaterial für Dozierende.

Ich wünsche Frau Prof. Mag. Dr. Ursula Costa und ihren Mitautor:innen rege Diskussionen, konstruktive Diskurse, eine beständige Weiterentwicklung dieses Ansatzes und Ihnen als Leser:innen viele „Aha-Erlebnisse“.

Bettina Weber

Zu diesem Buch ...

Ursula M. Costa

Was mich seit meiner Ergotherapie-Ausbildung beschäftigt und immer wieder neu begeistert, ist die gesundheitsförderliche Wirkung Sinn stiftender, für den jeweiligen Menschen sinnvoller Handlung. Und, damit verbunden, diese Einzigartigkeit des Geschehens in der Hingabe im Tun im Jetzt. Gegenwärtig präsent zu sein als wesentliche Aufgabe von Ergotherapeut:innen.
Positive Selbstwirksamkeitserfahrungen mit zu ermöglichen – durch genaues Be-Achten der Fähigkeiten und Schwierigkeiten von Klient:innen, durch das Analysieren der Anforderungen der jeweiligen Tätigkeit, durch das Wahrnehmen einwirkender Umweltfaktoren, durch das Graduieren der jeweiligen Handlung. Eine ermutigende Perspektive einzunehmen – ohne die Herausforderungen und Schwierigkeiten zu negieren. Miteinander Probleme zu lösen, handlungsbezogen, handlungsorientiert.

Vertieft sein im Tun, Eingehen auf das, was da ist, Wachstum in Richtung Selbst-Werdung und Entfaltung im Dialog mit der jeweiligen Umwelt mit ermöglichen, begleiten, fördern – Geschenke in der ergotherapeutischen Arbeit mit Menschen und Ausgangspunkt für das vorliegende Buch.

Was dieses Buch nicht ist:

- ein abschließendes Konstrukt, das den Blick auf den Menschen und die Situation, die gerade da sind, verstellt;
- als Lehr- und Praxisbuch ein Ersatz für die eigene Verantwortung im ergotherapeutischen Arbeiten;
- ein dogmatisches Werk;
- ein vollständiger Abriss all der Details, die KRAH®-basiertes Arbeiten ausmachen.

Was dieses Buch ist bzw. sein möge ...

... Inspirationsquelle zur Reflexion der eigenen (ergotherapeutischen) Praxis
... Impuls-„Fundus“ für das Professionelle Reasoning und Handeln insbesondere von Ergotherapeut:innen
... Referenz für ergotherapeutische Good bzw. Best Practice
... fachliche und empirisch fundierte Zusammenschau vielfältiger beruflicher Tätigkeitsbereiche mit verbindender Essenz
... Hilfe in der Gestaltung ergotherapeutischer Prozesse insbesondere für Absolvent:innen von Ergotherapie-Ausbildungen
... Reflexion der Vielfalt unserer Profession
... Integration von handlungs- und weiteren bezugswissenschaftlichen Zugängen mit ergotherapeutischer Arbeit
... Einladung zur (selbst-)kritischen Auseinandersetzung mit dem, was in der Ergotherapie wirkt und was ergotherapeutische Good/Best Practice ausmachen mag

... Sammlung von Beispielen für evidenzbasierte Implementierung eines integrativen, systemisch-dynamischen Bezugsrahmens, dem KRAH®-Ansatz
... Ermutigung, selbst weiter zu denken, mit allem, was uns Menschen und (Ergo-) Therapeut:innen ausmacht, und bezogen und dem Lebendigen gegenüber wertschätzend, achtsam, respektvoll und stärkend gegenüber zu leben.

Allen Leser:innen wünsche ich von Herzen viel Freude dabei!

DANKE ...

...An alle Menschen, mit denen und durch die ich je lernen durfte;
... an all meine Klient:innen in den vergangenen 33 Jahren – sie waren und sind größte Lehrmeister:innen, insbesondere beim Beachten ihrer Antwort auf das jeweilige ergotherapeutische Angebot;
... an meine Studierenden in der Akademie für Ergotherapie, im Bachelor- und Masterstudium – für all die spannenden Fragen und Themen, denen wir miteinander nachgehen durften und dürfen;
... an alle Autor:innen dieses Buches;
... an Kolleg:innen, die Lust und Interesse haben es zu lesen und sich davon inspirieren lassen.

Dieses Buch ist in wesentlichen Teilen rund um die Zeit einer Pandemie und deren „Nachklang" entstanden – eine Zeit, in der einige von uns im Autor:innenteam keine oder wenig Zeit hatten, sich mit dem jeweiligen Beitrag zu befassen, andere hingegen sehr wohl. Insofern ist es durch das Endlektorat zeitlich aktuell verfasst, weist jedoch unterschiedliche Schwerpunkte im Hinblick auf die referenzierten Quellenangaben auf.
Für mich persönlich war, zusätzlich zu in dieser Zeit stark fordernder beruflicher Tätigkeit im gesamten Verantwortungsbereich, ein weiterer Aspekt hemmend, dieses Buch schon früher zu veröffentlichen: Zweifel daran, ob dies wirklich lesenswert ist, die Auseinandersetzung mit einem Ansatz, der doch „einfach" so vieles integriert, was uns in der Essenz weltweit als Ergotherapeut:innen einen mag. Dass dieses Werk nun doch publiziert ist, ist insbesondere folgenden, von mir sehr geschätzten Menschen zu verdanken:

- Reinhild Ferber, die mich zu diesem Projekt wiederholt und insistierend einlud;
- Astrid Fridrich, der die Aufforderung zur und Einreichung der KRAH®-Wort- und -Bildmarke für dieses evidenzbasierte Arbeiten zu verdanken ist;
- Ulrike Marotzki, die auf die Besonderheit der Synthese und Integration dieses Bezugsrahmens verwies und darin ermutigte, dies auch weiter zu teilen;
- einigen meiner Masterstudierenden und Alumnis, die immer wieder meinten, es wäre so gut, wenn dies zusammengefasst wäre, was „KRAH®" meint und ist;
- Bachelorstudierenden und insbesondere jungen Kolleg:innen im Beruf, die Argumentationsnot hatten, handlungsorientierte und alltagsorientierte ergotherapeutische Praxis (evidenzbasiert) zu argumentieren;

- den Menschen, denen wir im Rahmen des PRECISE-Projekts mit Gesundheitsfolgen nach einer Infektion mit SARS-CoV-2 begegnen durften und die uns an ihren Rückmeldungen zu Wirkungen KRAH®-basierten Vorgehens teilhaben ließen;
- den jungen Menschen (vom Säuglings- bis ins junge Erwachsenenalter) und deren Eltern, mit denen ich arbeiten und von denen ich lernen durfte, was für sie bedeutsam ist, was ihnen Freude am Leben und „Sinn" gibt, was ihnen konkret weiterhilft;
- Hans Sonderegger, Marion Pöschl, Reinhard Köbler, Valentin Ritschl, Ulrike Köbler, Renate Zennebe, Ute Karin Höllrigl, Birgit Prodinger, Ann Kennedy-Behr, Margret Jäger, Peter Egg, Gernot Brauchle, Christine Strasser, Bernhard Pollner, Katharina Kurz, Christine Sontag, Clemens Sedmak, Eva Huber, Veronica Gradl, Andreas Oberprantacher, Ton Satink, Teresa Waas, Gunter Graf, Mia Costa, Georg Gappmayer, Erio Ziglio, Rupert Heim, Elisabeth Costa-Gasser u. a. m. für Dialog und Lernen;
- meinen Kolleg:innen und Freund:innen im In- und Ausland für die inhaltliche Verbundenheit;
- meiner Familie mit all den Menschen, die mir Daheim bedeuten;
- ganz besonders im Mitwirken und Ermutigen zu diesem Buch geht mein Dank an Nadine Scholz-Schwärzler, Doris Daurer und Michael Harrer, fürs Gegenlesen einiger Kapitel an Victoria Hartmann, Carina Pennerstorfer und Magdalena Schlögl;
- und last, but not least, mein herzlicher Dank an Tom Leidag und Doris Zimmermann, das Verlagsteam des Schulz-Kirchner Verlags, für die Pandemie-bedingte Erweiterung des Herstellungszeitraums dieses Buches.

Einführung in den KRAH®-Ansatz

Ursula M. Costa

„KRAH® – das ist wie ein Lifestyle … eine Möglichkeit, wie Ergos denken … eine Erleichterung für das Benennen unserer Haltung, unseres Wahrnehmens, Denkens, Tuns."
(Reflexionen von Ergotherapie-Studierenden in einer Lehrveranstaltung zur Integration von Theorie und Praxis mit fallorientierter Reflexion)

1 Zur Geschichte des KRAH®-Ansatzes

Ausgangspunkt für die Beschreibung des KRAH®-Ansatzes war mein Anliegen, zur Evidenz der Wirkung von sinnvoller Handlung (meaningful occupation) auf die biopsychosoziale Gesundheit von Menschen beizutragen. Seit den Anfängen der Ergotherapie gehen Pionier:innen des Berufs und zahlreiche Kolleg:innen weltweit davon aus, dass das Tun, welches für einen Menschen positive Bedeutung und Relevanz hat sowie idealerweise Sinn „macht" bzw. gibt, positive Wirkung auf dessen Gesundheit hat.
Interessanterweise gab es konkret dazu bis in die 2000er Jahre kaum wissenschaftliche Evidenz mit derzeit anerkannten methodischen Zugängen.

Mich berührte seit jeher die enge Beziehung von Viktor Frankls „ein Wofür" im Leben zu haben und ergotherapeutischer Arbeit mit Menschen aller Lebensalter. Mich beeindruckten die Ausführungen Amartya Sens über die sogenannten „Verwirklichungschancen" (capabilities), die so unmittelbare Analogien mit dem Person-Environment-Occupation-Model von Mary Law und Kolleg:innen zulassen und die Bedeutung unseres Berufs nicht nur in sozioökonomischer Hinsicht verdeutlichen – Wege aus Armutsgefährdung und betroffenheit, Eröffnen von Verwirklichungschancen, auch im Bildungsbereich, Entfalten und Einbringen von Handlungspotenzialen.

Die ergotherapeutische Berufsethik, Menschen Möglichkeiten zu für sie sinnstiftendem Tun zu eröffnen, im Sinne der Betätigungsgerechtigkeit passende Handlungs- und Partizipations- (Betätigungs-)Angebote auch bei gesundheitlichen Beeinträchtigungen zu finden, ist grundlegend, auch für dieses Buch.

Nachdem ich als eine der diesbezüglichen Pionier:innen in Österreich, aufbauend auf meinem Magisterstudium in Boston, USA, sowie meinen erziehungswissenschaftlichen und psychotherapeutischen Studien in Innsbruck, Österreich, mein PhD-Studium an einem gesundheitswissenschaftlichen Studiengang mit einem Ergotherapie- und Handlungswissenschafts-relevanten Themenbereich beginnen durfte, beschäftigte mich die Frage nach den Voraussetzungen für die Erforschung „sinnvoller Handlung" als Mittel und Ziel der Ergotherapie, als einem die Gesundheit fördernden Wirkfaktor. Aus dieser Auseinandersetzung kam ich mit bezugswissenschaftlichen Ansätzen nun auch stärker theoretisch in Kontakt (praktisch war davon schon einiges vertraut) mit:

- dem ökologischen Entwicklungsmodell nach Bronfenbrenner;
- der Arbeit von Viktor Frankl;
- dem Capability Approach nach Amartya Sen;
- dem Salutogenesemodell nach Aaron Antonovsky;
- dem Flow-Konzept von Mihály Csíkszentmihályi;
- der positiven Psychologie von Martin Seligman;
- der Resilienzforschung (u. a. nach Emmi Werner 1971; 1982; Fröhlich-Gildhoff & Rönnau-Böse 2014);
- der Arbeit von Veronica Gradl und Hans U. Sonderegger;
- der Wirkfaktorenforschung;
- der Achtsamkeitspraxis (u. a. gelebt und vermittelt von Michael Harrer);
- der entwicklungsorientierten Arbeit von Maria Montessori, Emmi Pikler, Monika Aly und Remo Largo;
- der systemischen Arbeit zahlreicher Autor:innen, nicht zuletzt meines früheren Chefs Burkhart Mangold und meinen systemisch arbeitenden Kolleg:innen insbesondere auch im Bereich der Familientherapie.

Sie alle haben die Entwicklung des KRAH®-Ansatzes maßgeblich bereichert und geprägt und tragen richtungsweisend zur Beschreibung dieses ergotherapeutischen Good/Best-Practice-Ansatzes bei.

In der Vorbereitung des empirischen Teils meiner Forschungsarbeiten im Rahmen meines PhDs in Public Health beschäftigte mich, was das Gemeinsame im ergotherapeutischen Vorgehen sein mag, wenn sinnvolle Handlung/bedeutungsvolle Betätigung als Mittel und Ziel der Arbeit mit den jeweiligen Klient:innen eingesetzt wird. Damit verbunden stellten sich Fragen nach ergotherapeutischer Good bzw. Best Practice. In einer Zusammenschau von Praxisevidenzen seit den frühen 1990er Jahren, Publikationen seit Anbeginn unseres Berufs, konzeptionellen Arbeiten im Dialog mit anderen Wissenschaftszweigen und Diskussionen im Kolleg:innenkreis kristallisierten sich diesbezüglich relevante Charakteristika heraus.
Um den an der empirischen Studie im Zuge der Datenerhebung mitarbeitenden Kolleg:innen im deutschsprachigen Raum Anhaltspunkte für ihr Vorgehen im ergotherapeutischen Prozess zu geben, die den Einsatz von sinnvoller Handlung als Mittel und Ziel abstimmen ließen, wurde mir klar, dass es angesichts der Vielfalt an Methoden, Maßnahmen und Settings wie auch der Diversität von Klient:innen und deren Gesundheits- und Lebenssituationen wichtig war, an deren **professionellem Reasoning** anzusetzen. Worauf wir achten, was wir wahrnehmen, wie (mit welcher **Haltung** und **Einstellung**, mit welchem Blick) wir beobachten, wem und was wir Bedeutung zusprechen, welche Inhalte wir priorisieren, worüber wir nachdenken, welche Schlüsse wir ziehen und welche Implikationen diese für unser Handeln haben – all das kann maßgeblich davon geleitet und inspiriert sein, was wir bewusst ins Zentrum unserer Aufmerksamkeit stellen.

Grundlegend Empfehlenswertes für die Arbeit mit Menschen kann für viele Berufsgruppen gelten. Was aber macht das „typisch Ergotherapeutische" aus?
Mir fiel sowohl in der Reflexion meiner praktischen Arbeit als auch in den Fallreflexionen mit unseren Studierenden auf, dass es ein **Sowohl – als auch** braucht, damit z. B. Klientenzentrierung wirklich „ergotherapeutisch" ist:

- sowohl Klientenzentrierung ALS AUCH Handlungsorientierung;
- sowohl Ressourcenorientierung ALS AUCH Klientenzentrierung und Handlungsorientierung;
- sowohl Alltagsorientierung ALS AUCH Handlungsorientierung, Klientenzentrierung und Ressourcenorientierung.

> Im Hinblick auf Handlungs-(Betätigungs-)Orientierung sind Ergotherapeut:innen Expert:innen. Die Verbindung mit den anderen drei bzw. vier Aspekten (Klientenzentrierung, Ressourcenorientierung, Alltagsorientierung und Alltagsrelevanz) („sowohl als auch") sowie mit den im zweiten Teil dieses Kapitels beschriebenen weiteren Charakteristika macht den KRAH®-Ansatz als ergotherapeutischen Best-Practice-Bezugsrahmen aus.

Zurück zu den Vorarbeiten zur ersten „KRAH®-Studie" (Costa 2013; 2014a; 2016): Das primäre Forschungsinteresse galt vor allem der Beantwortung der Frage, welche Aspekte von Gesundheit[1] durch sinnvolle Handlung[2] als ergotherapeutisches Mittel und Ziel von Kindern mit Schwierigkeiten in der Handlungsperformanz gefördert bzw. gestärkt werden können. Insofern war es wesentlich, den Kolleg:innen für die Durchführung der ergotherapeutischen Prozesse eindeutige Orientierung für das Gemeinsame in dieser Arbeit (unabhängig von o. a. vielfältigen Variablen) zu geben. In einer spontanen Idee reihte ich nach eingehender Auseinandersetzung mit Theorie und Praxis der Ergotherapie für den empirischen Teil der Studie vier prominente Charakteristika ergotherapeutischer Best Practice in einer Weise, die als Akronym leicht erinnerbar wäre. So entstand K-R-A-H. Im an der Studie mitarbeitenden Kolleg:innenkreis fand die Begeisterung dafür bei einer Person in der Form Ausdruck, als dass durch sie dieser (aus meiner Sicht zum damaligen Zeitpunkt noch nicht evidenzbasierte und auch konzeptionell noch weiter zu entwickelnde) therapeutische Zugang als neues Modell in der Fachcommunity weiter transportiert wurde. Auch wenn mir dies in der Situation aus mehreren Gründen unangenehm war, wurde es zum Auftakt der Beschreibung ergotherapeutischer Best Practice im KRAH®-Ansatz. Sowohl in einer deutschen als auch in der österreichischen Ergotherapie-Fachzeitschrift durfte ich diesen 2011 veröffentlichen – zu einer Zeit, in der ich noch mitten im PhD-Studium war und dies sonst sicher noch nicht getan hätte –, um für den KRAH®-Ansatz Grundlegendes meinerseits klar nach außen zu kommunizieren. Zudem legte mir Dr. Astrid Fridrich, MSc, die gemeinsam

1 Gesundheit bezog sich hier sowohl auf Betätigungsgesundheit als auch auf biopsychosoziale Gesundheit.

2 Hier gleichermaßen gemeint: sinnstiftendes Tun, bedeutungsvolle Tätigkeit – wir kennen hier im deutschsprachigen Raum noch eine große Vielfalt an weiter zu klärenden Begriffen, auch englischsprachig ist dies durchaus in Entwicklung und wird u. a. als meaningful activity/meaningful occupation bezeichnet.

mit anderen erfahrenen Kolleg:innen an der empirischen Studie mitwirkte, dringend ans Herz, diesen Zugang mit Registrierungsmarke zu schützen, um die Qualität dessen, was evidenzbasiert untersucht wurde und wird und „KRAH®“ meint, damit eindeutig verbinden zu können.

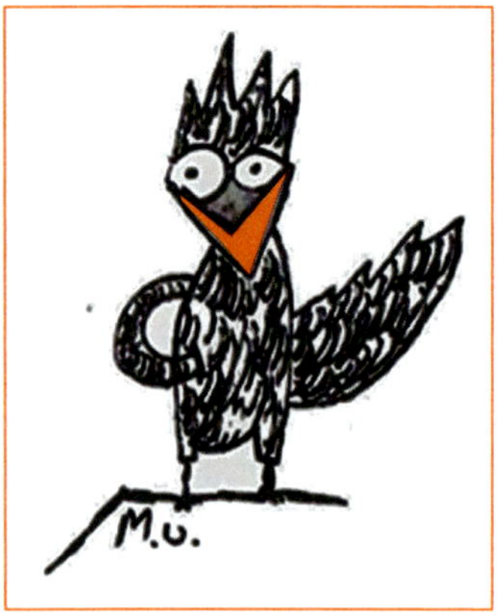

Graphik 1: Bildmarke des KRAH®-Ansatzes (Moritz Unterholzner 2011)

Nach kurzer Überlegung reichte ich Wort- und Bild-Marke für den KRAH®-Ansatz ein – weitere Ermutigung zu meiner ohnedies großen intrinsischen Motivation, hier inhaltlich, forschend, praktisch und in der Aus- und Weiterbildung an dem, was Wirkfaktoren ergotherapeutischer Arbeit ausmacht, weiter dranzubleiben.

In meiner Studie bezog ich bei der Datenanalyse im Sinne der Forscher:innenperspektiventriangulation zur Beantwortung der Forschungsfrage nach für die teilnehmenden Kinder sinnvollen Handlungen auch Kinder, insbesondere meinen Patensohn, Moritz B. Unterholzner, mit ein. Zeichnerisch begabt, bot mir der damals 12-Jährige an, die Bildmarke zu gestalten, die Sie in Graphik 1 sehen. So erhielt der KRAH®-Ansatz ein Gesicht.

2 Vier Charakteristika ergotherapeutischer Good/Best Practice, die das Akronym des KRAH®-Ansatzes prägen, und deren Verständnis und Definition im KRAH®-basierten Arbeiten

Für einführende Präsentationen zum KRAH®-basierten Arbeiten verwendete ich u. a. folgende Darstellung, die die in diesem Abschnitt zu klärende Essenz zusammenfassen soll:

Der KRAH®-Ansatz (Costa 2011; 2014)

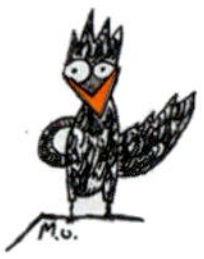

- klient*innenzentriert
- ressourcenorientiert
- alltagsrelevant
- alltagsorientiert
- handlungsorientiert
  - salutogenetisch
  - partizipativ und partizipationsorientiert
  - integrativ
  - systemisch-dynamisch/transaktional
  - entwicklungsökologisch
  - transformativ
  - evidenzbasiert

Sinnvolles Tun als Mittel und Ziel der Intervention

Integration von Top-Down und Bottom-Up (context & client-focused: „sowohl – als auch“

Graphik 2: Ausgangspunkt für KRAH®-basiertes Arbeiten (Costa 2011; 2014a)

Klientenzentrierung

Klientenzentrierung, wie sie im KRAH®-Ansatz verstanden wird, bedeutet: ganz auf das jeweilige Gegenüber einzugehen – diese(n) konkreten Menschen in seiner/ihrer jeweiligen Situation wahr- und ernst zu nehmen, zu achten und sich für dessen Betätigungsgesundheit zu engagieren.
Ausgangspunkt für jede (ergo-)therapeutische Intervention ist der jeweilige Mensch (vgl. McCormack et al. 2021) bzw. die Gruppe von Personen und dessen/deren Bedürfnisse, Bedarfe und Anliegen im Hinblick auf ihre Gesundheit, Handlungs- und Partizipationsmöglichkeiten, unter Berücksichtigung der jeweiligen Ressourcen, Herausforderungen und Potenziale.

Merke: Ergotherapie wird im KRAH®-basierten Arbeiten als Dienstleistung verstanden, die auf Anliegen und Zielen der Klient:innen, der „Auftraggeber:innen" beruht.

Um deren Anliegen und Ziele wahrnehmen und erfassen zu können, um den jeweiligen Auftrag zu klären, bedarf es unterschiedlicher Prozessschritte, die in den folgenden Kapiteln (insbesondere Costa, S. 80ff; Costa & Scholz-Schwärzler, S. 102ff) näher ausgeführt werden. Grundlegend dafür sind die Haltung und Einstellung dem Klienten/der Klientin gegenüber:
Klient:innen in ihrem So-Sein und den jeweiligen Handlungspotenzialen wahrzunehmen bedarf Offenheit und Wahrnehmungsfähigkeit. Achtsamkeit für sich selbst UND für das Gegenüber, therapeutisches Nutzen des eigenen Selbst („therapeutic use of self") im ergotherapeutischen Vorgehen sind als Teile insbesondere des interaktiven Reasonings für das Arbeiten nach dem KRAH®-Ansatz wesentlich (vgl. Kap. Harrer, S. 54ff; Kap. Costa & Scholz-Schwärzler, S. 102ff).

Merke: Klientenzentrierung im KRAH®-Ansatz bedarf also sowohl der lebendigen, achtsamen Beziehung seitens der Ergotherapeut:innen zu ihren Klient:innen als auch zu sich selbst.

Sind die Menschen, für die die Dienstleistung bestimmt ist, im Zentrum, hat dies Implikationen für den gesamten ergotherapeutischen Prozess: Informationssammlung, Befunderhebung, Zielsetzung, Prioritäten, Auswahl von Handlungen als therapeutisches Mittel, Einbeziehung der Lebensumwelt, Evaluation und Dokumentation der gesetzten Maßnahmen.
Klientenzentrierte Interventionen beziehen sich auf Aktivitäten/Handlungen und Partizipation im jeweils individuellen Alltag und Bedeutungskontext (vgl. Persson et al. 2001).

Merke: Klientenzentriert zu denken und zu handeln bedeutet nicht, die Verantwortung für Entscheidungen und diese selbst an die Klient:innen abzugeben; vielmehr bedeutet es, diese partizipativ, **miteinander,** zu treffen und dabei fachliche Expertise und Verantwortung auch wahrzunehmen.

Unabhängig vom Lebensalter sind dabei Wahlmöglichkeiten, die auf das jeweilige Entwicklungsalter abgestimmt sind, offen, für die sich die-/derjenige entscheiden kann.

Im KRAH®-basierten Arbeiten gilt es stets abzuwägen, wer in der Situation Klient:in der Ergotherapie ist:
Jene Person, die konkret für ihr Gesundheitsproblem zugewiesen wurde, oder/und Angehörige bzw. weitere relevante Bezugspersonen, die von ergotherapeutischer Beratung, Coaching, Information profitieren können. Sie als soziale Umwelt der zugewiesenen Person sind (Mit-)Betroffene und können ihrerseits durch erfahrene Stärkung ihrer Handlungskompetenzen wieder positiv auf das gesamte System (ein-)wirken.

Ressourcenorientierung

Ressourcenorientiert vorzugehen bedeutet im KRAH®-Ansatz, die Fähigkeiten, Interessen und Potenziale der Klientin/des Klienten und ihrer/seiner Umwelt zu erheben, wertzuschätzen, rückzumelden und als „Boden" für die Planung und Durchführung der gemeinsamen Arbeit zu verstehen und zu nützen. Eine befähigende, wertschätzende Grundhaltung der Klientin/dem Klienten und ihrem/seinem Umfeld gegenüber und die Entscheidung, das Mögliche und nicht nur das Problematische wahrzunehmen, sind Grundlagen für „Enablement" und „Empowerment" und gehören zur Gestaltung sozialer Kontextfaktoren. Auch durch befähigendes, zutrauendes Beziehungsangebot soll sich die Klientin/der Klient positiv selbstwirksam erleben können.

Alltagsorientierung

Der Alltag der Klientin/des Klienten und ihres/seines Umfelds steht im Zentrum der geplanten therapeutischen Intervention. Dies beeinflusst den Fokus der Befunderhebung, der Fähigkeiten- und Problemanalyse, der Zieldefinition, der Behandlungsplanung, der Durchführung und Dokumentation der Therapie sowie der Evaluation der geleisteten Unterstützung. Das Einbeziehen des Umfelds in sämtliche ergotherapeutisch relevante Prozessschritte trägt dazu bei, dass das therapeutische Angebot nachhaltig alltagsrelevant und alltagswirksam werden kann.

Handlungsorientierung

Menschliches Handeln – und damit auch all das, was Menschen handeln lässt, was ihr Handeln und Nicht-Tun, ihre Handlungsfähigkeiten, Handlungspotenziale ausmacht – gehört zum Expertisefeld von Ergotherapeut:innen.
***Alltagsorientierte* Handlungen,** welche u. a. auch der Erweiterung des Handlungsrepertoires, der Verbesserung der Handlungsperformanz, Partizipation und Lebensqualität der Klient:innen und ihres Umfelds dienen, stehen als Mittel und Ziel ergotherapeutischer Interventionen im Fokus KRAH®-basierten Arbeitens. Diese Auseinandersetzung impliziert die Wirkungen kompetenz-, ausdrucks- und wahrnehmungszentrierter Handlungsangebote, die dem Interesse der Klientin/des Klienten entsprechen und für den jeweiligen Alltag aus Sicht der Klientin/des Klienten und ihrer Bezugspersonen relevant, „sinnvoll" sind (vgl. Hasselkus & Dickie 2021).

Wesentlich ist dabei die **Bedeutung,** die die jeweilige Tätigkeit für die Person selbst hat, der **Sinn,** den sie darin sieht. ***Sinn*****volle Handlungsangebote** (also: *Handlungsangebote, die „voller Sinn" für die Betreffenden sind, die zu deren Sinnfindung, Sinngebung, Sinnstiftung beitragen*) als therapeutische Mittel werden als Einladung und Herausforderung für Wachstum und Lernen gesehen (Ikiugu & Pollard 2015; Persson et al. 2001). Durch Interaktion in der Handlung, die bedeutsam und bewältigbar („handhabbar") ist, kann das Kind wie auch der Erwachsene sich selbst und die eigene Wirksamkeit auf lebendige Weise erfahren, schöpferisch und gestalterisch tätig werden (vgl. Antonovsky 1997).

„Wie Menschen Aufgaben und Situationen wahrnehmen und wie sie ihre Möglichkeiten einschätzen, darauf Einfluss nehmen zu können, wird als Selbstwirksamkeit bezeichnet. Bandura (1993) stellt fest, dass Motivation, Emotionen und Handlungen mehr auf dem beruhen, was ein Mensch von sich selbst, seinen Fähigkeiten und der Art der Anforderung glaubt, als auf objektiven Tatsachen. Es gibt zahlreiche Studien, die den Zusammenhang positiver Erfahrung von Selbstwirksamkeit mit Gesundheit bestätigen (Schmitz, 2007). Selbstwirksamkeitserwartung gilt als „die subjektive Gewissheit, neue oder schwierige Anforderungssituationen aufgrund eigener Kompetenz bewältigen zu können." (Bandura, 1982)" (aus: Costa 2014a).

Positive Erfahrungen von handlungsbezogener Selbstwirksamkeit zu ermöglichen und zu bekräftigen, ist wesentlich im KRAH®-basierten Arbeiten und wirkt positiv auf Handlungsmotivation, Handlungsperformanz und Handlungsidentität (Bandura 1977; Costa 2014a; b; Deci & Ryan 1993).

Ergotherapie kann in dem Zusammenhang auch als **Identitätsarbeit,** die unter Berücksichtigung der jeweiligen Handlungsbiographie positive Erfahrungen der Selbstwirksamkeit (mit-)ermöglicht, verstanden werden. Unter Einbeziehung der im KRAH®-Ansatz beschriebenen Charakteristika ergotherapeutischer Good/Best Practice kann „Sinn-volle Handlung" als (ergotherapeutisches) Mittel und Ziel sowohl identifiziert als auch eingesetzt werden.

Sinnvolle Handlung als ergotherapeutisches Mittel und Ziel im KRAH®-basierten Arbeiten

Wie in den nachfolgenden einführenden Kapiteln ausgeführt wird, sind folgende (durchaus kritischen) Überlegungen bedenkenswert, wenn sinnvolle Handlung als ergotherapeutisches Mittel und Ziel eingesetzt werden:

- Wer bewertet, ob eine Handlung/Betätigung Sinn/Bedeutung hat?
- Wer definiert, was sinnvoll zu tun ist?
- Wer entscheidet, welches Tun (welche Handlung/Betätigung) (zurzeit bzw. insgesamt) Sinn macht? (welche Person[en], [Lebens-]Umwelt[en]?)

Über die das Akronym „KRAH" prägenden Begrifflichkeiten hinaus, möchte ich nun auf weitere diesen Best-Practice-Ansatz prägende Aspekte eingehen und diese Einleitung mit einem inhaltlichen Überblick abschließen.

3 Als Ergotherapeutin und Handlungswissenschaftlerin im „Sowohl als auch"

Was mich seit Anbeginn meiner Auseinandersetzung sowohl mit Ergotherapie als auch mit Handlungswissenschaft begeistert, ist die Verbindung und stets präsente Sinnhaftigkeit des **„Sowohl als auch"**. Für den KRAH®-Ansatz habe ich mir erlaubt, dies, wie im Folgenden skizziert, explizit zu machen.

Prägend für diese Arbeitsweise sind **In-Beziehung-Setzen – Integration und Synthese –** im Professionellen Reasoning, in der aktiven Auseinandersetzung in Praxis, Forschung und Theorie. Dies bedeutet u. a.:

- sowohl Natur- als auch Sozial- und Geisteswissenschaften (Costa & Auer 2002);
- sowohl Individuum als auch Kontext, d. h. sowohl Klient:in als auch Bezugssystem, Lebensumwelten und Handlungsmöglichkeiten, damit Lebenswirklichkeiten und Verwicklungschancen (Costa 2013; Graf et al. 2013; Sen 2000; 2020);
- sowohl Top-down als auch Bottom-up;
- sowohl Mikro- als auch Meso- und Makro-Level adressierend, in Betracht ziehend und nach Möglichkeit dahingehend positiv (mit-)einwirkend (Costa 2013; Giger 2020);
- sowohl Anliegen der Klient:innen als auch fachliche Expertise in der Entscheidungsfindung, im gesamten ergotherapeutischen Prozess;
- sowohl analog als auch digital – in jedem Fall individualisiert, mit Erfüllung von Menschenrechten;
- sowohl eigenverantwortlich als auch Team-Player:in (s. gesetzliche Grundlagen, Ausbildungsverordnungen, Kompetenzprofile im internationalen und im deutschsprachigen Raum, z. B. Peterko et al. 2019a; b);
- für den jeweiligen Forschungsgegenstand und die konkreten Forschungsfragen relevante methodische Zugänge wählen und demnach ein In-Betracht-Ziehen von sowohl qualitativen als auch quantitativen Zugängen sowie deren Verbindung, von sowohl angewandter als auch Grundlagen-Forschung, von partizipativen Forschungszugängen wie auch solchen, in denen Forscher:innen mehr Abstand zum Kontext der Datenerhebung haben.

4 Zusammenfassend noch Wesentliches zum KRAH®-Ansatz im Überblick

Merke

Der KRAH®-Ansatz

- versteht Ergotherapie als Dienstleistung, die auf Anliegen und Ziele der „Auftraggeber:innen" in Verbindung mit ergotherapeutischem Fachwissen und ethischen Gesichtspunkten responsiv eingehen lässt;
- stellt die Menschen, für die diese Dienstleistung bestimmt ist, unter Einbeziehung ihres Kontexts ins Zentrum des ergotherapeutischen Vorgehens;
- setzt am Professionellen Reasoning der Ergotherapeut:innen an;

- baut auf Ressourcen der Person(en), der jeweiligen Umwelt(en), Handlungen/Betätigung im Sinne der Betätigungsgesundheit auf.

Der KRAH®-Ansatz kann
- in sämtlichen ergotherapeutischen Handlungsfeldern,
- Fachbereichen und
- Settings,
- bei grundsätzlich jeder medizinischen oder psychologischen Diagnose
- und biopsychosozialen Gesundheitssituation (z. B. bezogen auf die ICF – WHO 2001)

angewendet werden.

KRAH®-basiertes Arbeiten beruht auf ergotherapeutischen Ethikstandards und trägt dazu bei, Menschenrechtskonventionen inkl. der UN-Behinderten- und Kinderrechtskonventionen zu verwirklichen.

KRAH®-basiertes Arbeiten verbindet einen Top-down- mit einem Bottom-up-Ansatz.
Im KRAH®-basierten Arbeiten sind sowohl der/die Klient:in als auch sein/ihr Kontext wesentlich im ergotherapeutischen Prozess („context- and client-focused").

Ergotherapeutische Best Practice, wie im KRAH®-Ansatz beschrieben, implementiert sinnvolle, sinnstiftende Handlung als ergotherapeutisches Mittel und Ziel. Damit trägt sie zur Stärkung der Verbindung von Menschen mit dem, was für sie essenziell (wesentlich) ist, bei und eröffnet dahingehend Handlungs-, Partizipationsmöglichkeiten und Verwirklichungschancen.

Wesentliche **ergotherapeutische Kernkompetenzen und Werkzeuge** sind im KRAH®-basierten Arbeiten unverzichtbar: die Analyse von Aktivitäten, Materialien, Umwelten, Fähigkeiten und Fertigkeiten und der Qualität der Ausführung von Handlungen (Handlungsperformanzanalyse).

Ergotherapeut:innen **graduieren Tätigkeiten,** insbesondere mithilfe von Aktivitäts-, Anforderungs- und Fähigkeitsanalysen, und ermöglichen so u. a. positive Erfahrungen der Selbstwirksamkeit ihrer Klient:innen. Dies erfolgt im KRAH®-basierten ergotherapeutischen Arbeiten unter Berücksichtigung des jeweiligen Entwicklungsalters, der aktuellen Möglichkeiten und Herausforderungen inkl. Hindernisse **„entwicklungsorientiert"**; dabei gilt es, das Handlungspotenzial der Klient:innen wahrzunehmen und zu dessen wohltuender Entfaltung beizutragen. *Wohltuend* bezieht sich hier sowohl auf den/die handelnden Menschen selbst wie auch auf dessen/deren Umwelten.
Gelingt es, die Anforderungen einer Tätigkeit so an die Möglichkeiten und Schwierigkeiten einer Person anzupassen, dass sie gelingen, spricht Largo (2020) auch aus pädiatrischer Perspektive von „Fit"; hingegen deutet „Misfit" darauf hin, dass die

Anforderungen der Tätigkeit in der jeweiligen Umwelt mit den Fähigkeiten und Möglichkeiten dieses Menschen in der konkreten Situation nicht zusammenpassen. Bronfenbrenner (1993) zeigt in seinem „ecological Model" die dabei zu (be)achtende entwicklungsökologische Dimension auf. In der ergotherapeutischen Arbeit ist Entwicklungsorientierung besonders im interprofessionellen Arbeitsfeld Pädiatrie explizit selbstverständlich (vgl. die Arbeiten von u. a. Aly, Largo, Pikler und Montessori), zugleich aber auch in allen anderen Handlungsfeldern hilfreich.

Genau darin sind Ergotherapeut:innen Expert:innen: für die jeweiligen Menschen relevante – wesentliche, mit positiver Bedeutung versehene, erfüllende, interessante, notwendige, sinnstiftende – Handlungen als Mittel ihrer Arbeit einzusetzen und deren Handhabbarkeit und positive Wirkungen auf sämtliche Gesundheitsaspekte als Ziel zu sehen (vgl. auch Kap. Costa et al., S. 187ff).

Wie komplex, differenziert, individualisiert und kontextsensibel die Vorgänge, die professionelle Arbeit, das Professionelle Reasoning der Ergotherapeut:innen sind, damit dies gelingen kann, wird im KRAH®-Ansatz näher erforscht und beleuchtet.

Als Orientierungsrahmen für ergotherapeutische Good Practice baut der KRAH®-Ansatz auf dem **Person-Environment-Occupation-Model** (Law et al. 1996) auf. Wie in einigen Folgekapiteln ausgeführt, lässt sich KRAH®-basiertes Arbeiten auf sämtliche ergotherapeutische Theorie-Praxis-Modelle beziehen. Als Beispiele seien hier das Person-Environment-Occupational Performance (PEOP)-Model, das Occupational Performance Model Australia (OPMA) wie auch das KAWA-Modell genannt.

Partizipation wird im KRAH®-Ansatz auf drei Bereiche bezogen, die für entsprechende Gestaltung ergotherapeutischer Prozesse wesentlich sind:

a. **Partizipatives Vorgehen** – vom Erstkontakt bis zum Entlassungs-/Verabschiedungs-/Transferprozess;
b. Frage danach, welche Bereiche der **Teilnahme, Teilhabe und Teilgabe,** welche Art und Weise des Einbezogenseins in eine Lebenssituation (Partizipation) für die konkrete Person(engruppe) bedeutsam, möglich, gesundheitsförderlich, wünschens- und erstrebenswert ist (vgl. auch ICF der WHO 2001).
c. Im Sinne einer systemischen Sichtweise, die u. a. impliziert, sich selbst als Gesundheitsprofessionist:in **als Teil** des gesamten Geschehens zu verstehen und die (Lebens-)Wirklichkeiten sowohl anzuerkennen als auch gemeinsam zu gestalten (kreieren).

Diese Aspekte von Partizipation bzw. partizipativem Vorgehen und Verständnis im KRAH®-Ansatz drücken sich in einer **Haltung des Miteinanders** aus: MIT den Betroffenen, MIT ihrem sozialen Umfeld, MIT weiteren relevanten Bezugspersonen, Berufsgruppen, Betätigungsgesundheit und damit Lebensqualität und Wohlbefinden stärkenden Wirkkräften.

Diese Grundeinstellung und die daraus entstehende Arbeitsweise schließt ein Gegen- und Ohneeinander sowie ein Sich-über-Betroffene-zu-Stellen aus und lässt ergotherapeutische Ethikstandards verwirklichen (Ergotherapie Austria 2013; 2022).

KRAH®-basiertes Arbeiten impliziert die Wertschätzung des So- und Da-Seins, die Anerkennung der Kompetenzen, das Erfassen und Be-Achten des Entwicklungsstandes und der (auch damit verbundenen) Wahrnehmungs-, Erkenntnis- und Handlungsmöglichkeiten des Gegenübers; in dieser Be-Achtung[3] auch unterschiedlicher Blickwinkel, Fähigkeiten, Möglichkeiten und Grenzen sowie Erlebnisweisen, Wahrnehmungen und Deutungen ist das Auffinden und Benennen des „kleinsten gemeinsamen Nenners", der verbindenden Themen, Anliegen, Intentionen, Visionen und Zielsetzungen Fundament und Kompass *für den* und *auf dem* Weg miteinander.

In jedem Fall gilt es im KRAH®-basierten Arbeiten, jene dynamischen Transaktionen zwischen Person(en), Umwelt(en) und Handlung(en) professionell so zu begreifen und zu adressieren, dass Gesundheit auf sämtlichen Ebenen gestärkt wird. Jene Gesundheit, die durch diese Inter- und Transaktionen zwischen dem jeweiligen Tun bzw. Nicht-Tun und der entsprechenden Umwelt der handelnden Person entsteht, wird als **Betätigungsgesundheit** bezeichnet und umfasst sowohl körperliche als auch psychische, soziale und spirituelle Aspekte von Menschen.

Der KRAH®-Ansatz bietet einen

- **integrativen,**
- **theoretischen und praktischen,**
- **evidenzbasierten**

Bezugsrahmen **für Menschen aller Lebensalter;**

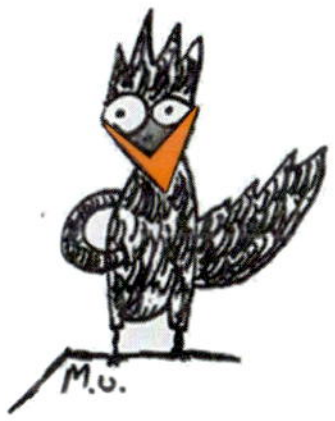

ergotherapeutisch-handlungswissenschaftliche Handlungsansätze und Theorien werden darin mit bezugswissenschaftlichen in Beziehung gebracht;

der KRAH®-Ansatz gibt Orientierung für ergotherapeutische Best-/Good Practice.

(Costa 2011; 2014; 2018; 2022)

5 Intention und Dankbarkeit

Der KRAH®-Ansatz beschreibt ergotherapeutische Good/Best Practice und, damit verbunden, Klientenzentrierung, Ressourcen-, Alltagsorientierung, Alltagsrelevanz und Handlungsorientierung als Charakteristika ergotherapeutischer Prozesse. Neben der theoretischen Fundierung des Interventionsansatzes werden im vorliegenden Buch auch praktische Bezüge eröffnet.

3 Hier ist beides gemeint: das Achten wie auch das Beachten.

Das vorliegende Buch möge durch seine Ausführungen, Graphiken, Arbeitsblätter und Dokumente Ergotherapeut:innen in ihrer Arbeit und potenziellen Durchführung KRAH®-basierter ergotherapeutischer Prozesse inspirieren und unterstützen. Ich bin sehr dankbar, wenn es in diesem Sinn weiterwirken darf.

Die Erforschung von Wirkzusammenhängen, Wirkfaktoren, möglichen und erwünschten Outcomes und Wegen dorthin geht weiter. Mir ist es ein Anliegen, dass dieser Beitrag – als eine Art Synopsis ergotherapeutischer Best Practice – weder normativ noch abschließend, sondern als offenes System in der Arbeit mit und für Menschen auf ebendiese und die jeweils aktuellen Situationen bezogen wird und mit dem zum jeweiligen Zeitpunkt verfügbaren Wissen angereichert, ethische Aspekte priorisierend angewendet wird. Gewiss ist auch dieser Ansatz – wie viele andere – dementsprechend weiterzuentwickeln.

(Weitere) Charakteristika KRAH®-basierter Intervention

Ursula M. Costa

Was in einem integrativen Best-Practice-Ansatz, wie es im Zuge von KRAH® meinerseits versucht wurde, erfreulich und für eben diese Arbeit bestärkend wäre, ist das Wiedererkennen der eigenen Arbeitsweise von Kolleg:innen beim Lesen dieses Buches. Wenn Sie als Leser:in also immer wieder innehalten und sich denken: „Das tu' ich in meiner Arbeit!", wäre dies Zeichen einer Übereinstimmung im ergotherapeutischen Reasoning und Vorgehen.

Was KRAH®-basiertes Arbeiten besonders macht, ist eine Integration zahlreicher Aspekte ergotherapeutischer Good/Best Practice, die auf Praxisevidenz wie auch wissenschaftlicher Evidenz, auf intra- und interprofessionellen und -disziplinären Theorien und Konzepten aufbaut.

Hier eine Übersicht zu den folgenden Ausführungen, die charakteristisches KRAH®-basiertes Arbeiten verdeutlichen sollen:

Merke

1. Es gilt responsiv zu sein und zu arbeiten.
2. Es gilt im (verbalen, nonverbalen) Dialog zu arbeiten.
3. Orientierung am Essenziellen,
4. Klientenzentrierung **und** Arbeit mit dem Bezugssystem,
5. Lebensweltorientierung,
6. Sinnvolle (Sinn stiftende, notwendige, persönlich auf positive Weise bedeutsame) Handlung als die Gesundheit förderndes Mittel und Ziel,
7. Stärkung von Urheberschaft (Agency), Schöpferkraft und Selbstwirksamkeit,
8. Transformative Prozesse initiieren bzw. begleiten,
9. Sinn-voll Handeln in und durch Beziehung: In Beziehung arbeiten – Bezogen Sein,
10. PEO als Referenz für KRAH®-basiertes Arbeiten.

1 Es gilt responsiv zu sein und zu arbeiten

Dies erfordert hohe **Präsenz** seitens des/der Ergotherapeut:in, Verfügbarkeit mit allen Sinnen, um auf das, was DA IST, bezogen einzugehen. Auf das PEO-Modell eingehend, betrifft dies sowohl sämtliche Aspekte der Person, der jeweiligen Umwelt und der im Fokus stehenden Handlung.
Theoretische, praxisrelevante Bezüge finden sich u. a. auch in den einführenden Beiträgen zum KRAH®-Ansatz (Ursula M. Costa, S. 13ff; 17ff), zum KRAH®-basierten ergotherapeutischen Prozess sowie Coaching (Ursula M. Costa und Nadine Scholz-Schwärzler, S. 102ff), zur Salutogenese (Ursula M. Costa und Thomas Haug, S. 41 und 47ff) und zur Achtsamkeit (Michael E. Harrer, S. 54ff).

Diese **Responsivität** erfordert gerade im Erlernen des Berufs und in den Berufsanfängen eine häufig als herausfordernd und gleichsam notwendig erlebte Fähigkeit zur **Flexibilität**: Geplante Therapieeinheiten müssen an die aktuelle Situation der Klient:innen angepasst, übergeordnete Ziele im Gegensatz zu Nahzielen potenziell priorisiert werden, andere Mittel und Methoden genützt werden. Im Lauf der aktiven fachlichen und persönlichen Auseinandersetzung und Reflexion entfalten sich das jeweilige **Professionelle Reasoning** und, damit verbunden, auch die Erweiterung und Differenzierung der durch **Beobachtung** gebildeten **Hypothesen** weiter. Dieses Wachsen von Anfänger:innen zu Expert:innen ist in der Professionellen Reasoning-Forschung, die im KRAH®-Ansatz grundlegend ist, ausreichend dokumentiert (vgl. Feiler 2019).

Merke

Menschliches, wahr- und annehmendes Gegenüber mit (ergo-)therapeutischen Kompetenzen zu sein, in sämtlichen Phasen des ergotherapeutischen Prozesses, – darauf kommt es im KRAH®-Ansatz an – bei Menschen aller Lebensalter, mit sämtlichen biopsychosozialen Gesundheitssituationen.

Genau im Sinne dieser multisensorischen, empathischen Responsivität sind Menschen als Ergotherapeut:innen unverzichtbar – auch das kann im KRAH®-Ansatz deutlich werden.

2 Es gilt im (verbalen, nonverbalen) Dialog zu arbeiten

Diese oben genannte Responsivität kann auf nonverbaler und/oder verbaler Ebene **Dialog** eröffnen. Wie wichtig ist es dabei, auf körperliche (An-)Zeichen einzugehen, diese zu (be-)achten! Kolleg:innen, die u. a. nach Marte Meo, NDT/Bobath, Sonderegger, TAMO ... im ambulanten, akuten, rehabilitativen, im Intensiv- oder Palliativsetting, in der Alltagsumgebung der Klient:innen arbeiten ... mit Säuglingen, Kleinkindern, mit traumatisierten Menschen, mit neurologischen, internistischen, psychiatrischen, geriatrischen Problemstellungen – sämtliche Ergotherapeut:innen werden die Bedeutsamkeit dieser Anforderung in ihrem praktischen Tun kennen.
Die Beobachtungs-, Wahrnehmungs-, Analyse- und Reflexionsfähigkeit, die Fähigkeit, sich in das jeweilige Gegenüber einzufühlen, dieses Ernst- und Wahrnehmen und darauf bezogen Eingehen sind Schlüsselfähigkeiten für ergotherapeutische Good und Best Practice, so auch im KRAH®-basierten Arbeiten.
Verbaler Dialog zählt im KRAH®-basierten ergotherapeutischen Arbeiten ebenso als therapeutische Intervention.

Merke

KRAH®-basiert arbeitende Expert:innen setzen bewusste und wertschätzende, achtsame, ressourcenorientierte, klientenzentrierte, salutogene Gesprächsführung als therapeutisches bzw. die biopsychosoziale Gesundheit stärkendes Mittel ein.

Der KRAH®-Ansatz ist auch insofern auf Arbeiten u. a. von Carl Rogers, Naomi Feil, Aaron Antonovsky, Maria Aarts, Martin Seligman, Veronica Gradl und Michael E. Harrer bezogen.

3 Orientierung am Essenziellen

Eine Besonderheit in der responsiven, dialogischen KRAH®-basierten Arbeit ist die Orientierung an dem, was für das jeweilige Gegenüber und die gemeinsame Vision, Zielsetzung und Arbeit wirklich essenziell ist.
Dies bedeutet unter anderem auch, die unmittelbaren Interventionsziele sowohl in der Interventionsplanung als auch im gegebenen Moment an die jeweils übergeordneten Ziele anzupassen. In der Fülle an möglichen „Fein- oder Nah-Zielen" kann es besonders in den beruflichen Anfängen sehr herausfordernd sein, die gemeinsame Vision nicht zugunsten von insbesondere Körperfunktionszielen (Ansatzpunkt an den Fähigkeitskomponenten) zu verlieren.

Merke

Hilfreich dabei ist u. a. die Frage nach dem, was für diesen Klienten/diese Klientin gegenwärtig und zukünftig (jetzt und darauf/daraus folgend) mehr Lebensqualität und Sinn-erfülltes Leben bringen mag. Sich konsequent darauf zu beziehen, ändert potenziell Gewichtungen und Prioritäten in der ergotherapeutischen Arbeit im interprofessionellen Kontext.

Die Orientierung an der Essenz, an dem, was für den jeweiligen Menschen von Bedeutung, Relevanz und Sinn gebend oder auch notwendig ist, ist wesentliches Charakteristikum KRAH®-basierten Arbeitens und mag Ziele eindeutiger priorisieren, prozessual evaluieren und bedarfsorientiert adaptieren lassen. Hilfreich sind hier u. a. Fragen wie:

- Worum geht es diesem Menschen im Wesentlichen?
- Was ist in dieser Situation essenziell (wesentlich) zu tun/zu lassen/zu ermöglichen?
- Was ist im Leben dieses Menschen bisher, gegenwärtig, in Zukunft essenziell?
- Was ist seinem/ihrem sozialen Umfeld wesentlich?
- Was ist aus ergotherapeutischer Sicht wesentlich?
- Wo lassen sich diese Anliegen verbinden?

Gerade dieses Eingehen auf die Essenz bedarf all unserer Wahrnehmungsfähigkeit.

4 Klientenzentrierung und Arbeit mit dem Bezugssystem

Grundsätzlich kommt Klientenzentrierung als Charakteristikum KRAH®-basierten Arbeitens bereits in den obigen Ausführungen zum Ausdruck.

Merke

An dieser Stelle sei noch hinzugefügt, dass das KRAH®-basierte Verständnis von Klientenzentrierung aus einem systemisch kommenden Zugang im ergotherapeutischen Prozess immer wieder offen danach fragen lässt, **wer aktuell Klient:in ist, wer ein Anliegen nach mehr bzw. gesundheitsförderlichen Handlungs- und Partizipationsmöglichkeiten, nach gelingender Alltagsgestaltung, Lebensqualität und Betätigungsgesundheit hat.**

Dies kann die Person sein, die auf dem jeweiligen Überweisungsschein genannt ist; im **Zuge der Befunderhebung** kann aber auch deutlich werden, dass zugleich auch ein Angehöriger/eine Angehörige so stark von der Gesundheitsproblematik (mit-)betroffen ist, dass hier zuerst der ergotherapeutische Fokus im Sinne einer effektiven und effizienten Arbeit liegen muss. Auch in der **Vorbereitung von Entlassungsprozessen** kann es wichtig sein, sich die Frage zu stellen, wer in diesem System noch von **ergotherapeutischen Kernkompetenzen** (Peterko et al. 2019b) profitieren mag, damit die bisherige gemeinsame Arbeit weiter fruchtet. So können Pädagog:innen, andere Gesundheitsberufsangehörige, Arbeitgeber:innen u. a. m. zumindest vorübergehend oder auch nur punktuell mit als Klient:innen bedacht werden.
Der Mehrwert dieser Blick-Erweiterung liegt u. a. in deren Wirkung auf die Haltung und Einstellung der Ergotherapeutin/des Ergotherapeuten selbst: Mit einem Blick auf Klient:innen sind wir es gewohnt, Ressourcen wahrzunehmen – mitten in Schwierigkeiten; wir achten Menschen in ihren persönlichen Grenzen und nehmen ihre Handlungsbedürfnisse, Handlungsrollen, Betätigungs(im)balance für **bezogene Intervention** auf. Allein diese Haltung und Einstellung, verbunden mit den professionsspezifischen Kompetenzen, kann gemeinsamen Boden für die Zusammenarbeit mit An- und Zugehörigen schaffen und ist grundlegend für KRAH®-basiertes Arbeiten.
Klientenzentrierung im KRAH®-basierten Arbeiten bedeutet zudem **partizipatives, also Teilhabe eröffnendes Vorgehen** – sowohl im Rahmen des ergotherapeutischen Prozesses als auch darüber hinaus in den jeweiligen individuell bedeutsamen Lebenswelten.

5 Lebensweltorientierung

Die Arbeit mit dem Bezugssystem des jeweiligen Klienten/der jeweiligen Klientin wird im KRAH®-basierten Arbeiten durch die Orientierung an der jeweiligen Lebenswelt ergänzt und bereichert (vgl. Ottawa Charta der WHO 1986). Dies betrifft in Analogie zu sämtlichen ergotherapeutischen Theorie-Praxis-Modellen sowie der ICF (Internationale Klassifikation der Funktionsfähigkeit, Behinderung und Gesundheit) (WHO 2001) u. a. soziale, kulturelle, sensorische, physikalische, politische, institutionelle u. a. Umweltaspekte. Durch das Mitbedenken, Mitbeachten und Einbeziehen der jeweiligen Lebenswelt gewinnt das ergotherapeutische Angebot an Alltagsrelevanz und kann **Partizipationsmöglichkeiten** (Teilhabe am Leben, Einbezogensein in Lebenssituationen) stärken oder eröffnen.

6 Sinnvolle (Sinn stiftende, notwendige, persönlich auf positive Weise bedeutsame) Handlung als therapeutisches Ziel und als die Gesundheit förderndes Mittel und Ziel

Übersetzungen des englischsprachigen Begriffs „meaningful activity" oder „meaningful occupation" gibt es in vielfältigen deutschsprachigen Varianten. Die Bedeutungszuschreibung von „sinnvoll" (für „meaningful") brachte mich während der Arbeitsvorbereitungen des empirischen Teils meiner PhD-Arbeit dazu, ergänzend zur systematischen Literaturrecherche sowohl Kinder und (getrennt davon) deren Eltern als auch Ergotherapeut:innen in Einzelgesprächen und Gruppendiskussionen danach zu fragen, was eine Handlung, ein Tun für sie „sinnvoll" macht.

Hier einige der Antworten:

Merke

Sinnvoll ist eine Handlung/Tätigkeit dann, wenn sie interessant • relevant • passend für die aktuellen Entwicklungsthemen des Kindes • im soziokulturellen (familiären) Kontext des Kindes verortet • mit Werten übereinstimmend • erfüllend • notwendig • entwicklungsförderlich • spannend • im Alltag wichtig • freudvoll • bedeutsam • ... (und vieles mehr) ist (vgl. Costa 2011a; 2014a; Creek 2010; Hammell 2004; Law et al. 1996; Pierce 2001; Persson et al. 2001).

Sinnvolle Handlung als ergotherapeutisches Mittel inkludiert und fördert:

- **Klientenzentrierung,** inklusive Eingehen auf den individuellen Bedeutungskontext (vgl. Kang et al. 2008; Missiuna et al. 2010; Persson et al. 2001)
- **Alltagsrelevanz** mit ergotherapeutischen Kernkompetenzen in der Verbindung mit **Handlungsperformanz** und **Partizipation** (vgl. Christiansen et al. 2015; Graham et al. 2009)
- Erfahrung der **Selbstwirksamkeit** im Handeln (vgl. Costa 2014a; b; 2016; Missiuna et al. 2006; Dunford et al. 2005)
- **Handlungsmotivation** und **Handlungsidentität** (Costa 2014a; b; Basu et al. 2006; Kielhofner 1995).

7 Stärkung von Urheberschaft (Agency), Schöpferkraft und Selbstwirksamkeit

Auf das Stärken der handlungsbezogenen Erfahrung von Selbstwirksamkeit, auf das Erleben und Einbringen der eigenen Urheberschaft (Agency), Gestaltungs- und Schöpferkraft gilt es hier noch in besonderer Weise einzugehen; in meiner Erfahrung als praktisch arbeitende Ergotherapeutin durfte ich gerade den diesbezüglichen ergotherapeutischen Beitrag als besonders wertvoll und essenziell erkennen.
Dabei sind das Erkennen der Fähigkeiten und Schwierigkeiten der jeweiligen Person(en), ihrer Handlungsinteressen und -bedürfnisse sowie das Analysieren von Umwelten und Tätigkeiten selbst einige der wichtigen Werkzeuge von und für Ergotherapeut:innen (Costa et al. 2022c), auch im KRAH®-basierten Arbeiten. Folgende Graphik (s. Abb. 1) fasst zusammen, was in der ersten „KRAH®-Studie" (2010–2013) deutlich wurde:

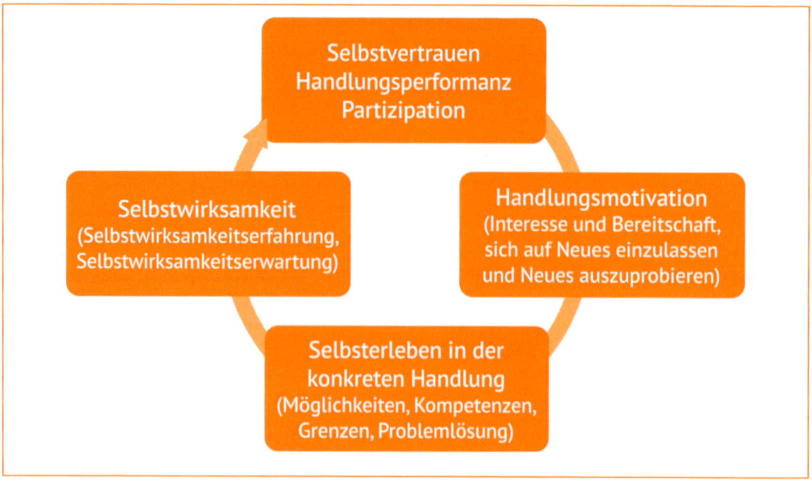

Abb. 1: KRAH®-basiert Arbeiten: Erfahrung von Selbstwirksamkeit im Tun (Costa 2011a; 2013)

Durch positive Erfahrungen der eigenen Wirksamkeit ist nicht nur ein junger Mensch in seinem Selbstvertrauen gestärkt und ermutigt, sich auch auf Weiteres, Neues einzulassen. Er/Sie erlebt sich im Tun und generiert auch daraus seine/ihre *Handlungsidentität* – Identifikation mit dem, was man tut, wie man dies kann, mit wem man dies erlebt, wo dies möglich oder auch unmöglich ist. Dieses Selbst-Erleben hat unmittelbar Einfluss auf die Bereitschaft, sich handelnd einzubringen (u. a. auf *Handlungsmotivation*) und dabei auch eigene Fähigkeiten und Fertigkeiten weiterzuentwickeln, mit dem eigenen Handlungspotenzial zum Großen und Ganzen beizutragen. (Auch das mag als „Partizipation" verstanden werden.)

8 Transformative Prozesse initiieren bzw. begleiten

Diese transformative Kraft, die durch im o. a. Sinn „sinnvolle Handlung" entsteht, wirkt auf und durch die von Ann A. Wilcock beschriebenen Bedeutungsdimensionen des Seins (being), Tuns (doing), Werdens (becoming) und Zugehörens (belonging) (Wilcock 1998). Ergotherapeut:innen unterstützen dies auch im KRAH®-basierten Arbeiten im Rahmen von ergotherapeutischer Beratung, Begleitung, Coaching und Therapie (vgl. Enablement Skills; Kap. Costa & Scholz-Schwärzler, S. 102ff u. a.).

Handlungsorientiert Prozesse zu begleiten, findet im KRAH®-basierten Arbeiten in einer gegenseitigen Bezugnahme von Mikro- und Meso-, gegebenenfalls auch Makro-Ebene statt (Costa 2014a). Was für und auf Einzelne wirkt, wirkt auf das bzw. im nächsten System (Familie, Kindergarten, Schule, Heimalltag, Arbeitskontext, Gemeinde, ...) weiter. Die individuelle (biopsychosoziale) Betätigungsgesundheit ist beeinflusst von jener der Familie, der Gemeinde, der Bevölkerung (und umgekehrt); dies führt bis zur Gesundheit auf globaler bzw. planetarer Ebene (s. Abb. 2). Gerade in Zeiten des Umbruchs ist es essenziell, Menschen in ihrem Handlungspotenzial, in ihrer Gestaltungskraft und Urheberschaft zu stärken – eine Kernkompetenz von Ergotherapeut:innen und charakteristisch für KRAH®-basiertes Arbeiten.

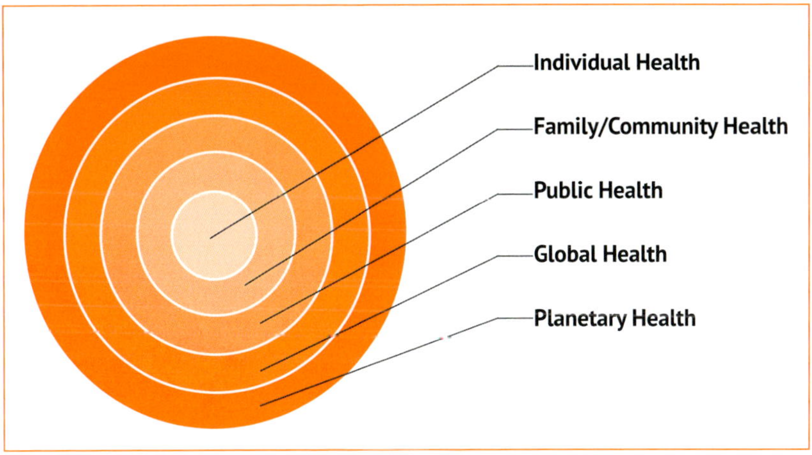

Abb. 2: Wechselwirksame Beeinflussung von Gesundheit auf Mikro-, Meso- und Makro-Ebene(n) (© Costa U. 2020)

9 Sinn-voll Handeln in und durch Beziehung: In Beziehung arbeiten – Bezogen sein

Mit dem Fokus auf Menschen als Handelnde und auf menschliche Handlung gehen Ergotherapeut:innen auf komplexe, für wissenschaftliche Untersuchungen mit herkömmlichen Forschungsmethoden durchaus auch herausfordernde Phänomene ein. Im KRAH®-basierten Arbeiten ist das In-Beziehung-Sein mit sich selbst, mit der jeweiligen Tätigkeit, den damit verbundenen Materialien, mit der (Lebens-)Umwelt von essenzieller Bedeutung. Unser Werkzeug zur Stärkung dieser Beziehungsfähigkeit von Menschen zu sich selbst, zu ihrem Tun und Lassen, zu ihrer Gestaltungskraft und ihrer Umwelt, zu ihrem Leben und ihrer (Handlungs-)Biographie liegt maßgeblich im persönlich bedeutungsvollen, Sinn stiftenden, „sinnvollen" Tun. All diese Aspekte können für Klient:innen aller Lebensalter, in sämtlichen Fachbereichen und mit vielfältigsten Lebens- und Gesundheitssituationen Not-wendig sein. Um diese Bezüge zu veranschaulichen, wurde 2013 folgende Graphik (s. Abb. 3) erstellt:

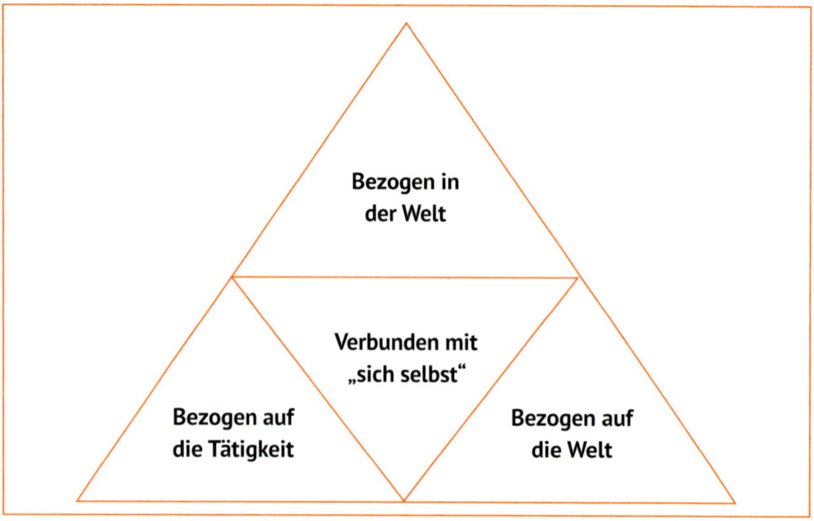

Abb. 3: Bezogen Sein. KRAH®-basierte Reflexion ergotherapeutischer Wirkmöglichkeiten (Costa 2013)

Diese Verbundenheit schließt das unmittelbar Konkrete wie auch das im und durch das Dasein eines Menschen Wirkende mit ein.

10 PEO als Referenz für KRAH®-basiertes Arbeiten

Ein weiterer, grundlegender Aspekt KRAH®-basierten Arbeitens ist das Wahrnehmen, Analysieren, Nutzen und Unterstützen förderlicher Transaktionen von Person, Umwelt und jeweiliger Handlung, wie sie Mary Law und Kolleginnen im Person-Environment-Occupation-Model (PEO) 1996 beschrieben haben (s. Abb. 4). Die kanadischen Kolleginnen sprechen hier über Transaktionen, also Wechselwirkungen, die über Interaktionen hinaus Neues, nicht rein kausal Erwartbares betreffen können. Möglicherweise eröffnen sich uns in Zukunft mithilfe aktueller Erkenntnisse aus (Quanten-)Physik und Erkenntnistheorie Forschungszugänge für all das, was an Wirkfaktoren beim Einsatz von sinnvoller Handlung als die Gesundheit förderndes Mittel und Ziel weiterführend bedeutsam ist (vgl. Knapp 2021).

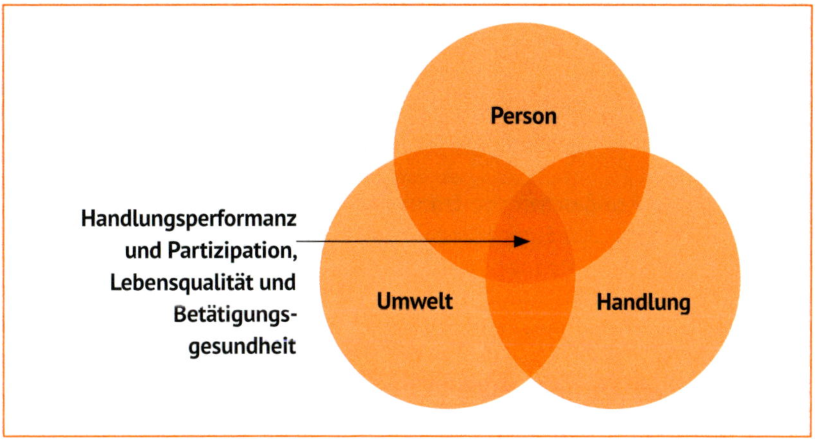

Abb. 4: Das Person-Environment-Occupation-Model (nach Law et al. 1996, ergänzt von Costa 2024)

11 Abschließende Bemerkungen zu diesem einführenden Kapitel

Was beim Lesen dieser Ausführungen deutlich werden mag, ist, dass KRAH®-basiertes Arbeiten zwar als Hilfestellung für das ergotherapeutische Reasoning mit „KRAH“ eine Wort- und Bild-Marke anbietet, der KRAH®-Ansatz jedoch wesentlich komplexer ist als jeder einzelne Begriff aus diesem Akronym. Der KRAH®-Ansatz ist u. a. Versuch einer Synthese dessen, was ergotherapeutische Good bzw. Best Practice meinen kann. Er ist evidenzbasiert, was die Bezugnahme sowohl auf empirische und theoretische wissenschaftliche Arbeiten als auch auf Praxiserfahrungen und -evidenz betrifft. KRAH®-basiertes Arbeiten beeinflusst das Professionelle Reasoning – das Wahrnehmen, Beobachten, Erkennen, Integrieren, Schlüsse ziehen, Entscheidungen treffen und Reflektieren auf Kontext und Personen von Ergotherapeut:innen und bleibt bezogen anzuwenden. Welche Bedeutung wir als Menschen mit unserem Sein, Wahrnehmen, Denken, Handeln gerade auch in (ergo)therapeutischen Prozessen als Teil der Umwelt unserer Klient:innen haben, mag dadurch greifbarer werden.

Hier noch mögliche Fragen für die Priorisierung im KRAH®-basierten ergotherapeutischen Prozess:

- Was fördert positiv erlebbare Teilhabe am Leben für ihn/sie und ihr/sein Umfeld?
- Was stärkt Handlungskompetenzen? Was eröffnet Handlungsmöglichkeiten? Was trägt zu Verwirklichungschancen bei?
- Was trägt zur Freude und Erfüllung bzw. zur Entlastung und Erleichterung bei?
- Was ist derzeit wirklich wesentlich für diese(n) Menschen?
- Was kann ihm/ihr Lebensqualität in der Gegenwart bringen?

Alltagsorientierung, Alltagsrelevanz und Alltagstransfer

Ursula M. Costa & Victoria Hartmann

Alltag zählt zum Kerngeschäft von Ergotherapeut:innen. Dies wurde auch im Rahmen eines Projekts des Europäischen Sozialfonds (ESF) (DACHS-Projekt [2005-2007]) basierend auf systematischen Literaturrecherchen, Expert:innengesprächen und Gruppendiskussionen bekräftigt (Fleitz et al. 2007).
Alltag ist jener Kontext, in dem sich das tägliche Leben von Menschen gestaltet und gestalten lässt. Alltag beinhaltet all das, was Menschen täglich erleben, was sie begleitet, was sie in ihren Handlungsrollen und ihrer Handlungsidentität prägt.
Ergotherapeut:innen berücksichtigen den Alltag ihrer Klient:innen, wenn sie sinnvolle Handlung(en) als die Gesundheit förderndes, therapeutisches Mittel und Ziel einsetzen (vgl. Costa 2014b).

Merke

Alltag ist im KRAH®-basierten Arbeiten einerseits **Orientierungspunkt** für die Planung von Interventionen und andererseits **Evaluationskontext** für das, was hilfreich war und auf positive Weise auf Gesundheit und Lebensqualität gewirkt hat. Insofern gelten Interventionen dann als KRAH®-basiert, wenn sie den Alltag auf individuell relevante Weise positiv beeinflussen.

Nicht immer ist es möglich, dass Ergotherapeut:innen direkt in der alltäglichen Lebensumwelt ihrer Klient:innen arbeiten können. Auf einer Intensivstation beispielsweise liegt der interdisziplinäre Hauptfokus in lebensbedrohlichen Phasen oft im Bereich von Körperfunktionen und Körperstrukturen. Dennoch wirken auch hier die Lebensgeschichte, der Lebenskontext, der bisherige und der weitere mögliche Alltag in die Art des Einbeziehens von Angehörigen, in die Auswahl von therapeutischen Mitteln (Auswahl von Gerüchen, Bildern, Musik und Tönen) ein. Auch in dieser Situation kann der bisherige Lebensalltag Impulse geben für die Gestaltung person- und kontextorientierter – KRAH®-basierter – Interventionen.

Merke

Eine **Verbindung von *Bottom-up* und *Top-down*** *im professionellen Analysieren und Handeln* lässt Klient:innen als Menschen in ihrer Entität wahrnehmen.

Auf der neonatologischen Station ist der (vorübergehende) *gegenwärtige Alltag für beide* – Eltern und Neugeborenes – unvertraut und mit besonderen Herausforderungen verbunden. Auch hier gilt es, ergotherapeutisches Wissen zur Verfügung zu stellen, damit die Eltern in ihrer (potenziell neuen) Handlungsrolle gestärkt werden und sich im Meistern dieser Situation, in positiven Augenblicken mit ihrem Kind, als kompetent erleben können. Durch das Erfahren ihrer *handlungsbezogenen Selbstwirksamkeit,* durch verständliche *(verstehbare)* Informationen z. B. zur neuronalen (Verhaltens-)Regulation ihres frühgeborenen Kindes kann dieser momentane Alltag mit mehr Vertrauen in sich selbst, in die Handhabbarkeit der mit der Frühgeburt des Kindes verbundenen Herausforderungen erlebt werden (vgl. Antonovsky 1997a; Deci & Ryan 1993).

Merke

Als Brückenbauer:innen vermitteln Ergotherapeut:innen Zuversicht für gelingenden Alltag, für das Meistern des Lebens. Mithilfe eines ressourcenorientierten und fachlich-fundierten Blicks vermitteln sie durch narratives, wissenschaftliches, interaktives, ethisches und pragmatisches Reasoning eine Perspektive der Hoffnung – Hoffnung auf Lebensqualität und Sinnfindung, auch mit gesundheitlichen Herausforderungen. Dabei gilt es realistisch zu sein in der Analyse pragmatischer Faktoren.
Dieses *Sowohl – als auch* zeichnet KRAH®-basiertes Arbeiten aus. Als Ergotherapeut:innen sind wir Visionär:innen UND Pragmatiker:innen.

Alltagsorientierung und der Anspruch auf Alltagsrelevanz unterstützen Zielfindung wie auch Zielsetzung; im KRAH®-basierten Arbeiten ist der Alltag, wie oben beschrieben, auch Evaluationskontext für ergotherapeutische Interventionen.

Alltagstransfer

Faktoren zur Förderung von Alltagstransfer finden sich während des gesamten ergotherapeutischen Prozesses (s. Kap. Costa, S. 80ff); die Anwendung eines KRAH®-basierten Ansatzes unterstützt den Alltagstransfer durchgehend (Costa 2014b).
Ergotherapie ist, um Alltagsorientierung und Alltagsrelevanz konsequent weiterzudenken, als *prozessuales Geschehen* zu sehen, welches nicht mit dem Verlassen z. B. der Therapieräumlichkeiten endet. Die (Lern-)Erfahrungen, die im geschützten therapeutischen Rahmen erlebbar werden, mögen für Klient:innen und ihr Umfeld auch im Alltag ankommen und wirken.

Alltagstransfer steht in der ergotherapeutischen Praxis sowohl für die Übertragung des Alltagsgeschehens in die Ergotherapie als auch für den Transfer der in der Therapie erarbeiteten Inhalte in den Alltag. Um als Therapeut:in den bestmöglichen Erfolg im Alltag zu unterstützen, sollte differenziert bedacht werden, was übertragen werden soll: Möglich ist der Transfer von Fähigkeiten, Fertigkeiten, Wissen oder auch einer Haltung – stets mit dem Bewusstsein, ob eine Lernerfahrung in eine neue Aktivität transferiert werden soll oder eine Aktivität in ein neues Setting (Beach 1999; van Oers 2004).

Betrachtet man Alltagstransfer über den ergotherapeutischen Prozess hinweg, so kann, beginnend mit der Befunderhebung, der Transfer von Inhalten der ergotherapeutischen Intervention in den Alltag bereits gefördert werden.
Der Einsatz alltags- und handlungsorientierter Assessments stellt die Grundlage von gezielten Interventionen dar. Durch die Auswahl eines passenden Settings sowie einer für Klient:innen sinnvollen Handlung, die auf gemeinschaftlich gesetzten, sinnvollen und konkreten Zielen basiert, wird die Übertragung unterstützt. Um erfolgreichen Alltagstransfer zu ermöglichen, gestalten Ergotherapeut:innen im Sinne

ihrer Klient:innen stets alltagsorientierte und alltagsrelevante ergotherapeutische Interventionen. Hilfreich sind dabei eine kontinuierliche Dokumentation und Evaluation; diese unterstützen es, auf Veränderungen flexibel zu reagieren, positive Auswirkungen auf den Alltag bewusst wahrzunehmen und festzuhalten (Burke & Hutchins 2007; Costa 2014b).

Der KRAH®-Ansatz lässt Ergotherapeut:innen systemisch denken und partizipativ handeln: Neben all diesen Faktoren fördert der **Einbezug des Umfeldes** den Alltagstransfer im Verlauf der gesamten Therapie. In der pädiatrischen Ergotherapie beispielsweise hat es sich als wirkungsvoll erwiesen, Eltern, Pädagog:innen und andere Bezugspersonen mit in den ergotherapeutischen Prozess einzubeziehen. Diese sollten, sofern möglich, direkt oder indirekt Teil der Befunderhebung, der Planung, der Interventionen sowie der Evaluation sein (Costa 2014b; Costa et al. 2017). So können sie unmittelbar an der Therapie teilnehmen oder indirekt durch das Ausfüllen von ergotherapeutischen Assessments und ihren Berichten über Ressourcen, Schwierigkeiten und auch Veränderungen aus dem Alltag des Kindes den therapeutischen Prozess positiv beeinflussen.
Die Berücksichtigung der individuellen Charakteristika der Klient:innen und der ihres Umfeldes beeinflusst den Erfolg und das Geschehen der Therapie und wirkt sich unter anderem auf die Motivation von Seiten der Klient:innen für die gemeinsame Arbeit, auf ihre positive Selbstwirksamkeitserwartung, Handlungsinteressen sowie Handlungsmotivation aus (Burke & Hutchins 2007; Costa 2014b; Deci & Ryan 1993; Kielhofner et al. 2005).

Eine weitere Möglichkeit, um sowohl den Übergang zu erleichtern als auch Bezugspersonen mit einzubeziehen, sind sogenannte **Übergangsobjekte,** die die Klientin/den Klienten über die Zeit zwischen den Therapieeinheiten hinweg begleiten und sie/ihn in die Lage versetzen sollen, mithilfe eines Symbols oder Objekts ihre/seine Erfahrungen zu teilen. Es handelt sich, dem Beispiel der ergotherapeutischen Arbeit mit Kindern folgend, dabei möglicherweise um ein Kuscheltier, ein Heft, das für das Kind wichtige Inhalte enthält, oder einen anderen Gegenstand, der für die jeweilige Person sinnvoll ist. Auch im LEBENSFREUDE – im Alltag tun, was gut tut®-Programm zur KRAH®-basierten Stärkung von Gesundheitskompetenzen (s. Kap. Costa & Schlögl, S. 118ff) spielen diese Übergänge (hier unterstützt durch den Einsatz der sog. LEBENSFREUDE®-Mappe) eine wichtige Rolle. In diesem Ringordner werden Impulse für den Alltag aus den Gruppenmodulen mit nach Hause genommen; im Alltag Auftauchendes kann hier einsortiert und zur nächsten Gruppensitzung mitgebracht werden.

Im Sinne der evidenzbasierten Praxis fließen zur Förderung von Alltagstransfers Wünsche, Erfahrungen und Ziele der Klient:innen, Wissen und Erfahrungen der Therapeut:innen und Ergebnisse aus Forschung und Wissenschaft ein. Mit einem konsequenten **Einbezug des Alltags** können Therapeut:innen der immer wichtiger werdenden Frage nach „Effektivität und Effizienz" der Ergotherapie nachkommen. Ist die Therapie KRAH®-basiert, so werden unsere Klient:innen im und für den Alltag gestärkt.

Salutogenese als Grundlage KRAH®-basierten Arbeitens (Teil 1)

Ursula M. Costa & Thomas Haug

Salutogenese ist ein Kunstwort, zusammengesetzt aus dem lateinischen *„Salus"* für Gesundheit und dem griechischen *„Genesis"* für Entstehung. Dahinter verbirgt sich ein Modell, welches nicht weniger als die Entstehungs- und Erhaltungsbedingungen für Gesundheit erklären will. Sein Begründer war der amerikanisch-israelische Medizinsoziologe **Aaron Antonovsky,** der die Grundlagen seines Salutogenesezugangs in zwei Buchveröffentlichungen aus den Jahren 1979 und 1987 ausführlich vorgestellt hat.

Dieser Zugang ist viel mehr als nur eine wissenschaftliche Theorie zur Frage nach der Entstehung von Gesundheit. Die salutogene Perspektive beschreibt eine Haltung dem Leben gegenüber, die menschliche Stärken betont statt deren Schwächen, die Ressourcen in den Mittelpunkt ihrer Aufmerksamkeit stellt und keine Defizite, die sich gleichsam **auf Schatzsuche zu menschlichen Potenzialen** begibt – all das sind auch **Charakteristika KRAH®-basierter Arbeit.** Salutogenese öffnet dabei nicht nur den Blick auf Gesundheit, sie regt auch zu **Fragen nach einem guten Leben** an (vgl. A. Sen). Philosophisch formuliert bietet Salutogenese eine Perspektive für die Entwicklung von Vertrauen in das Leben – trotz der Risiken, Gefahren und Unvorhersehbarkeiten, denen wir tagtäglich ausgesetzt sind, mit denen wir immer konfrontiert sind.

Was ist nun Salutogenese genau? Welche Bedeutung hat sie für den KRAH®-Ansatz? Welches Potenzial kann der salutogene Zugang als Grundlage im KRAH®-Ansatz für die Ergotherapie erschließen?

Das Modell der Salutogenese

Antonovsky beschrieb mit seinem Modell einen wichtigen Perspektivenwechsel im Verständnis von Gesundheit und deren Erforschung. Im Unterschied zur bis dahin maßgeblichen Frage nach den Ursachen von Krankheiten – der sogenannten Pathogeneseforschung – lenkte er den Fokus der Aufmerksamkeit auf die Frage, was die Menschen trotz der Risikofaktoren und Stressoren, denen sie täglich ausgesetzt sind, gesund erhält. Dies ist ebenso im ergotherapeutischen KRAH®-basierten Arbeiten handlungsleitend (Costa 2014a).

Im Gegensatz zum Pathogenesezugang, in dem Gesundheit vor allem durch die Abwesenheit von Krankheit charakterisiert ist, liegt dem Salutogenesezugang ein positives Verständnis von Gesundheit zugrunde (vgl. auch Huber et al.'s Arbeit zu „Positive Health" [2016]). Für Antonovsky sind Gesundheit und Krankheit keine sich ausschließenden Gegensätze, etwa im Sinne von: man ist entweder gesund oder krank, sondern zwei gegenüberliegende Pole auf einem Kontinuum. Ihn interessierte insbesondere, was uns auf diesem „Gesundheits-Krankheits-Kontinuum" in Richtung Gesundheit „wandern" lässt. In dieser, auch für den KRAH®-Ansatz richtungsweisenden Perspektive wird Gesundheit zu einem dynamischen Prozess, der vielen Einflüssen ausgesetzt ist und immer wieder hergestellt werden will. Einer Vorstellung von Gesundheit als (fixen) Zustandsbegriff erteilt Antonovsky damit eine klare Absage. Genauer betrachtet handelt es sich um ein Wohlbefinden-Missbefinden-Kontinuum – Antonovsky benutzte in seinen ursprünglichen Veröffentlichungen die Begriffe *„health-ease"* und *„dis-ease"* für diese beiden Pole, was in vielen deutschen Übersetzungen leider verloren gegangen ist. Doch damit eröffnet das Salutogenesemodell einen Zugang zu einem **dynamischen Gesundheitsbegriff** und verbindet Gesundheitsforschung mit Fragen zur **Lebensqualität** und **Lebenszufriedenheit.**

Die *„Geburtsstunde"* der Salutogenese ist schnell erklärt: Antonovsky untersuchte israelische Frauen in den Wechseljahren. Dabei zeigte sich, dass Frauen, die ein Konzentrationslager erlebt hatten, überwiegend gesundheitliche Probleme aufwiesen. Das verwunderte ihn keineswegs – allerdings zeigte sich in der Studie eine kleine Gruppe von Frauen, die, trotz ihrer Konzentrationslagervergangenheit, bei guter Gesundheit waren. Antonovsky wendete seine ganze Aufmerksamkeit der Überlegung zu, wie es diesen Menschen gelungen war, trotz der extremen Bedingungen und Lebenserfahrungen, die sie durch den Holocaust erlitten hatten, überhaupt weiterhin dazu in der Lage zu sein, ihr Leben gut zu meistern. Sein ganzer Fokus galt dabei der Frage: *„Wie war es all diesen Menschen, die solche extremen Bedingungen wie den Holocaust erlitten hatten, möglich, weiterhin fähig zu sein zu lieben, ein alltägliches Leben weiterzuführen, gute soziale Beziehungen zu schaffen, ihre Kinder zu erziehen und mit Familie und Arbeit wie andere fertig zu werden?"* (Lindström & Eriksson 2019, S. 27). Hier zeigt sich eine besondere Qualität der salutogenen Perspektive – der sogenannte „abweichende Blick". Antonovsky hätte diese kleine Gruppe ja auch ignorieren und bei der leicht nachvollziehbaren Erkenntnis verweilen können, dass Menschen, die keine besonders negativen Lebenserfahrungen machen mussten, häufiger einen besseren Gesundheitszustand vorweisen als solche, die so extremen und unmenschlichen Belastungen wie einem Konzentrationslager ausgesetzt waren. Stattdessen lenkt er seine Aufmerksamkeit weit weg von dem scheinbar Selbstverständlichen und schaut auf die Wenigen, die es auch unter extrem negativen Lebenserfahrungen geschafft haben, ein normales Leben zu führen und bei guter Gesundheit zu bleiben: *„Wäre es nur* ***eine*** *Frau gewesen, es wäre dennoch wichtig herauszufinden, warum!"* (Antonovsky zitiert nach Lindström & Eriksson 2019, S. 27). In der Folge wurden die Personen dann auch ausführlich befragt. In unstrukturierten Tiefeninterviews wurde am Ende ein immer wiederkehrendes *„Muster"* sichtbar: Frauen, denen es gelungen war, trotz ihrer Konzentrationslagervergangenheit bei guter Gesundheit zu bleiben, sprachen in den Interviews immer wieder von Lebensbereichen, die ihnen besonders wichtig waren. Dabei zeigten sich drei wichtige Aspekte in diesen Lebensbereichen: Sie wurden von den interviewten Personen als irgendwie nachvollziehbar, gut zu bewältigen und vor allem als emotional sinnvoll erlebt. Das Herausarbeiten dieser Trias wurde zum späteren Kernkonstrukt im Salutogenesemodell: dem sogenannten *„Sense of Coherence"*.

Die Antwort auf die Frage, was denn nun den Menschen auf einem Kontinuum zwischen Gesundheit und Krankheit bzw. zwischen Wohlbefinden und Missempfinden auf die gesunde Seite und damit zu mehr Wohlbefinden, Lebensqualität und Lebenszufriedenheit verschiebt, beantwortet das Salutogenesemodell mit dem *„Sense of Coherence“* (Kohärenzsinn, Kohärenzerleben) oder kurz *„SOC“*. Damit wird eine generelle Einstellung der Welt gegenüber beschrieben. Es geht dabei um eine Lebensorientierung, wie sie auch im KRAH®-basierten Arbeiten gestärkt wird (Costa 2011a; 2014a). Antonovsky selbst spricht von *„way of looking at the world“* (Antonovsky 1979, S. 8) und definiert den SOC folgendermaßen:
„... a global orientation that expresses the extent to which one has a pervasive, enduring though dynamic feeling of confidence that one's internal and external environments are predictable and that there is a high probability that things will work out as well as can reasonably be expected.“ (Antonovsky 1979, S. 123)
In seinem zweiten Buch konkretisierte er noch stärker: *„Das SOC (Kohärenzgefühl) ist eine globale Orientierung, die ausdruckt, in welchem Ausmaß man ein durchdringendes, andauerndes und dennoch dynamisches Gefühl des Vertrauens hat,*

1. *daß die Stimuli, die sich im Verlauf des Lebens aus der inneren und äußeren Umgebung ergeben, strukturiert, vorhersehbar und erklärbar sind;*
2. *einem die Ressourcen zur Verfügung stehen, um den Anforderungen, die diese Stimuli stellen, zu begegnen;*
3. *diese Anforderungen Herausforderungen sind, die Anstrengung und Engagement lohnen.“* (Antonovsky 1997a, S. 36).

Dieser Dreiklang von *Verstehbarkeit, Handhabbarkeit* und *Bedeutsamkeit* bildet eine zentrale Grundlage salutogenen Denkens und Handelns und prägt KRAH®-basiertes ergotherapeutisches Verständnis und Arbeiten. Das größte Gewicht erhält dabei das Thema Bedeutsamkeit bzw. Sinnhaftigkeit („meaningfulness“). Diese Komponente des SOC war auch der Hauptgrund für Antonovsky eine zweite Buchveröffentlichung zu seinem Salutogenesemodell herauszubringen, weil er die Bedeutung der SOC-Komponente Bedeutsamkeit und damit des Themas *Sinn* schlichtweg unterschätzt hatte: *„Aber die Bedeutung dieser Komponente wurde erst durch die Auswertung der Interviewprotokolle ersichtlich. Ich erachte sie heute als diejenige, die das motivationale Element repräsentiert. Diejenigen, die nach unserer Einteilung ein starkes SOC hatten, sprechen immer von Lebensbereichen, die ihnen wichtig waren, die ihnen sehr am Herzen lagen, die in ihren Augen „Sinn machten“ – und zwar in der emotionalen, nicht nur der kognitiven Bedeutung des Terminus.“* (Antonovsky 1997a, S. 35).
Für die Wahl der Bezeichnung *„Bedeutsamkeit“* und *„Sinnhaftigkeit“* führt Antonovsky seine fruchtbare Auseinandersetzung mit dem Werk Viktor Frankls an (ebenda, S. 35), welches ebenso, wie jenes von Aaron Antonovsky und Amartya Sen, entscheidende Grundsäule für den KRAH®-Ansatz ist (Costa 2014a).

Merke

In der Ergotherapie ist die sog. „meaning-dimension“, die Dimension der Sinnhaftigkeit und Bedeutsamkeit von Handlungen („meaningful occupations“ – „Sinn stiftende, sinnvolle, bedeutungsvolle Handlungen“) entscheidend für die Gestaltung ergotherapeutischer Prozesse. Antonovsky, Frankl und Sen haben in ihren Werken dafür wesentliche theoretische und praxisrelevante Einsichten, Erkennt-

nisse und Perspektiven eröffnet, die für KRAH®-basiertes ergotherapeutisches Arbeiten richtungsweisend sind (Costa 2014a).
Um zu erkennen, was für den einzelnen Menschen Sinn stiftend, bedeutsam ist zu tun bzw. zu erleben, braucht es eine Offenheit und Wertschätzung von dessen Einzigartigkeit, ein Eingehen auf dessen Bedeutungsgebung von Handlungen/Betätigungen und ein Ansprechen und Ernstnehmen von dessen Handlungsinteressen und -prioritäten.
Sinn stiftend, Sinn findend lebendiges Leben in jedem Lebensalter zu unterstützen ist Charakteristikum ergotherapeutischer Best Practice (Costa 2014a; Ikiugu & Pollard 2015).

Der Sense of Coherence hat im Deutschen leider keine eindeutige Übersetzung. Neben Begriffen wie Kohärenzsinn, Kohärenzerleben, Kohärenzgefühl, Kohärenzkonstrukt oder Stimmigkeitsgefühl gibt es viele weitere Übersetzungen. Um verstehen zu können, wie der SOC so eine starke Wirkung auf unsere Position im Gesundheits-Krankheits-Kontinuum bzw. Wohlbefindens-Missbefindens-Kontinuum haben kann, spielt die Auseinandersetzung mit drei zentralen Phänomenen eine Rolle – der Trias von Stressoren, Spannung und Spannungsbewältigung: Im Kern ist Salutogenese zunächst nichts anderes als ein mehr oder weniger komplexes Stressmodell. Allerdings mit dem bedeutenden Unterschied, dass Antonovsky Stressoren als etwas völlig Neutrales betrachtete und sein Augenmerk auf die Entstehung von Spannung sowie deren Bewältigung richtete. Demnach sind wir als Menschen immer verschiedensten Stressoren ausgesetzt, das gilt für alle, muss aber an sich noch nichts Negatives bedeuten. Antonovsky erkannte, dass Stressoren nicht nur belastende, sondern auch neutrale und positive Aspekte haben können. Es ist eben ein großer Unterschied, ob wir eine einschneidende Schicksalserfahrung zu verarbeiten haben *(etwa den Verlust eines geliebten Menschen)* oder eine zwar anspruchsvolle und herausfordernde, aber auch erfüllende Arbeitsanforderung zu bewältigen haben. Beides sind Stressoren – allerdings mit unterschiedlichen Auswirkungen. Antonovsky *„rehabilitierte“* damit die bis dahin übliche einseitig negative Betrachtungsweise von Stressoren. Viel wichtiger war für ihn die Erkenntnis, dass Stressoren Spannung erzeugen können, die sich messen lässt, physisch wie psychisch. Entscheidend für die Folgen ist dabei für Antonovsky das Management des durch die Stressoren ausgelösten Spannungszustandes. Ob uns nun die Bewältigung solcher Spannungen gelingt, ist wiederum von unserem *„Sense of Coherence“* abhängig.

Widerstandsressourcen und Widerstandsdefizite

Ein starker SOC hilft uns einerseits dabei, viel seltener starke Spannungszustände in Verbindung mit Anforderungen und potenziellen Stressoren aufkommen zu lassen und anderseits geeignete Strategien zu deren Bewältigung zu wählen. Ein starkes Kohärenzgefühl lässt uns damit viel seltener die Erfahrung von gesundheitsbelastendem Stress machen.

Wenn ein starker SOC so wichtig für eine gesundheitsförderliche Regulation von Spannungszuständen und der erfolgreichen Bewältigung von Stressoren ist, stellt sich die Frage nach den Entwicklungsbedingungen für ein starkes Kohärenzgefühl.

Im Zentrum des Salutogenesemodells steht dabei der Begriff „*Coping*". Darunter versteht man in den Sozialwissenschaften die Art und Weise, wie eine Person mit Krankheit und Belastungen umgeht, sie zu bewältigen versucht. Antonovsky selbst unterstrich die Wichtigkeit von Coping in seinem Zugang: „*Sollte ich die wichtigste Konsequenz des salutogenetischen Denkens in einem Satz zusammenfassen, so würde ich sagen: Salutogenetisches Denken eröffnet nicht nur den Weg, sondern zwingt uns, unsere Energien für die Formulierung und Weiterentwicklung einer Theorie des Copings einzusetzen.*" (Antonovsky 1997a, S. 30).

Der Nutzen eines starken SOC wird damit in der Begegnung mit einem Reiz bzw. Stressor sofort sichtbar: Die entsprechende Person kann jene Ressourcen mobilisieren, die zur Anforderungsbewältigung besonders geeignet sind oder zumindest als besonders hilfreich erscheinen. Da Widerstandsressourcen in allen Lebenssituationen wirksam werden können, spricht Antonovsky auch von „*generalisierten Widerstandsressourcen*" (vgl. Antonovsky 1997a, S. 43f). Mit dem Begriff werden im Salutogenesemodell so vielfältige Aspekte wie.

- körpereigene Abwehrkräfte,
- genetische Konstitution,
- finanzielle & materielle Sicherheit,
- Ich-Stärke,
- Wissen,
- Intelligenz,
- gesundheitsförderliche Copingstrategien,
- soziale Unterstützung,
- Bindungsqualität,
- Engagement,
- kulturelle Stabilität,
- Zufriedenheit,
- sozialer Zusammenhalt

eingeschlossen. Auch alles, was einem Menschen tragfähige Antworten auf wichtige Lebensfragen bieten kann, gehört dazu:

- Religion,
- Spiritualität,
- Philosophie,
- bis hin zur Kunst.

Selbst Aspekte wie Rituale, die einem Menschen für die Bewältigung von Stressoren hilfreich sind, finden dort ihren Platz (vgl. Antonovsky 1979).

Das Vorhandensein solcher Widerstandsressourcen ist die zentrale Voraussetzung für die Entwicklung eines stabilen und gesundheitsförderlichen Sense of Coherence. Für die Bewegung und Entwicklung in Richtung Gesundheitspol/Wohlbefindenspol im Kontinuum spielen diese Ressourcen eine entscheidende Rolle. Ein chronischer Mangel an solchen Widerstandsressourcen bedeutet über die Jahre eine schwache Sense-of-Coherence-Entwicklung und damit eine höhere Wahrscheinlichkeit, krank zu werden. Die Abwesenheit von Widerstandsressourcen – bei gleichzeitiger Anwesenheit von Stressoren, die belastende Spannungszustände hervorrufen – wird im Salutogenesemodell als *„Widerstandsdefizit"* bezeichnet. Solche Ressourcen und Defizite sind, so sie in der Lebenssituation und in den Lebensbedingungen einer Person selbst verankert sind, generalisiert und langlebig. Das Wechselspiel zwischen generalisierten Widerstandsressourcen und Widerstandsdefiziten begründet die entscheidenden Einflussfaktoren auf das SOC-Niveau (vgl. Antonovsky 1997a, S. 44). Generalisierte Widerstandsressourcen und -defizite werden vor allem in den frühen Lebensjahren geprägt, etwa im Kinder- und Jugendalter sowie im jungen Erwachsenenalter. Sie lassen sich allerdings auch noch mit zunehmendem Alter beeinflussen und gestalten. Am Ende beschreiben die beiden Begriffe zwei Kreisläufe:

1. Ein Mensch, ausgestattet mit genügend generalisierten Widerstandsressourcen, wird nicht nur einen starken SOC herausbilden, sondern auch viel häufiger Stressoren erfolgreich bewältigen können. Es wird ihm auch leichter fallen, aufgrund seiner positiven Bewältigungserfahrungen, sich neue Ressourcen anzueignen. Im Ergebnis wird er damit immer widerstandsfähiger gegenüber Stressoren. Es kommt zu einer Aufwärtsspirale der SOC-Entwicklung. Der Mechanismus erfolgt über eine zirkuläre Erfolgsspirale: Generalisierte Widerstandsressourcen stärken das Kohärenzgefühl, und die positive Erfahrung, die Aufgaben, Anforderungen und Herausforderungen im Alltag bewältigen zu können, stärkt unsere Widerstandsressourcen.
2. Ein Mensch, mit einem Mangel an Widerstandsressourcen bei belastenden Stressoren ausgestattet, also mit generalisierten Widerstandsdefiziten, wird nicht nur einen schwachen SOC herausbilden, sondern auch viel häufiger Stressoren als nicht bewältigbares Problem sehen bzw. an deren Bewältigung scheitern. Es wird ihm auch schwerer fallen, aufgrund der negativen Bewältigungserfahrungen, sich neue Ressourcen anzueignen. Im Endergebnis wird er damit immer anfälliger für krank machenden Stress. Es kommt zu einer Abwärtsspirale der SOC-Entwicklung. Der Mechanismus erfolgt über eine zirkuläre Misserfolgsspirale: Generalisierte Widerstandsdefizite (Erfahrungen des Misslingens) schwächen das Kohärenzgefühl, und die negative Erfahrung, Aufgaben, Anforderungen und Herausforderungen im Alltag nicht angemessen bewältigen zu können, schwächt das Vertrauen in die eigenen Widerstandsressourcen.

Merke

Ergotherapeut:innen schaffen durch KRAH®-basiertes Arbeiten Bedingungen für positive Bewältigungserfahrungen ihrer Klient:innen und stärken damit u. a. auch deren Sense of Coherence sowie deren Widerstandsressourcen.

Salutogenese als Grundlage KRAH®-basierten Arbeitens (Teil 2)

Ursula M. Costa & Thomas Haug

Das Salutogenesemodell prägt die für den KRAH®-Ansatz in ihrer Verbindung typischen, als Akronym leicht einprägbaren Säulen der Klientenzentrierung, Ressourcenorientierung, Alltagsorientierung und Alltagsrelevanz sowie Handlungsorientierung und bietet eine Fülle von wertvollen Potenzialen zur Gestaltung von therapeutischen und beratenden Rahmenbedingungen.

Salutogene Klientenzentrierung und Gesprächsführung

In der salutogenen, systemisch-orientierten Zugangsweise, die für den KRAH®-Ansatz charakteristisch ist, arbeiten Ergotherapeut:innen auf Augenhöhe mit ihren Klient:innen, die Expert:innen ihrer eigenen Lebensführung sind.

Eine salutogene Klientenzentrierung bedeutet vor diesem Hintergrund im KRAH®-basierten Arbeiten die Offenheit und Bereitschaft, subjektive Konzepte und Theorien von Klient:innen zu respektieren und im Hinblick auf ihre tragfähige gesundheitsförderliche Substanz hin zu reflektieren, ganz gleich, ob ich als fachlich ausgebildeter Experte bzw. ausgebildete Expertin diese Sichtweise teile oder nicht. Vielmehr geht es darum, auf dem Boden von individuellen Lebenserfahrungen, die als subjektiv kohärent erfahren werden, ein therapeutisches Angebot zu entwickeln, das von unseren Klient:innen als stimmige und vertrauensvolle Perspektive erlebt wird. Die zentrale Basis für eine solche, für KRAH®-basiertes Arbeiten charakteristische, Vorgehensweise ist eine wertorientierte Grundhaltung, die dem „Eigenen" eines Klienten/einer Klientin, seinen/ihren Vorstellungen, Erfahrungen, Bedürfnissen und Schlussfolgerungen mit Respekt und Wertschätzung begegnet.

Antonovsky war der Blick auf den einzelnen Menschen und die Würde der Person besonders wichtig. Konsequenterweise verzichtet er daher auf eine genaue Definition von Gesundheit: *„Zudem erfordere eine Gesundheitsdefinition immer die Festlegung von Normen und beinhalte damit die Gefahr, andere Menschen an Werten zu beurteilen, die für sie gar nicht zuträfen."* (Antonovsky 1995, zitiert nach Bengel et al. 2001, S. 28). Damit gibt die salutogene Perspektive einen sehr klaren Kompass für die Arbeit mit Klient:innen in der ergotherapeutischen wie der gesundheitsförderlichen Praxis und bezieht sich im KRAH®-basierten Arbeiten mithilfe des narrativen Reasonings (Feiler 2019) auf die Lebensgeschichte, die Handlungsbiographie der Klientin/des Klienten. Erst eine biographische Orientierung ermöglicht uns das Sichtbarwerden von Werten, Bedeutungen und Wichtigkeiten im Leben der jeweiligen Klient:innen. In der KRAH®-basierten ergotherapeutischen Befunderhebung geht es von einer salutogenen Perspektive herkommend nicht allein um eine rein faktenbezogene Erhebung; vielmehr braucht es den salutogenen, ressourcenorientierten Blick auf individuelle Geschichten, Erfahrungen und Werte, die dem Leben eine besondere Bedeutung geben können (vgl. auch João Guimarães Rosa).

Im Mittelpunkt von Klientenzentrierung, wie sie im KRAH®-Ansatz verstanden wird, bekommen die ureigenen Vorstellungen von Gesundheit und Krankheit zentrale Bedeutung. Handlungsleitend sind nicht alleine kognitive, vernunftorientierte Überlegungen und Sachargumente, sondern insbesondere innere Überzeugungen. Im Alltag ist das Tun und Lassen von Menschen in Gesundheits- wie Krankheitsfragen viel stärker von ihren subjektiven Überzeugungen abhängig, ganz gleich wie rational vernünftig und logisch nachvollziehbar diese sein mögen. Menschen haben in der Regel ganz bestimmte Gründe, warum sie etwas Bestimmtes tun und etwas anderes lieber lassen. Für die Motivation gesundheitsbezogenen Handelns – hier geht es um Handlungsmotivation (vgl. Kielhofner 1995) – ist das von großer Tragweite: Warum soll ein Mensch etwas tun, was er selbst nicht als wichtig, nicht als wirklich wertvoll für sich betrachtet?

Salutogene Gesprächsführung folgt daher immer einer subjektiven Wirklichkeit. Dabei braucht es dialogische Gesprächszugänge, die von vier Fähigkeiten geprägt sind und ein vertrauensvolles Setting für ihre erfolgreiche Umsetzung bedürfen (vgl. Isaacs 2002):

- Der Fähigkeit **zuhören zu können,** indem wir das Gehörte auf uns wirken lassen. Hier liegt ein großes Potenzial für das Partizipationserleben: Echtes Zuhören bedeutet in diesem Sinne am Gegenüber teilhaben – dieses wahr-, ernst und annehmen.
- Die individuellen **Fähigkeiten und Potenziale wahrnehmen und wertschätzen** zu können; dabei auf Abwehr, Kritik, Belehrung, Abwertung oder Schuldzuweisung zu verzichten. (Eine solche Haltung fördert das Erleben von Kohärenz.)
- Die Fähigkeit, **eigene Emotionen, Gedanken und Standpunkte zu beobachten** – ohne in eine Fixierung oder Bewertung zu verfallen. Ein solches Bewusstsein hilft, sich nicht gleich mit den eigenen Ideen zu identifizieren. Offenheit, Perspektivenvielfalt und -wechsel werden damit gefördert.
- Die Fähigkeit zum Artikulieren des Eigenen, indem wir eine für uns **authentische, wertschätzende und ressourcenorientierte Sprache** verwenden (vgl. auch „therapeutic use of Self“ im Kap. Costa & Scholz-Schwärzler, S. 102ff).

Sehr hilfreich ist zudem das Handwerk der *„Mäeutik“*, der *„Hebammenkunst“*. Dabei geht es im Kern um eine Gesprächsführung, die auf Fragen basiert, um konstruktive Suchprozesse bei Klient:innen auszulösen. Ein solcher Zugang ist sehr effektiv, wenn es darum geht, das für sich selbst Stimmige herauszuarbeiten. Die Gesprächsführung einer salutogenen Klientenzentrierung lebt von der therapeutischen Fähigkeit, **gute Fragen stellen und auf zu schnelle Antworten verzichten zu können** *(dies ist auch eine zentrale Grundlage für das Anstoßen von Empowermentprozessen)*. Das Ziel ist die Sichtbarmachung und das Fördern des Selbst-Erlebens der Person als Ganzes, in Form von eigenen Wahrnehmungen, Empfindungen, Konflikten, Bedürfnissen und

Perspektiven. Es geht um nicht weniger als dem, was einem wichtig ist, Ausdruck zu verleihen. Eine salutogene Kommunikation wird daher immer bestrebt sein, persönliche Werte und Wichtigkeiten sichtbar werden zu lassen.

Im Mittelpunkt einer salutogenen Klientenzentrierung steht somit immer der Mensch mit seiner Geschichte: Unsere Lebenserfahrungen machen wir nicht einfach irgendwie und irgendwann, sie prägen uns und lassen uns zu dem werden, was wir heute sind. Neben der Krankengeschichte braucht es daher immer auch ein Bewusstsein für die Lebensgeschichte: *„Narratives Reasoning“*. Erst in der Zusammenführung von beiden *„Geschichten“* – dem objektiv nachvollziehbaren Befund der Krankengeschichte sowie dem subjektiv erlebten Befinden, Empfinden und Erleben des ureigenen Gesund-, Krank- und/oder Behindertseins – finden sich individuell bedeutsame Ansatzpunkte für das konkrete Vorgehen. Die biographische Orientierung eröffnet im Gespräch mit Klient:innen eine im wahrsten Sinne des Wortes wertvolle Schatzsuche zu den zentralen Wichtigkeiten und Ressourcen im eigenen Lebensvollzug. Antonovskys Verweis auf das Werk von Frankl und die Verbindung beider zentralen Botschaften im KRAH®-Ansatz sind hier von besonderer praktischer Bedeutung: Zwei Menschen gleich zu behandeln bedeutete für Frankl immer auch einen falsch zu behandeln. Wert- und Sinnorientierung mahnen in diesem Zusammenhang an, eine *(therapeutische/beraterische)* Methode niemals über den Menschen zu stellen. Die gesundheitsförderliche Kraft des in der KRAH®-basierten Ergotherapie wesentlichen Sinn stiftenden Handelns, als therapeutisches Mittel und Ziel, hat ihre Grundlage im Empfinden von Kohärenz; im KRAH®-basierten Arbeiten geht es daher um Stimmigkeit für den jeweiligen Menschen in der konkreten Situation und Handlungsbiographie. Diese Kraft kann nicht einfach vorgegeben oder gar verordnet werden, sie muss erlebt, erspürt und im Vollzug einer Wertberührung, im Handeln auf Basis der eigenen Wichtigkeiten, als persönlich stimmig erfahren werden, um ihr Sinnpotenzial verwirklichen zu können.

Die Erfahrung von Sinn ist untrennbar mit Werten verbunden – dies betrifft auch den Aspekt der Handlungsorientierung. Eine salutogene Klientenzentrierung setzt genau hier an und begleitet achtsam in diesem Prozess.

Salutogene Ressourcenorientierung

Eine besondere Positionierung im KRAH®-Ansatz mit Bezugnahme auf systemisches, entwicklungsorientiertes Arbeiten und insbesondere auf das Salutogenesemodell ist die konsequente Ausrichtung auf die Ressourcen von Menschen und deren jeweilige Lebensumwelt, speziell auch deren soziokulturelles Umfeld. Dabei werden unter dem Ressourcenbegriff alle verfügbaren Mittel und Einflussfaktoren zusammengefasst, die geeignet sind, die Betätigungsgesundheit in sämtlichen biopsychosozialen und spirituellen Aspekten zu stärken (CAOT 2002; Costa 2014a). Dies bedeutet in Verbindung mit dem Salutogenesemodell, auch durch Stressoren bedingte Spannungen zu lösen oder erst gar nicht entstehen zu lassen.

Das Besondere am salutogenen Verständnis von Ressourcen ist dabei deren indirekte und direkte gesundheitsförderliche Wirkung. Soziale Ressourcen werden im Verständnis von Antonovsky sehr weit gefasst und schließen Arbeitskolleg:innen, Therapeut:innen und Personen, denen wir vertrauen können, genauso ein wie Glaubensgemeinschaften und charismatische Leitungs- bzw. politische Führungspersonen. Im Mittelpunkt stehen im salutogenen Zugang immer alle beschriebenen generalisierten Widerstandsressourcen (quasi: Resilienzfaktoren) auf körperlicher, psychischer, spiritueller und materieller sowie auf sozialer und kultureller Ebene.

Merke

Diese salutogene Perspektive auf Widerstandsressourcen (Resilienzfaktoren) findet sich im KRAH®-Ansatz auch in Bezugnahme auf ergotherapeutische Theorie-Praxis-Modelle, wie insbesondere das PEO-Model (Law et al. 1996), in Verbindung mit ressourcen-achtender, klientenzentrierter und kontextsensibler Haltung und Vorgehensweise wieder.

Im Gespräch mit Klient:innen gilt es das Potenzial dieser vielfältigen subjektiven Vorstellungen als Ressourcen – neben allen anderen vorhandenen Unterstützungs- und Bewältigungspotenzialen – zu erkennen und zu heben. Gleichsam einer Schatzsuche werden im KRAH®-basierten Vorgehen wertvoll erscheinende Bewältigungs- und Handlungsmöglichkeiten sowie -kompetenzen im Gespräch herausgearbeitet und sichtbar gemacht, gegebenenfalls aktiviert und zur Bewältigung der Anforderungssituation genutzt.

Ein zentraler Grundsatz für KRAH®-basiertes Arbeiten, eingebettet in salutogene Ressourcenorientierung, liegt in der Fähigkeit des „beidseitigen Sehens" – in der Integration des „sowohl als auch" (Costa 2014a) – begründet: Es gilt die Augen nicht vor Leid und Schmerz zu verschließen und gleichzeitig den Blick für individuelle Fertigkeiten und vielfältige Bewältigungspotenziale offen zu halten. Dieses beidseitige bzw. integrative Sehen ist für das Gelingen (nicht nur) ergotherapeutischer Arbeit von großer Bedeutung.

Salutogener Blick auf Alltag im sozialen Gefüge

Antonovsky ermöglicht mit seiner Konzeption des Salutogenesemodells einen wichtigen Blick auf die alltägliche Lebenswelt. Konkret zeigt er auf, dass eine rein kognitive Einsicht in die gesundheitsschädigende Wirkung eines bestimmten Verhaltens – etwa in Bezug auf Alkohol- oder Nikotinkonsum – nicht zwangsweise zu einem gesundheitsförderlichen Verhalten führt. Zum alltäglichen Handeln gehört immer auch ein Experimentieren. Hintergrund sind dabei lebensweltlich-soziokulturell vorgegebene Verhaltensbewertungen im Sinne von *„dazugehörig"* und *„nicht dazugehörig"* (Wilcock 1998).

Unser Verhalten regelt im Alltag nicht mehr und nicht weniger als die Zugehörigkeit zu Gruppen. Das Einnehmen einer neuen gesundheitsförderlichen Verhaltensweise etwa kann, wenn dies dem angestammten soziokulturellen Umfeld, dem der Klient/die Klientin bis dato angehört(e), widerspricht, auch zu einer Ausgrenzung führen.

Neues Verhalten kann den angestammten Platz in einer Gruppe gefährden. Das Überschreiten lebensweltlich-soziokultureller Grenzen erfordert daher nicht selten einen geschützten Raum, in dem das Ausprobieren des Neuen ohne Abwertung oder Ausgrenzung erfahren werden kann (z. B. in Gruppen zur Begleitung für die nachhaltige Veränderung des Gesundheitsverhaltens).

Ein starkes Kohärenzgefühl ist gerade bei Änderungen von Handlungsgewohnheiten, -mustern und -routinen von Vorteil – es kann auch bei sozial abweichendem Verhalten Kräfte mobilisieren, die zu veränderungsförderlichen Prozessen hin zu einer neuen, gesundheitsförderlichen und kohärenten Handlungsidentität beitragen.
Eine salutogene Alltagsorientierung versucht im KRAH®-basierten Arbeiten dem gerecht zu werden, indem sie das soziale Umfeld in anstehende Veränderungsprozesse gedanklich und/oder konkret miteinbezieht (z. B. in Form von Gesprächen mit An- und Zugehörigen, Beratungen, Informationen, Gesundheitsbildungsangeboten).

Personale Stärken, Potenziale und Ressourcen zu entfalten, braucht die Auseinandersetzung mit den individuellen Herausforderungen, eingebunden in den lebensgeschichtlichen Erfahrungsraum des Subjekts. Individuelle Verarbeitungsstile erfordern damit ein Andocken an der alltäglichen Lebenswirklichkeit von Menschen, insbesondere an dort vorhandenen Handlungsgewohnheiten, bisheriger Handlungsidentität, Vorstellungen von „Normalität" und damit verbundenen Handlungsmustern (vgl. Faltermaier 1991, S. 58; Kielhofner 2008).

Als Therapeut:in ist es besonders hilfreich, hier genauer hinzuhören und normative Wertzuschreibungen bei den Klient:innen zu erkennen. Solche Zuschreibungen regeln den Verhaltensspielraum und öffnen bzw. schließen auf diese Weise Türen im Hinblick auf die Kooperationsbereitschaft und Adhärenz von Klient:innen in Einzelsettings und Gruppenangeboten.

Salutogene Zugänge zu Handlungsorientierung und Partizipation

Handhabbarkeit („manageability") ist im Salutogeneseverständnis ein zentrales Element zur Stärkung von Empowerment: *„Wer ein hohes Maß an Handhabbarkeit erlebt, wird sich nicht durch Ereignisse in die Opferrolle gedrängt oder vom Leben ungerecht behandelt fühlen."* (Antonovsky 1997a, S. 35).

> In der Ergotherapie hat das konkrete und als persönlich sinnvoll erlebte Tun eine große Bedeutung für die erfolgreiche Behandlung und Begleitung. Eine salutogene, KRAH®-basierte Betrachtungsweise öffnet, auch im Sinne von Betätigungsbalance als Teil von Betätigungsgesundheit, den Blick zusätzlich auf das *„Lassen"*.

Eine rein handlungsorientierte Perspektive steht auf dem gut erforschten Fundament der Wirkung von Kontrollüberzeugungen (vgl. Shapiro et al. 1996) und Selbstwirksamkeitszugängen (vgl. Bandura 1977). Im Mittelpunkt solcher Konzepte steht ein mehr oder weniger bewusst planendes Subjekt. Damit verbunden ist die Vorstellung eines planenden Ichs, eines kontrollierenden Tuns, eines absichtlichen Wollens. Die Welt erscheint in einem solchen Verständniszugang als etwas Machbares. Doch – so ließe sich aus salutogener Perspektive mit Verweis auf Viktor Frankl anfügen – kann man nicht einfach wollen wollen. Stimmiges *(kohärentes)* Handeln lässt sich nicht immer planen und schon gar nicht erzwingen. Handlungen werden nicht einfach dadurch als sinnvoll erlebt, weil wir sie vollziehen können. Auch dann nicht, wenn sie vorher vernunftbezogen ausführlich reflektiert und geplant wurden. Vielmehr braucht es aus salutogener Perspektive etwas, das eine Handlung, damit sie als bedeutsam und sinnvoll erlebt werden kann, mit Wertberührung verbindet. Diese entscheidet darüber, ob wir das eine dem anderen vorziehen (vgl. Scheler 2014).

Merke

Wenn etwas einen Wert für uns hat, ist es uns wichtig. Im Erleben von Wertberührungen liegt ein zentrales Grundverständnis für das Erleben von Sinn im Alltag. Wertberührungen stellen damit Sinnpotenziale dar. Sinn erleben wir erst durch die Verwirklichung unserer Wertberührungen (V. Frankl).

Handlungsorientierung im KRAH®-Ansatz bedeutet mehr als bloßes Tun: Sie betrifft eine Ausrichtung auf das für die jeweilige Person Wesentliche. Sie schafft Kommunikationsräume für das eigene Fühlen und Spüren in Verbindung mit dem, was erlebbar sein oder werden möge. Sie erinnert uns dabei auch an die Bedeutung des Lassens, des *„Nicht-Tuns“*, welches auch das Wahrnehmen und Gewahr-Sein unserer ureigenen Bedeutungen/Wichtigkeiten unterstützt (vgl. Kap. Harrer, S. 54ff). Ein als persönlich stimmig erlebtes Tun braucht genügend Raum für das *„Nicht-Tun“*. Es braucht Absichtslosigkeit, eine Form von innerer Zurückhaltung und die Fähigkeit, etwas auftauchen lassen zu können und nicht gleich bewerten zu müssen. Salutogene KRAH®-bezogene Gesprächs- und Interventionssituationen zeichnen sich daher durch dialogische Prinzipien aus, regen (handlungsorientiert) Suchprozesse an und zielen auf das Herausarbeiten des persönlich wert- und bedeutungsvollen Eigenen.

Das Spektrum salutogener Arbeit reicht vom Herausarbeiten des eigenen Wollens und Nicht-Wollens bis zur Versöhnung mit dem, was nicht geändert werden kann. Die Frage nach einem stimmigen Erleben des Alltags und kohärentem Handeln ist dabei stets mit Tun und Lassen verbunden.

In der existenzanalytischen und phänomenologischen Tradition Viktor Frankls gesprochen bedeutet ein Ziel zu haben, immer auch die Kehrseite: noch nicht angekommen zu sein. *„Ankommen“* meint in der salutogenen Perspektive die gelungene Abstimmung mit sich selbst – der eigenen Person, den eigenen Werten, dem eigenen Wollen. Für die therapeutische und beraterische Praxis heißt das auch in iterativen Schleifen zu arbeiten. Im KRAH®-basierten Arbeiten ist daher die prozessuale Klärung, ob ein Ziel noch stimmig ist oder nicht, sehr wichtig und ebenso die entsprechend stimmige Neuausrichtung, wenn nötig (vgl. Kap. Costa, S. 80ff).

Ein weiterer grundlegender Aspekt KRAH®-basierten Arbeitens ist eine partizipative Herangehensweise. Antonovsky konnte empirisch belegen, dass **Partizipation,** konkret die Beteiligung an der Gestaltung von Handlungsergebnissen, die Bedeutsamkeitskomponente des Kohärenzgefühls stärkt. Die direkte Einbeziehung von Klient:innen in den gesundheitsförderlichen bzw. therapeutischen Begleitungsprozess von Beginn an ist damit eine wesentliche Ableitung aus der Salutogenese für die Handlungsorientierung. Antonovsky zeigt das sehr unmissverständlich am Beispiel der passiven Sozialisierung auf: *„Eine Welt, die wir somit als gleichgültig gegenüber unseren Handlungen erleben, wird schließlich eine Welt ohne jede Bedeutung.“* (Antonovsky 1997a, S. 93). Die Beteiligung an Entscheidungs- und Handlungsprozessen, wie im KRAH®-basierten Arbeiten charakteristisch, ist damit auch aus salutogener Perspektive entscheidend für die Entwicklung von Bedeutsamkeit und Sinnhaftigkeit im Alltag.

Salutogenese „to go“ ...

Claudia Meier Magistretti, Herausgeberin des Buches *„Salutogenese kennen und verstehen“*, beschreibt – sehr lebendig – eine zentrale Grundhaltung Antonovskys, die sie selbst als Studentin erlebt hatte. Nach einem Vortrag über Salutogenese ging sie zu ihm hin und fragte ihn, wo sie das alles lernen könne. Antonovsky antworte darauf mit einem Lächeln: *„Sie sollen nicht lernen. Nehmen Sie die Theorie und entwickeln Sie sie weiter.“* (Meier Magistretti 2019, S. 17). In diesem Kontext ist auch der KRAH®-Ansatz zu verstehen – er mag als eine solche Weiterentwicklung, als eine Fruchtbarmachung salutogener Aspekte in den verschiedensten ergotherapeutischen Settings verstanden werden – und ist zeitgleich ein lebendiger, systemisch-dynamischer Ansatz, der durch Sie, liebe Leser:innen, persönlich lebt.

Nehmen Sie sich, ganz in diesem Sinne, aus den vielen Impulsen in diesem Kapitel jene heraus, die Sie besonders berühren, Ihnen besonders wichtig erscheinen – und setzen Sie sie in Ihrer eigenen beruflichen Praxis um, machen Sie Erfahrungen damit und entwickeln Sie sie „stimmig“ weiter. Wir wünschen Ihnen viel Freude und Gelingen dabei!

Achtsamkeit, Metakognition und Salutogenese als Grundlagen KRAH®-basierten Arbeitens

Michael E. Harrer

Einführung

Dieser Beitrag widmet sich primär der Achtsamkeit von Ergotherapeut:innen in der Begegnung mit ihren Klient:innen und im Umgang mit sich selbst. Achtsamkeit wird dabei einerseits als überdauernde innere Grundhaltung und andererseits auch als jeweils aktueller Zustand verstanden. Es wird dargestellt, in welcher Weise Elemente der Achtsamkeit in der ergotherapeutischen Praxis Grundlagen der Umsetzung des KRAH®-Ansatzes bilden. Die intentionale Komponente der Achtsamkeit fördert eine dem Ansatz entsprechende Ausrichtung der Aufmerksamkeit auf die individuellen Klient:innen und ihren Kontext, auf Ressourcen sowie auf Alltags- und Handlungsorientierung.

Zustände von Achtsamkeit schaffen über eine offene Präsenz, Akzeptanz und Wohlwollen eine heilsame Atmosphäre und tragen über ein situativ angemessenes Beziehungsangebot zu den im KRAH®-Ansatz angestrebten prozessualen Bedingungen für neue Möglichkeiten der Selbstorganisation bei. Eine Achtsamkeitspraxis der Ergotherapeut:innen kann darüber hinaus auch deren eigene Gesundheit, Selbstfürsorge und Resilienz fördern. Aber auch bei Klient:innen kann das explizite oder implizite Vermitteln von Elementen der Achtsamkeit die Umsetzung des KRAH®-basierten Arbeitens bereichern.

Was ist Achtsamkeit?

In der Alltagssprache ist Achtsamkeit mit Bedeutungen wie Behutsamkeit, Umsicht, Vorsicht und Respekt besetzt. In klinischen Kontexten meint der Begriff etwas anderes, wobei die verschiedenen Definitionen von Achtsamkeit unterschiedliche Aspekte betonen. Grundsätzlich bezieht sich der Begriff Achtsamkeit

1. auf einen psychophysischen Zustand,
2. auf eine Achtsamkeitspraxis als Übungsweg,
3. auf eine überdauernde und mit zunehmender Praxis immer stabilere und müheloser abrufbare innere Haltung und nicht zuletzt
4. auf ein Konzept oder Theoriegebäude.

Umfassende Definitionen der Achtsamkeit integrieren Haltung, Praxis, Objekte und Auswirkungen der Achtsamkeit. Für den Bereich der Ergotherapie beschreiben Auer et al. (2016, S. 30) die Achtsamkeit folgendermaßen:
„Achtsamkeit ist eine innere Haltung, bei der es um einen bewussten Umgang mit Wahrnehmungen geht. Sie beinhaltet unmittelbare Präsenz im gegenwärtigen Augen-

blick. In der Achtsamkeitspraxis wird geübt, Gedanken, Gefühle, Körperwahrnehmungen, Sinneseindrücke und Handlungsimpulse mehr und mehr aus einer wertfreien Haltung heraus wahrzunehmen. Im Einnehmen dieser Perspektive entstehen eine Distanz zum Wahrgenommenen und gleichzeitig eine Verbundenheit zu einem freien, inneren Raum, in dem Ruhe, Klarheit und Vertrauen spürbar werden. Dies geschieht einerseits durch Achtsamkeitsmeditation und andererseits durch konkrete Anwendung bei alltäglichen Tätigkeiten."

In einer „formalen" Praxis der Achtsamkeit widmet man sich regelmäßig beispielsweise nur der Beobachtung des Atems, dem Durchwandern des Körpers mit der Aufmerksamkeit, achtsamem Gehen, dem „reinen" Hören oder achtsamen Yoga-Übungen. Beim Transfer der Achtsamkeit in den Alltag kommt der sog. „informellen" Praxis eine zentrale Rolle zu. Dabei werden alltagsrelevante Handlungen im Geiste der Achtsamkeit, im „Rosinengeist" (s. u.) durchgeführt. Elliot (2011) beschreibt, wie sich bei bewusster, d. h. achtsamer, Betätigung aus dem Kontakt mit dem gegenwärtigen Moment, mit dem eigenen Körper und dem Kontext tiefere Ebenen davon erschließen, worin deren höchst subjektive Bedeutung liegt.

Eine andere Definition (Shapiro et al. 2006) betont drei miteinander verwobene Komponenten der Achtsamkeit: Aufmerksamkeit (attention), Haltung (attitude) und Absicht (intention). Danach befinden sich Personen in einem Zustand der Achtsamkeit, wenn sie einer innerlich klar formulierten Absicht folgend ihre Aufmerksamkeit auf bestimmte Aspekte der gegenwärtigen Erfahrung richten und dieser Erfahrung gegenüber eine definierte Haltung einnehmen.

Diese auf ein möglichst unmittelbares Wahrnehmen ausgerichtete Haltung kann als *wohlwollend interessiert* charakterisiert werden und ist von einem Nachdenken über die Erfahrung, von Bewertung und Reflexion entkoppelt. Letzteres kann in einem zweiten Schritt erfolgen. Diese Haltung wird auch als „Anfängergeist" beschrieben, in der Dinge so betrachtet werden, als würde man ihnen das erste Mal begegnen, möglichst *vorurteilsfrei* und *offen*. Man kann auch von einer „explorativen Haltung" oder einer „Haltung des Forschergeistes" sprechen.

Bausteine der Erfahrung

Welchen Erfahrungen wendet sich der Forschergeist zu? Was sind die Bausteine, aus denen sich unsere jeweils gegenwärtige Erfahrung zusammensetzt? In Achtsamkeitskursen kann man in der „Rosinenübung" die systematische Erforschung einer Rosine mithilfe der fünf Sinne demonstrieren (Fünf-Sinne-Achtsamkeit). Alle Teilnehmer:innen erhalten eine Rosine und werden eingeladen, diese zunächst mit aller Aufmerksamkeit zu betrachten und zu beschreiben, was sie sehen. Wann immer statt unmittelbarer Beobachtungen Interpretationen oder Bewertungen erfolgen, gibt das die Möglichkeit, auf diese zentrale Unterscheidung hinzuweisen.

In einem zweiten Schritt erforscht man die Geräusche, die eine Rosine macht, wenn man sie unmittelbar vor einem Ohr mit den Fingern quetscht: Sie knistert. Was man daraus lernen kann:

Merke

Wenn man sich einem Objekt (einem Menschen, einer Situation) auf achtsame Weise, d. h. möglichst vorurteilsfrei wahrnehmend zuwendet, nimmt man oft völlig unerwartete Qualitäten wahr.

Im dritten Schritt erforscht man die Rosine mit dem Tastsinn, spürt ihr Gewicht und ihre Oberfläche und kann beispielsweise ganz unmittelbar erfahren, wie unterschiedlich es sich anfühlt, ob man ihre Oberfläche mit den Fingern oder mit den Lippen erkundet. *Unsere Wahrnehmungsinstrumente bestimmen darüber, was genau wir wahrnehmen.*

Den Geruch der Rosine wahrzunehmen, ist der vorletzte Schritt. Sie schließlich in den Mund zu nehmen und sich dem Geschmack zuzuwenden, vervollständigt die Erfahrung. Spätestens beim Geschmack bemerken die Teilnehmer:innen, wie der eigene Körper auf die Rosine reagiert, etwa indem der Speichelfluss angeregt wird oder der Impuls auftaucht, sie zu schlucken – wir reagieren meist automatisch auf die Objekte unserer Wahrnehmung, ob wir wollen oder nicht. Beim Schluckimpuls lässt sich die durch Achtsamkeit eröffnete Wahlfreiheit erfahren – den Schluckreflex zuzulassen oder dem Automatismus auch nicht unmittelbar zu folgen.
Anhand der Rosinenübung lässt sich die Haltung des Forschergeistes demonstrieren und mit aller Aufmerksamkeit und allen Sinnen üben, Dinge im „Rosinengeist" (raisin spirit) auszuführen. Man kann erleben, dass es oft keineswegs leicht ist, einfach nur wahrzunehmen, ohne zu bewerten und ohne etwas anders haben zu wollen, als es ist. Eine Praxis, die KRAH®-basiertem Arbeiten seine besondere Qualität gibt, übt, die Aufmerksamkeit mit allen Sinnen nach außen zu lenken und dabei auch die eigene Innenwelt zu beobachten. Dem Sehen im Außen entspricht das Bemerken von inneren Bildern, etwa wenn ein Erinnerungsbild auftaucht, wie man als Kind eine Rosine gegessen hat. Dem Hören im Außen entspricht das Lauschen auf Gedanken, die auftauchen, etwa darüber, woher die Rosine stammen könnte. Dem Ertasten der Rosine im Außen entspricht, sich Gefühlen und Empfindungen im Inneren zuzuwenden, etwa der Freude über die Süße oder den Bewegungen der Zunge.

Ein anderes Modell unterscheidet fünf Kategorien von Objekten, worauf sich die Aufmerksamkeit richten kann (Siegel 2020). Sie werden als Rad visualisiert. Auf der Felge des Rades finden sich vier Quadranten: Einer für die fünf Sinne (wie in der Rosinenübung); einer für Körperempfindungen, denen in der Achtsamkeitspraxis besondere Bedeutung zugemessen wird; einer für mentale Aktivitäten wie Gedanken, die in buddhistischen Kontexten als „sechster Sinn" bezeichnet werden, und einer für den „Beziehungssinn", mit dem wir etwa Verbundenheit oder von anderen Personen vermittelte Sicherheit oder ausgehende Gefahren wahrnehmen. In der Nabe des Rades findet sich das Gewahrsein. Es kann sich den Objekten auf der Felge zuwenden, aber auch sich selbst, als Gewahrsein des Gewahrseins ohne ein darüberhinausgehendes Objekt.

Damit sind die Bausteine beschrieben, aus denen sich unsere Erfahrung grundsätzlich zusammensetzt. Welchen Bausteinen der Erfahrung widmet man sich im KRAH®-Ansatz?

Aufmerksamkeit, Intention und Haltung im KRAH®-Ansatz

Der Fokus der Aufmerksamkeit – worauf sich der hier gelebte Forschergeist der Ergotherapeut:innen richtet – ist im KRAH®-Ansatz klar beschrieben. Er wendet sich Klient:innen als handelnden Wesen sowie ihren Ressourcen zu und dem, was für sie und ihren Alltag relevant ist und Sinn gibt.

Achtsamkeit trägt mit ihrer intentionalen Komponente und ihrer Monitoring-Funktion („Überwachungsfunktion") dazu bei, dass der Fokus der Alltagsrelevanz und der Ressourcenorientierung erhalten bleibt. Dies ist insofern keineswegs selbstverständlich, als Automatismen der beiden Beteiligten eher dazu führen, sich Defiziten, Krankheiten und Problemen zuzuwenden und eigene – durch berufliche Prägung oder persönliche Vorlieben bestimmte – Prioritäten zu setzen.

Das *wohlwollend interessierte Beobachten* im Forschergeist wäre die Haltung, die den KRAH®-Ansatz charakterisiert. Achtsamkeit trägt sowohl mit ihrer Komponente der gezielten Aufmerksamkeitslenkung als auch mit der Komponente der klar definierten Intention wesentlich dazu bei, KRAH®-basiert arbeiten zu können. Es bedarf eines Meta-Bewusstseins der Ergotherapeut:innen darüber, sich möglichst kontinuierlich im Klaren zu sein, worauf sich die Aufmerksamkeit in jedem Augenblick des Therapieprozesses richtet. Die in Bezug auf die Aufmerksamkeit ständig aufs Neue zu stellende Frage lautet: Richte ich meine Aufmerksamkeit auf die im KRAH®-Ansatz definierten Bereiche oder sind wir gerade ganz woanders gelandet?

> Die Bewusstheit über den Fokus der Aufmerksamkeit eröffnet die Wahlmöglichkeit, wieder zum ursprünglich intendierten – dem KRAH®-Ansatz entsprechenden – Fokus zurückzukehren oder auch beim spontan eingeschlagenen Vorgehen zu bleiben.

Grundsätzlich verfügt jeder gesunde Mensch über die Fähigkeit, sich von Moment zu Moment klarzumachen, worauf sich seine Aufmerksamkeit richtet. Die Fähigkeit, bei einem bestimmten Fokus über längere Zeit zu verweilen, steht Menschen allerdings in einem höchst unterschiedlichen Ausmaß zur Verfügung. Eine der klassischen Übungen, diese Fähigkeit zu kultivieren, besteht darin, die Aufmerksamkeit auf einen bestimmten Fokus zu richten, beispielsweise auf das Heben und Senken der Bauchdecke beim Ein- und Ausatmen. Achtsamkeit würde bedeuten, nicht nur die Bewegungen der Bauchdecke zu spüren, sondern darüber hinaus zu bemerken, wenn die Aufmerksamkeit abschweift und man etwa durch Gedanken abgelenkt ist. Beim Üben würde man die Aufmerksamkeit nach jedem Gedankenwandern – der ursprünglichen Absicht folgend – immer wieder auf das Heben und Senken der Bauchdecke zurückführen.

Merke

Achtsamkeit kann man somit verstehen als das Einnehmen einer Beobachterposition, aus der heraus man wahrnimmt, dass man etwas wahrnimmt, aus der heraus man bemerkt, dass man etwas bemerkt.

Dieses bewusste Wahrnehmen und Bemerken eröffnet Wahlmöglichkeiten: Man kann beim momentanen Fokus verweilen oder etwas anderem die Aufmerksamkeit schenken.

Der KRAH®-Ansatz geht davon aus, dass Ergotherapeut:innen über diese Fähigkeiten verfügen. Achtsamkeitspraxis kann diese Fähigkeit noch weiter schulen und verfeinern. Das Ziel wäre, immer früher zu bemerken, wenn der ursprünglich gewählte Fokus oder die ursprünglich gefasste Intention aus den Augen verloren gegangen ist. Die Schulung dieser Fähigkeit, sich selbst wohlwollend und freundlich zu beobachten, führt zur Entwicklung einer inneren Instanz, die als „Innerer Beobachter" bezeichnet wird (Weiss et al. 2019). Im Kontext der Medizin haben Uexküll und Wesiack (1991) in ihrer „Theorie der Humanmedizin" von einem Meta-Arzt gesprochen, den es zu entwickeln gilt. Vergleichbares findet sich in der ergotherapeutischen Forschung zum Professionellen Reasoning, das Boden und Dach ergotherapeutischer KRAH®-basierter Best Practice ist (Mattingly & Fleming 1994a; Costa 2014a).

„Meta-Ergotherapeut:innen"

In Analogie zu diesem „Meta-Arzt" würden im Kontext der Ergotherapie die eigenen „Meta-Ergotherapeut:innen" gleichsam den Ergotherapeut:innen kontinuierlich über die Schulter schauen und wohlwollend das eigene Handeln beobachten. Von der ersten Begegnung bis zum Abschied in der letzten Therapie- oder Beratungseinheit bemerken sie, worauf die Ergotherapeut:innen in jedem Augenblick ihre Aufmerksamkeit richten, welche Impulse, inneren Bilder, Gedanken, Gefühle und Empfindungen Klient:innen in ihnen auslösen, welche Theorien ihr Verstehen und Handeln leiten und ob es ihnen gelingt, wohlwollend und neugierig im Forschergeist zu bleiben bzw. zu erkennen, was sie daran hindert.

Im Anregen und Beobachten von Handlungen erheben Ergotherapeut:innen aus ihrer wahrnehmenden Haltung heraus eine Unmenge an Daten. Im Rahmen des Professionellen Reasonings priorisieren und verwerten sie diese Daten, um handlungsleitende Hypothesen zu bilden. Sie bemerken, wie die Klient:innen auf die Interventionen reagieren, und sind bereit, basierend auf den immer wieder neu gewonnenen Informationen ihre Hypothesen und ihr Handeln zu modifizieren. Die modifizierten Hypothesen setzen sie erneut in Interventionen um und beobachten wiederum deren Wirkung. Das Ergebnis der Beobachtung führt gegebenenfalls auch wieder zu neuen Hypothesen. So kommt im Professionellen Reasoning ein zirkulärer Prozess in Gang, in dem sich beim Verweilen im Wahrnehmungsmodus ein achtsam wahrnehmendes Beobachten, ein reflektierendes Nachdenken und ein Intervenieren im Tun-Modus abwechseln. Ein analoger Prozess wird für ein psychoanalytisches Vorgehen beschrieben (Zwiebel 2013).

Die möglichst kontinuierlich beobachtende innere Instanz der „Meta-Ergotherapeut:innen" sorgt für die im Rahmen des Professionellen Reasonings notwendige Balance der Schritte des zirkulären Prozesses:

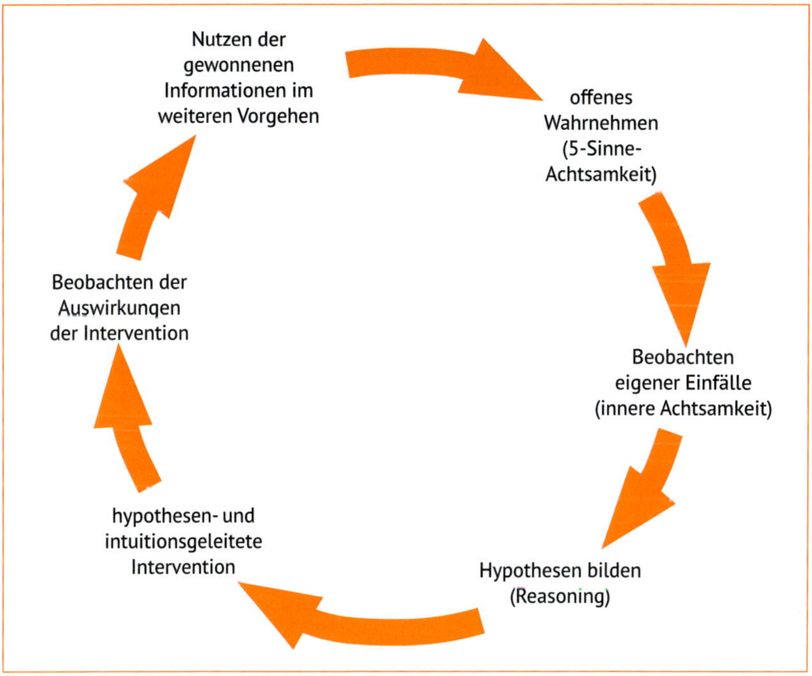

Abb. 1: Kreisprozess einer „reflection-in-action" im Rahmen des Professionellen Reasonings (Harrer & Costa 2022)

Dieser auch in der Abbildung dargestellte Kreisprozess kann als „reflection-in-action" – als Reflexion im Verlauf einer Intervention – durch eine „reflection-on-action" im Nachhinein ergänzt werden (vgl. Schön 1983). Reflection-in-action ist in allen Situationen von Bedeutung, in denen die Auswirkungen von Interventionen nicht planbar und überraschend sind.

Die Meta-Ergotherapeut:innen sind aus einer Meta-Perspektive Zeug:innen und Beobachter:innen des therapeutischen Prozesses. Sie würden frühzeitig bemerken, wenn er in eine Sackgasse gerät, etwa wenn es schwerfällt, eine „Lieblingshypothese" loszulassen, obwohl sie offensichtlich nicht weiterführt. Sie würden im Prozess immer wieder innehalten, um die Aufmerksamkeit zu erweitern, und sich daran erinnern, dass es möglicherweise gilt, auch andere Dimensionen des Reasonings zu beachten. Sie würden stets auch prüfen, ob das momentane Vorgehen noch dem gewählten Ansatz entspricht, es in den Klient:innen Resonanz auslöst – und vor allem, ob es auf heilsame Weise deren Zielen dient.

Achtsame und verkörperte Präsenz als heilsamer Beziehungskontext

All das geschieht – der dritten Komponente der Achtsamkeit entsprechend – aus einer für den KRAH®-Ansatz essenziellen Haltung einer verkörperten, interessierten und wohlwollenden Präsenz. Diese Haltung prägt wesentlich den Beziehungskontext, in dem sich der ergotherapeutische Prozess entfalten kann. Das Teilen eines gemeinsamen Aufmerksamkeitsfokus fördert die positive Verbindung zwischen den Klient:innen und ihren Ergotherapeut:innen. Die Fokussierung auf Ressourcen und darauf, was für die individuellen Klient:innen bedeutsam und für ihren Alltag relevant ist, kann sich ebenfalls stärkend auf die therapeutische Beziehung auswirken.
Um Präsenz zu verkörpern, bedarf es der Fähigkeit, die Aufmerksamkeit zu teilen *(dual awareness)*. Das heißt: gleichzeitig bei sich selbst und beim Anderen zu sein, im spürenden Kontakt mit dem eigenen Körper und zugleich für und mit Klient:innen da zu sein.
Leser:innen können diese Fähigkeit für sich selbst erforschen, indem sie jetzt beim Lesen dieser Zeilen neugierig sind, wie es ihnen gelingt, in der Außenwahrnehmung auf einzelne Buchstaben dieses Textes zu fokussieren und zugleich in der Innenwahrnehmung zu spüren, wie ihre Füße den Boden berühren. Die praktizierte Fähigkeit, mit aller Offenheit ganz bei der Erfahrung des gegenwärtigen Moments, gleichzeitig innen und außen, bei sich und gleichzeitig beim Anderen zu sein und dabei den eigenen Körper zu spüren, kann man als *verkörperte achtsame Präsenz* (vgl. Khoury et al. 2017) bezeichnen.
Sie ist der Ausgangspunkt dafür, sich auf die einzelnen Klient:innen einstimmen zu können *(attunement)*. Wenn es Klient:innen möglich ist, die Einstimmung ihrer Therapeut:innen zu bemerken, sich von ihnen „gefühlt zu fühlen" *(feeling felt)*, entsteht Resonanz. Diese Resonanz wird von Daniel Siegel (2012) als das heilsame Element nicht nur in der frühen Mutter-Kind-Beziehung, sondern auch in therapeutischen Prozessen beschrieben.
Um als Ergotherapeut:in mit Klient:innen in Resonanz zu gehen, bedarf es der Bereitschaft zu Resonanz. Diese Bereitschaft fällt dann leichter, wenn man sich gut geerdet und sich im Sinne der verkörperten Präsenz gut mit der Eigenschwingung in Kontakt fühlt. Durch den eigenen Zustand lässt sich auch die Bandbreite der Resonanzbereitschaft ein Stück weit regulieren, indem man – in Musikmetaphern bleibend – sich selbst als Instrument auf bestimmte Frequenzen besonders einstimmt. Im KRAH®-Ansatz wäre das beispielsweise alles, was nach Ressourcen klingt.

Merke

So gelingt die Aktivierung von Ressourcen der Klient:innen dann besonders gut, wenn sich Therapeut:innen unmittelbar vor der Therapiesitzung auf die Ressourcen ihrer Klient:innen einstimmen. Überlegungen über welche Ressourcen einzelne Klient:innen verfügen und durch welche Interventionen sie aktiviert werden könnten, führten in einer Studie dazu, dass anschließend vermehrt Ressourcen aktiviert wurden (Flückiger & Grosse Holtforth 2008). Man kann annehmen, dass dieses Ressourcen-Priming dazu beiträgt, Ressourcen vermehrt wahrzunehmen, mit den damit verbundenen Ressourcenzuständen der Klient:innen in Resonanz zu gehen und sie zu nutzen und sich dabei nicht so leicht von deren Problemen ablenken zu lassen. Im Sinne der Achtsamkeit und ihrer Komponente der Intention kann die Einstimmung auf die Ressourcen vor der Therapiestunde dazu beitragen, sich immer wieder an die dem KRAH®-Ansatz innewohnende Absicht zu erinnern, die Ressourcen ins Zentrum der Aufmerksamkeit zu rücken und sie nicht aus den Augen zu verlieren. Das Gleiche gilt auch für die anderen Prinzipien des Ansatzes.

Der Begriff „*Therapeutic Use of Self*" (Taylor 2008) beschreibt, wie Ergotherapeut:innen sich selbst und ihre Präsenz mit unterschiedlichen Facetten in den Dienst des ergotherapeutischen Prozesses stellen. Das „Intentional Relationship Model" zeichnet sechs „therapeutische Modi", aus denen heraus Ergotherapeut:innen ihren Klient:innen begegnen und handeln: Dabei stehen entweder (1.) die Kooperation und die Zusammenarbeit, (2.) das empathische Einfühlen, (3.) das Ermutigen, (4.) das Anleiten, (5.) das Fürsprechen oder (6.) das Problemlösen im Vordergrund. Die Meta-Ergotherapeut:innen würden auch den jeweils aktivierten Modus bemerken, freundlich auf die eigenen Vorlieben blicken und daran erinnern, den Modus flexibel der jeweiligen Situation anzupassen.

Auch die „Enablement Skills" (Townsend & Polatajko 2007) lassen sich mit der Vorstellung verknüpfen, dass beim Einnehmen bestimmter Rollen und den damit verbundenen „Seins- und Handlungsmodi" einzelne Persönlichkeitsanteile aktiviert sind. Nach diesem Modell können sich Ergotherapeut:innen ein fiktives inneres Team zusammenstellen, das sie je nach Phase und Aufgabe im ergotherapeutischen Prozess in unterschiedlichen Aufstellungen zur Verfügung haben.
Teammitglieder könnten dem Konzept der Enablement Skills entsprechend beispielsweise sein: Mentor:in, Fürsprecher:in, Berater:in, Coach, Koordinator:in, Lehrer:in, Mediator:in, ein gestaltender Anteil, ein Anteil, der seinen Fokus auf Zusammenarbeit legt oder dabei behilflich ist, Handlungen anzupassen. Beim achtsamen Einsatz des Teams kämen mithilfe der Meta-Ergotherapeut:innen jeweils die passenden „Spieler:innen" zum Zug. Sie hätten den Überblick über alle Spieler:innen, auch über jene auf der Ersatzbank. Manchmal könnte es notwendig sein, Spieler:innen in Schranken zu weisen, die das Spiel unangemessen dominieren. Für die Arbeit mit dem KRAH®-Ansatz könnten Ergotherapeut:innen noch „einen inneren Aaron Antonovsky" (vgl. Kap. Costa & Haug, S. 41ff und 47ff) ins Team aufnehmen, der mantraartig immer wieder erinnert: *Verstehbarkeit, Handhabbarkeit* und *Sinnhaftigkeit.* Zur *Resilienz* könnten vielleicht noch ein innerer „Stehaufmensch" und ein „innerer Lotos" beitragen. Doch davon später.

Unterstützung von Prozessen der Selbstorganisation

Auf dem Hintergrund der Theorie komplexer dynamischer Systeme kann man Psycho- und Ergotherapie verstehen als „prozessuales Schaffen von Bedingungen für die Möglichkeit von Selbstorganisation, d. h. von Übergängen zwischen Ordnern, die sich als Kognitions-Emotions-Verhaltens-Muster manifestieren und von biopsychosozialen Systemen erzeugt werden" (Schiepek et al. 2010, S. 570). Aufgabe und Ziel von Ergotherapie besteht darin, Kontexte zu schaffen, die neue Möglichkeiten zur

Selbstorganisation eröffnen. Das sind Materialien, die sie für Handlungen zur Verfügung stellen oder dem Alltag entnehmen. Das ist insbesondere auch der Beziehungsraum, den sie durch die Art und Weise und die Modi gestalten, wie sie ihren Klient:innen zur Verfügung stehen.
Aus dieser Sichtweise folgt, dass das in der modernen Medizin oft vorherrschende Verständnis von Menschen als triviale Maschine der Beschreibung therapeutischer Prozesse nicht gerecht wird. Selbst bei Therapieprozessen, die auf eine reine Wiederherstellung etwa von Funktionen im Bewegungsapparat abzielen, stößt das Modell an seine Grenzen, etwa wenn es gilt, Klient:innen zur Mitarbeit zu motivieren.

Nach der Theorie komplexer dynamischer Systeme sind die Einflussmöglichkeiten auf das System beschränkt. Es bleibt dem System überlassen, auf welche Weise es die Informationen aus der Umgebung empfangen, ihnen Bedeutung geben und für Veränderungsprozesse nutzen kann.

Die Theorie der Selbstorganisation geht davon aus, dass Menschen in jeweils individuellen Wirklichkeiten leben, in denen sich die Bedeutungen, die sie Informationen aus der Umwelt zuschreiben, in der Evolution und der individuellen Lebens- und Lerngeschichte entwickelt haben. Klientenzentrierung ist die beste Voraussetzung, Klient:innen zu erreichen. Sie gelingt, indem man ihnen jene Informationen anbietet, von denen man annimmt, sie seien für das jeweilige Individuum und dessen Alltag relevant und im jeweiligen Leben sinnstiftend.
In komplexen Systemen beeinflussen die einzelnen Elemente eines Systems einander wechselseitig. Da nach diesem Verständnis – wie von Costa (2014a; b) auch für KRAH®-basiertes Arbeiten vorgeschlagen – Diagnostik und Therapie nicht voneinander zu trennen sind, haben Uexküll und Wesiack (1991) den „diagnostisch-therapeutischen Zirkel“ beschrieben. Danach kann Diagnostik – verstanden als ein gemeinsames Gewinnen von Erkenntnissen – für sich allein schon therapeutische Wirkungen entfalten und daher als Intervention verstanden werden (vgl. Kap. Costa, S. 80ff). So kann es im KRAH®-Ansatz schon heilsame Wirkung haben, sich der eigenen Ressourcen bewusst zu werden und in gemeinsamen Suchprozessen mehr Klarheit darüber zu gewinnen, was für einen selbst relevant ist, im Handeln (doing), im Sein (being) und bei der eigenen Entwicklung (becoming) (Wilcock 1999).

Wenn sich Klient:innen vom Forschergeist ihrer Therapeut:innen anstecken lassen, kann ihnen auf einer Meta-Ebene klar werden, wie heilsam sich eine bewusste Lenkung der Aufmerksamkeit – etwa im Sinne der wohlwollenden Fokussierung – auf Kompetenzen und Ressourcen auswirkt.

Therapie aus Sicht der Systemtheorie

In komplexen dynamischen Systemen kann eine Aktivität unmittelbar oder über Zwischenschritte auf die Aktivität selbst zurückwirken. So können die aus den Auswirkungen bestimmter Handlungen gewonnenen Erkenntnisse unmittelbar als Feedback genutzt werden. Wenn die Handlungen die gewünschten Auswirkungen erzielen, erhöht sich die Selbstwirksamkeitserwartung (vgl. Kap. Costa & Haug, S. 41ff; S. 47ff). Falls das Ziel nicht erreicht wurde, lassen sich aus der experimentellen Haltung heraus wertvolle, auf zieldienliche Weise nutzbare Informationen gewinnen.

In komplexen dynamischen Systemen ist die Wirkung von Interventionen selten dosisabhängig linear kausal. Vielmehr können große Ursachen kleine Wirkungen haben und kleine Ursachen große Wirkungen. Diese Eigenschaft komplexer Systeme ist als Schmetterlingseffekt bekannt. Der Flügelschlag eines Schmetterlings auf der einen Seite der Erdhalbkugel kann auf einem anderen Kontinent einen Wirbelsturm auslösen.

In Therapiesystemen geht es um mehr als um eine Kooperation von Ergotherapeut:in und Klient:in. Vielmehr werden zwei „bodyminds" durch Kopplung zu Komponenten eines umfassenderen „dyadic state of mind" (Tronick 2007), zu einem einzigartigen dyadischen System mit emergenten Eigenschaften, das neue Wege ermöglicht. Behandlung kann auf diesem Hintergrund nicht mehr als eine rezeptartige Anwendung einer bestimmten Intervention bei einem definierten Problem verstanden werden. Sie entwickelt sich vielmehr aus einem Geist kreativer Partizipation.

Emergenzvertrauen

Eine wesentliche Eigenschaft komplexer Systeme ist das Auftreten von Emergenzphänomenen. Darunter versteht man, dass sich beim Zusammenschluss von Systemen zu größeren und komplexeren Systemen oft Eigenschaften zeigen, die aus den Qualitäten der ursprünglichen Systeme nicht zu erklären sind. Auf der molekularen Ebene wäre ein Beispiel, dass aus dem Zusammenschluss zweier Wasserstoffatome mit einem Sauerstoffatom ein Wassermolekül, H_2O, entsteht, das über Eigenschaften verfügt, die weder aus den Charakteristika von Wasserstoff noch aus denen des Sauerstoffatoms erklärbar sind.

In Therapien entwickelt das Therapiesystem, das sich aus Klient:in und Ergotherapeut:in zusammensetzt, vielfach auch neue Eigenschaften, über die keine:r der beiden Beteiligten für sich allein verfügt. Die offene Präsenz der Ergotherapeut:in – verstanden auch als Resonanzbereitschaft – macht das Auftreten von Emergenzphänomenen wahrscheinlicher.

Das Vertrauen auf das Auftreten von Emergenzphänomenen und deren nachhaltige Auswirkungen auf das Klientensystem soll hier als Emergenzvertrauen der Therapeut:innen bezeichnet werden. Das eigene Erleben des Auftretens von unerwarteten und auch nicht planbaren Ereignissen kann dieses Vertrauen in die Selbstorganisation stärken. Zugleich macht das Wissen um die Selbstorganisation komplexer Systeme – wie der Klient:innen – auch demütiger und erinnert daran, dass Menschen mehr sind als triviale Maschinen.

Das Emergenzvertrauen betrifft auch das Vertrauen in die eigene Kreativität. Auch in diesem Bereich zeigt die Achtsamkeit positive Auswirkungen. Kreativität bedarf zunächst eines offenen inneren Raumes, um „sich etwas einfallen lassen" zu können, und anschließend die neugierige Offenheit des Forschergeistes gegenüber den eigenen Einfällen. In einer resonanten Position nach affektiver Co-Regulation und Entwicklung eines dyadischen Bewusstseinszustandes können Ideen auftauchen, die den Therapeut:innen alleine nicht gekommen wären. In der Folge ermöglicht die Achtsamkeit, jenen Raum zwischen dem in der Idee enthaltenen Handlungsimpuls und der Handlung selbst zu nutzen. Sie lädt ein, einen Augenblick innezuhalten und die dadurch entstehende Wahlmöglichkeit auszuschöpfen. Nach Überprüfung der Idee durch eine kurze Rücksprache mit den für das Reasoning zuständigen inneren Anteilen kann man einer „kontrollierten Spontaneität" freien Lauf gewähren.

Achtsamkeit zur Förderung von Gesundheit, Selbstfürsorge und Resilienz

Des Autors „Lieblingsdefinition" von Achtsamkeit lautet:

Merke

Achtsamkeit bedeutet, bemerken was ist, und erinnern, was heilsam ist und hilft.

Dieses Verständnis der Achtsamkeit bewährt sich nicht nur in therapeutischen Kontexten, sondern auch im Umgang mit sich selbst. Im Sinne einer gesundheitsfördernden Balance in mehreren Dimensionen gilt es, sich nicht nur dem Wohlergehen der Klient:innen, sondern auch der eigenen Gesundheit und dem eigenen Wohlergehen zu widmen.

Merke

Aus der Perspektive der Salutogenese könnten Ergotherapeut:innen in ihrem Berufsalltag, aber auch sonst immer wieder innehaltend darauf achten, welche auch noch so kleinen Möglichkeiten es gibt, gesundheitsförderliche und wohltuende Prioritäten zu setzen, die sie selbst auf dem Gesundheits-Krankheits-Kontinuum in Richtung des Poles der Gesundheit bewegen, wenn auch nur einen Millimeter.

Dazu liegt es nahe, auch im Umgang mit sich selbst jene Fähigkeiten anzuwenden, die Ergotherapeut:innen ganz selbstverständlich ihren Klient:innen zugutekommen lassen. Die Meta-Ergotherapeut:innen können sich auch im Bereich dieses Transfers bewähren – um zu bemerken, was ist, und zu erinnern, was heilsam ist und hilft. Sie sorgen dafür, dass auch die eigene „Occupational Balance" nicht aus den Augen verloren wird. Sie bemerken eigene Bedürfnisse, etwa über die Wahrnehmung eigener Rhythmen und deren Passung mit den jeweiligen Kontexten. Das Bemerken eröffnet in Kombination mit dem Erinnern daran, was hilft, Wahlmöglichkeiten. Die konkrete Wahl gilt es dann kurzfristig, mittelfristig und langfristig wertebewusst zu treffen. Achtsamkeit kann auch dabei unterstützen, die eigenen Werte nicht aus den Augen zu verlieren bzw. sich immer wieder an sie zu erinnern.

Das Erinnern an die eigenen Werte, sich immer wieder an ihnen wie an Leuchttürmen zu orientieren, gibt Richtung und Kraft, auch in schwierigen Zeiten immer wieder aufzustehen und sich wieder auf den Weg zu machen. Diese Komponente der Resilienz könnte man als „Stehaufmenschen-Prinzip" verbildlichen. Im unmittelbaren Wahrnehmen zu bleiben, ohne automatisch reagieren zu müssen, könnte man in Analogie zur schmutzabweisenden Oberfläche von Lotosblättern als „Lotos-Prinzip" bezeichnen. Diese Fähigkeit hilft den Lotosblumen, die Sonnenstrahlen ungefiltert absorbieren zu können. Dieses Wahrnehmen, ohne unmittelbar reagieren zu müssen, wird ebenso durch die Achtsamkeitspraxis kultiviert und als Gleichmut bezeichnet.

Eine dritte Dimension der Resilienz (vgl. Kap. Costa & Ziglio, S. 67ff) wird im „Perlenprinzip" deutlich. Muscheln entwickeln wunderschöne und wertvolle Perlen als Schutz vor Sandkörnern, die in sie eingedrungen sind. So sind auch Menschen dazu in der Lage, Widrigkeiten des Lebens, Schmerzvolles und selbst existenzielle Bedrohungen nicht nur zu überstehen, sondern auch an ihnen zu wachsen. Häufig trägt ein erhöhtes Bewusstsein für den Wert des Lebens und von Beziehungen dazu bei, oft ist es eine transzendente, spirituelle Dimension, die entdeckt wird, die oft mit Dankbarkeit dafür verknüpft ist, was ist. Qualitäten, die auch durch eine Achtsamkeitspraxis kultiviert werden.

Im Modell des inneren Teams könnten zu Gesundheitsförderung, Selbstfürsorge und Resilienz noch weitere Mitglieder hilfreich sein: Etwa Teile, die gut darin sind, Grenzen zu setzen. Sie könnten auf Kommando jener innerer „Supervisor:innenanteile" ins Spiel kommen, die sich darauf spezialisiert haben, das Erreichen der eigenen Grenzen frühzeitig zu erkennen. Diese wiederum bedürfen der Erlaubnis jener, die das Vorhandensein eigener Grenzen anerkennen, akzeptieren und freundlich auf die mit dem Menschsein verbundenen Limitierungen blicken.
In buddhistischen Kontexten wäre ein zentraler Teil der Praxis, Anteile zu kultivieren, die Mitgefühl und Selbstmitgefühl verkörpern. Sie stehen dem Leiden anderer Menschen wohlwollend gegenüber, sie begegnen aber auch eigenen leidenden und unvollkommenen Anteilen auf freundliche Weise. Sie anerkennen Leiden als unvermeidlichen und die Menschen verbindenden Teil des Lebens und werden aktiv, um Leiden zu verringern – unter Anerkennung der eigenen Grenzen und Begrenztheit.

In einem konkreten Beispiel für die Integration von Achtsamkeit in die Ergotherapie zeigten sich bei Ergotherapiestudierenden schon nach einem 7-wöchigen Achtsamkeitsprogramm wohltuende und gesundheitsfördernde Auswirkungen (Vogtmann & Provident 2021).

Die Achtsamkeit der Klient:innen

Die für das ergotherapeutische Vorgehen beschriebenen Prinzipien der Achtsamkeit können Klient:innen auch für sich selbst nutzen: Durch die erlebte Modellwirkung ihrer Ergotherapeut:innen, aber auch durch explizites Ansprechen gewinnen sie Einsichten in die Auswirkungen der Fokussierung der Aufmerksamkeit, etwa auf die eigenen Ressourcen. Sie erleben, verinnerlichen und üben einen freundlichen Blick auf sich selbst, wodurch Selbstakzeptanz und Selbstmitgefühl gefördert werden. Sie erleben, verinnerlichen und üben eine Haltung des Beobachtens, der Selbstwahrnehmung, aber auch der Selbstregulation. Im Rahmen von Enablement-Prozessen entwickeln die Klient:innen im Kontakt mit den Mitgliedern des inneren Teams ihrer Ergotherapeut:innen ein eigenes inneres Team, das sie mithilfe der Achtsamkeit dann im Alltag auch für sich selbst zieldienlich einsetzen können.

In Anleitungen zu konkreten Handlungen können Ergotherapeut:innen einen Schwerpunkt (1.) auf die Übung der Lenkung der Aufmerksamkeit setzen, (2.) auf das Erinnern der Intention oder (3.) auf das Einnehmen einer offenen neugierigen und experimentellen Haltung sich selbst gegenüber. Alle drei Schwerpunkte kultivieren Elemente der Achtsamkeit, die sich im Alltag positiv auswirken können.

Zusammenfassung

KRAH®-basiertes ergotherapeutisches Arbeiten beinhaltet Aspekte von Achtsamkeit, die sich – wenn sie durch die tägliche Praxis kultiviert werden – wiederum positiv im Sinne des Ansatzes auswirken: das bewusste Einnehmen eines Zustandes verkörperter achtsamer Präsenz, einer inneren Haltung von resonanzbereiter Offenheit, Wohlwollen und Mitgefühl, einer möglichst kontinuierlichen Bewusstheit über den jeweiligen Fokus der Aufmerksamkeit mit Betonung der Fokussierung auf die Ressourcen der Klient:innen und die Ausrichtung auf Handlung und Alltagsrelevanz. Arbeit mit dem KRAH®-Ansatz erfordert und übt die Wahrnehmung der Klient:innen, aber auch der eigenen Resonanz bzw. der Hindernisse, die diese einschränken. Auch die erforderliche Kreativität wird durch Achtsamkeit unterstützt, indem sie innere Räume öffnet und Einfälle ermöglicht, die nach entsprechender Selektion genutzt werden können. Eine möglichst kontinuierlich beobachtende innere Instanz – die wir hier als „Meta-Ergotherapeut:in" bezeichnen – sorgt für die im Rahmen des Professionellen Reasonings notwendige Balance im zirkulären Prozess der folgenden Schritte:
Möglichst offenes und vorurteilsfreies und feines, d. h. achtsames Wahrnehmen – Beobachten der eigenen Einfälle – Hypothesen bilden und theoretisches Einordnen – Umsetzen der Hypothese in eine Intervention – Beobachten der Auswirkungen der Intervention – und Nutzen der dadurch enthaltenen Informationen für eine neuerliche Runde in diesem Kreisprozess (s. Abb. 1 Harrer & Costa, S. 59).
Die beobachtende Instanz sorgt auch dafür, die im Akronym K-R-A-H formulierten Prinzipien möglichst kontinuierlich als Grundintentionen im Auge zu behalten bzw. sich wieder an sie zu erinnern, wenn der Prozess in andere Richtungen führt.

Resilienz und Verwirklichungschancen im KRAH®-Ansatz

Ursula M. Costa und Erio Ziglio

Wenn Ergotherapeut:innen Menschen in ihrer biopsychosozialen, in ihrer Betätigungsgesundheit stärken, wirken sie in der Regel (bewusst oder unbewusst) auf die **Resilienzkraft** von Menschen ein und eröffnen bzw. ermöglichen sog. **Verwirklichungschancen (capabilities)** (Costa 2013; 2014a; Sen 2000). In diesem Kapitel sollen diese beiden im KRAH®-Ansatz wesentlichen Aspekte näher ausgeführt werden. In meiner ergotherapeutischen Arbeit mit Kindern, Jugendlichen und Familien berührte mich immer wieder, welche lebendige Kraft (auch sehr junge) Menschen haben, um große Herausforderungen zu meistern, darüber hinaus zu wachsen bzw. nach Erschütterungen wieder oder neu in ihre Mitte finden konnten. Seit meinen beruflichen Anfangsjahren darf ich es immer wieder als Geschenk erleben, dahingehend beizutragen und mit und durch diese Menschen zu lernen: Jene, die nicht aufgeben und konstruktiv weitermachen, Positives mitten in Schwierigkeiten erkennen und sich mit all ihren Fähigkeiten und Möglichkeiten hingeben und sich in der Lösungsfindung auftretender, auch alltäglicher Probleme engagieren; jene, die offenbar ergotherapeutische Interventionen als hilfreich erlebten, um in ihrem Alltag wieder neu Lebensfreude, Lebensqualität zu entdecken und ihre eigenen Gestaltungsmöglichkeiten einzubringen. Bis heute erscheint mir dies oft wie ein Wunder, welches wir achtsam unterstützen und evidenzbasiert begleiten dürfen.

Resilienz ist jene Kraft und Fähigkeit, die wir brauchen, um als lebendige Wesen herausfordernde Ereignisse zu bewältigen und uns trotz dieser wieder (neu) dem Leben zuwenden können (APA 2023; Fröhlich-Gildhoff & Rönnau-Böse 2014; Werner 1971; 1982; Ziglio 2017). Erio Ziglio (2017) zitiert im Zusammenhang mit menschlicher Resilienzkraft auch den „bouncing back"-Effekt, analog zum Symbolbild des „Stehaufmännchens" (Gruhl 2008).

R., einer meiner ersten Klienten, den ich als Fünfjährigen in den 1990er Jahren kennenlernen durfte, war und ist mir nach wie vor in der Erinnerung an ihn diesbezüglich großer Lehrmeister. Mit einer ausgeprägten Wahrnehmungsverarbeitungsstörung im Bereich der Intermodalität und Serialität bedeuteten alltägliche Tätigkeiten wie das Anziehen seiner Kleidung über das Einpacken seiner Tasche, das Öffnen von Verpackungen, das Putzen seiner Zähne, das Halten und Führen von Stiften, das Spielen mit konstruktivem Spielmaterial wie Lego, Matador u. a. m. für ihn immense Hürden mit Auswirkungen auf seine Teilhabemöglichkeiten in Kindergarten, Schule, Freizeit und zu Hause. In unserer gemeinsamen Arbeit ging es darum, seiner beeindruckenden Energie und seiner trotz zahlreicher Krisen eindeutigen Absicht, diese für ihn in seinem sozialen Umfeld bedeutungsvollen Tätigkeiten zu erlernen, eine reale Verwirklichungschance zu geben. Als Ergotherapeutin galt es, sein Handlungspotenzial (mit seinen Handlungsinteressen und Fähigkeiten) zu erkennen, die physikalische inkl. sensorische

Umwelt in der Weise zu gestalten sowie die Tätigkeit selbst so zu graduieren, dass er Erfolgschancen hatte – ihn damit in seiner praktischen Problemlösung zu unterstützen. Positive Erfahrungen der eigenen handlungsbezogenen Selbstwirksamkeit stärken die Zuversicht, Probleme meistern zu können; sie zählen damit zu den wesentlichen Schutz-(Resilienz-)Faktoren, die Ergotherapeut:innen adressieren. Im Falle von R. ging es, wie bei zahlreichen anderen Klient:innen, darum, diese problemlösenden Handlungsgeschehnisse, seinem Auf-Merken folgend, im konkreten, für ihn relevanten und interessanten – sinnvollen – Tun zu unterstützen und dabei spezifisch auf seine Wahrnehmungsverarbeitung insbesondere in taktil-kinästhetischer Sicht einzugehen. Nie werde ich vergessen, wie dank seines Vertrauens, des Engagements seiner Mutter für dieses damals noch unübliche Setting und der Anwendung neurophysiologischer Konzepte von Bobath, Affolter, TAMO und Sonderegger R. das Skifahren mit acht Jahren im Rahmen der Ergotherapie in seiner Lebensumwelt erlernte, und was dies für ihn – seine Handlungsidentität als Skifahrer in einer Bergregion, als Freund und Freizeitpartner mit anderen Kindern –, für seine Teilhabe bedeutete und welchen Mut er auch für andere Herausforderungen daraus schöpfen konnte.

Das Meistern von Krisen, Verlusterlebnissen, traumatischen Ereignissen, Unsicherheiten und Veränderungsprozessen bedarf der **Resilienz als dynamischer Kapazität** und eines ebensolchen Prozesses positiver Anpassung (vgl. Fröhlich-Gildhoff & Rönnau-Böse 2014; Schkade & Schultz 1992; Ziglio 2017). Ergotherapeut:innen arbeiten dahingehend auf Mikro-Ebene u. a. mit

- Menschen, deren Leben sich durch einen Schlaganfall – sprichwörtlich: auf einen Schlag hin – abrupt ändert …
- Menschen, die durch eine Gesundheitssituation post COVID ihre Handlungsrollen nicht mehr auf vertraute, erwünschte Weise ausfüllen können, deren Handlungsroutinen erst wieder an ihre Möglichkeiten individualisiert angepasst kontinuierlich und behutsam aufgebaut werden müssen …
- Menschen, die ihr Zuhause kriegs-, politisch- oder klimabedingt verlassen müssen …
- Angehörigen, deren eigene Handlungsroutinen und Betätigungsbalance neu kreiert und orchestriert werden müssen, um für ihr Kind, ihre:n Partner:in, ihre Eltern bei gesundheitlichen Problemen zusätzlich zu den anderen Aufgaben sorgen zu können …
- Kindern, die früher als ihre Organe ausgereift sind, zur Welt kommen …
- Jugendlichen, die im Straßenverkehr oder beim Sport einen Unfall erleiden …
- Menschen nach Gewalterfahrung und anderen psychosozialen wie körperlichen Herausforderungen …

Für diese und viele andere Situationen braucht es Resilienz in Verbindung mit Kreativität, neuen Lebensperspektiven, Hoffnung auf persönlicher (individueller, familiärer) Ebene (Mikro-), auf Gemeinde- (Meso-) und auf System- oder Makro-Ebene (Ziglio 2017).

In Resilienzkonzepten wird u. a. sowohl von *Schutzfaktoren* als auch von *Risikofaktoren* gesprochen (Fröhlich & Rönnau-Böse 2014, S. 38); beide betreffen sowohl die Person(en) selbst als auch ihre Umwelt. Personale Resilienzfaktoren werden in der Ergotherapie gestärkt und betreffen u. a.:

- kognitive Fähigkeiten;
- emotionale Stabilität;
- (Handlungs-)Motivation;
- soziale Kompetenzen;
- körperliche Gesundheitsressourcen.

Seitens der Umweltbedingungen wirken sowohl Risiko- wie auch Schutzfaktoren durch das gesamte soziale Umfeld, einschließlich der Familie, der Peers sowie des gesamtgesellschaftlichen Kontextes. Diese Inter- und Transaktionen zwischen Person, Umwelt und Handlung sind im Hinblick auf Ressourcen und Herausforderungen, auf Vulnerabilität und Resilienz in der Ergotherapie im KRAH®-basierten Arbeiten zu beachten.

Ergotherapie, die auf Problemstellungen KRAH®-basiert eingeht, Handlungspotenziale erkennt, weitere Möglichkeiten zur Problemlösung eröffnet und beim Lösen von Problemen konkret begleitet, trägt zur Stärkung von Resilienz bei. Dies ist grundsätzlich für Menschen aller Lebensalter zutreffend und betrifft sämtliche Wirkungsfelder im Hinblick auf ***Individuen, Gemeinschaften*** und ***Systeme*** (Ziglio & Costa 2021).

Einige wesentliche Anhaltspunkte zu KRAH®-basierter Ergotherapie zur Stärkung von Resilienz auf Mikro-, Meso- und Makro-Ebene:

- Resilienz kann erlernt und weiterentwickelt werden.
- Resilienz ist ein dynamischer, transaktionaler Prozess von Person, Umwelt und Handlung.
- Ergotherapeut:innen können Resilienz auf Mikro-, Meso- und Makro-Ebene stärken, indem sie (im Miteinander) u. a.
  - Handlungspotenziale in der dynamischen Transaktion Person – Umwelt – Handlung erkennen und auf salutogene Weise adressieren;
  - auf Handlungsinteressen eingehen;
  - Sinnerfahrung handlungsorientiert mit ermöglichen;
  - sinnstiftendes Handeln als gesundheitsförderndes Mittel und Ziel der gemeinsamen Arbeit fokussieren;
  - individuell lebenswerte (Handlungs-, Teilhabe-)Möglichkeiten (occupational opportunities; Verwirklichungschancen/capabilities) eröffnen;
  - Handlungs-, Gesundheits- und Lebenskompetenzen Top-down sowie Bottom-up stärken;
  - praktische Problemlösefähigkeiten handlungsorientiert stärken;
  - darin begleiten, mit bestehenden Herausforderungen umzugehen bzw. diese zu meistern;
  - eine Perspektive der Hoffnung vermitteln;

- eine unterstützende soziale Umgebung sind und zu dieser im Leben der Betroffenen beitragen;
- Dinge, Menschen und Situationen annehmen, wie sie sind und daraus das Bestmögliche gestalten;
- dynamische Prozesse in der Transaktion von Mensch, Umwelt und Handlung auf salutogene Weise unterstützen.

Als Ergotherapeut:innen fokussieren wir im KRAH®-basierten Arbeiten auf den jeweiligen Alltag von Menschen: Im Hier und Jetzt ist Gestaltungsmöglichkeit für „gutes Leben" auf Mikro-, Meso- und Makro-Ebene. Hier können Transitionsprozesse begleitet werden, hier entsteht Sinn, wird Sinndimension erfahrbar. Im Eröffnen konkreter Verwirklichungschancen können Menschen (wieder) Vertrauen ins Leben entwickeln bzw. (neu) fassen (Costa 2021).

Sich – basierend auf positiven Erfahrungen der eigenen Wirksamkeit und Gestaltungskraft – auf sich selbst verlassen können ist verbunden mit lebendiger Beziehung zu und in sich selbst, mit Selbstvertrauen, Kohärenzsinn und positivem Selbstwertgefühl (vgl. Costa & Haug, S. 41ff; S. 47ff). All dies trägt zu Resilienz und Lebenskunst bei.

Im Stärken von Resilienz sowie im Eröffnen von Verwirklichungschancen gehen Ergotherapeut:innen auf die jeweilige(n) Person(en), Umwelt(en) und (sinnstiftenden, persönlich bedeutsamen) Handlungen ein.

Mit Resilienz ist auch unmittelbar das Thema der **Nachhaltigkeit** verbunden. Wir leben in Zeiten von Veränderung und Ungewissheit, von unterschiedlich skizzierten möglichen Zukünften. Wie wir leben wollen und auf nachhaltige Weise können, ist dringlich und hat Handlungsimplikationen; wir sind diesbezüglich angefragt: im unmittelbaren Lebenskontext, am Arbeitsplatz, in der jeweiligen Gemeinde, in der Gesellschaft, auf unserem Kontinent, auf diesem Planeten (s. Graphik 1).

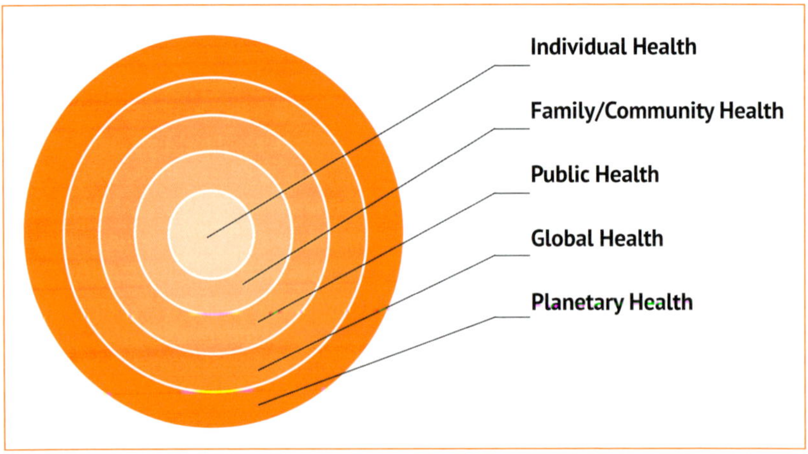

Graphik 1: Ebenen von Gesundheit (Costa)

Damit verbunden ist die dringliche Frage, was Resilienz stärkt und multidimensionale Gesundheit und Wohlbefinden auf individueller, familiärer, Gemeinde-, gesellschaftlicher, globaler, planetarer Ebene bringt. Einige der Voraussetzungen für das Meistern dieser komplexen Herausforderungen sind unmittelbar mit Ergotherapie, wie sie im KRAH®-Ansatz verstanden wird, verbunden, können auf individueller, Gemeinde- und institutioneller Ebene gestärkt werden und betreffen unter anderem:

- Anpassung (Anpassungsfähigkeit und -möglichkeit);
- Visionskraft („konditionelles Reasoning");
- eine Perspektive der Hoffnung und, damit verbunden, eine „Brücke" in eine lebenswerte Gegenwart und Zukunft;
- Vertrauen in sich selbst, die eigenen Fähigkeiten und die eigene Bedeutsamkeit und Gestaltungskraft (Agency);
- Kreativität und praktische Problemlösung;
- Sinnerfahrung im eigenen Handeln (vgl. Law et al. 1998; Marotzki 2008; Mee et al. 2004; Meyer 1977; Schkade & Schultz 1992; Wilcock 1999; 2002; 2006);
- unterstützende, verlässliche, anerkennende und wertschätzende soziale Umwelten.

Vier Resilienzkapazitäten, wie sie von Ziglio et al. (2017) vorgeschlagen wurden und unserer Ansicht nach auch in ergotherapeutischen Prozessen Bedeutung haben, sind in Tabelle 1 dargestellt. Sie beschreiben Fähigkeiten, die Ergotherapeut:innen auf individueller, familiärer, institutioneller, Gemeinde- und System-Ebene mit einbringen und stärken können.

Tab. 1: Resilienzkapazitäten, übersetzt und leicht adaptiert von Costa (2023) nach Ziglio, Azzopardi-Muscat & Briguglio (2017)

adaptive anpassungsfähig	Fähigkeit von Individuen, Gemeinschaften und Systemen, sich an Lebensumstände auch angesichts von Störungen, Herausforderungen und Schocks anzupassen.
absorptive absorbierend, integrierend	Fähigkeit, Störungen und Schocks aufzufangen und effektiv zu bewältigen, mit schwierigen Bedingungen umzugehen und sich davon mithilfe der Nutzung vorhandener Fertigkeiten, Güter und Ressourcen zu erholen.
anticipatory antizipierend, vorausschauend	Fähigkeit, Störungen vorausschauend zu bedenken, ihnen vorzubeugen und sie zu reduzieren, sowie Risiken und Vulnerabilitäten durch proaktives Handeln zu minimieren.
transformative transformativ, wandelbar, veränderbar	Fähigkeit von Systemen, ihre Strukturen und Arbeitsweisen zu verändern, um Veränderungen und Unsicherheit besser begegnen zu können. Damit ist auch die Fähigkeit verbunden, neue Systeme zu entwickeln, die für neue Situationen besser geeignet sind. Passendere Bedingungen, auch auf Systemebene, zu schaffen ist besonders wichtig angesichts eines ökologischen, wirtschaftlichen, technischen, kulturellen sowie demographischen Wandels.

Merke

Sinnvolles Tun (Sinnfindung, Sinngebung, Bedeutsamkeit) und positives Erleben von Gestaltungskraft (Selbstwirksamkeit, Urheberschaft, Problemlösung) stärken Resilienz und Betätigungsgesundheit.

Der Capability Approach nach A. Sen als Bezugssäule KRAH®-basierten Arbeitens

Nachhaltig Resilienz auf sämtlichen Ebenen zu stärken, steht im KRAH®-Ansatz im unmittelbaren Zusammenhang mit dem Eröffnen von Verwirklichungschancen *(capabilities)* und Entfaltungschancen. Im Rahmen meiner Aufenthalte am ifz salzburg in den Jahren 2010 ff, eingeladen von Mag.a Christine Sontag, Univ.-Prof. DDDr. Clemens Sedmak, Dr. Helmut Gaisbauer, Dr. Gunter Graf, Dr. Elisabeth Kapferer, durfte ich mich gemeinsam mit Praktiker:innen und Wissenschaftler:innen zahlreicher Disziplinen u. a. mit dem Capability Approach nach Amartya Sen, erweitert durch Martha Nussbaum, näher auseinandersetzen (vgl. Costa 2013). Bemerkenswert im Zuge dieser Arbeit war die Erkenntnis, dass wesentliche Aspekte des Capability Approaches nach A. Sen in inhaltlicher Übereinstimmung mit ergotherapeutischem Arbeiten steht, welches zu sinnvollem Handeln auf klientenzentrierte, alltagsrelevante und ressourcenorientierte Weise befähigen will und dabei, wie auch im Person-Environment-Occupation-Modell von Law et al. (1996), sowohl auf Gegebenheiten der Umwelt als auch auf Möglichkeiten des jeweiligen Menschen eingeht (Costa 2013; Sedmak et al. 2013; Sen 2000). Der Blick auf sog. Verwirklichungschancen, das Befähigen, Bestärken, „Empowern" von Menschen zu selbstbestimmtem Handeln und Partizipieren, nach Verwirklichung dessen, was Sinn gibt – ***die Frage nach dem guten Leben*** – nach dem, was Gesundheit und Lebensqualität fördert, sind sowohl im Capability Approach als auch in Kernkonzepten der Ergotherapie maßgeblich. Anliegen sowohl im aus ökonomischen und philosophischen Arbeiten stammenden Capability Approach wie auch in der Ergotherapie ist das Ermöglichen von Partizipation durch Chancen im Sinne von *„occupational opportunities"* in Verbindung mit *„occupational capacities"*. Damit geht auch das Engagement für Betätigungsgerechtigkeit sowie für Freiheit, Wahlmöglichkeiten, Mitsprache und Selbstbestimmung einher – grundlegende Werte für KRAH®-basiertes Arbeiten. Sowohl im Capability Approach nach Sen als auch im Rahmen ergotherapeutischer Best Practice ist der Blick auf das Individuum von Respekt, Wertschätzung und Anerkennung geprägt. Die Lebenssituation der Menschen wird im Kontext sowohl persönlicher als auch sozialer Merkmale zu verstehen gesucht; handlungsleitend ist dabei das Wahrnehmen, Wandeln und Nutzen von Ressourcen für Verwirklichungschancen. *Doings* und *Beings* sind im Capability Approach zentrale Kategorien menschlichen Lebens – in der Ergotherapie und Handlungswissenschaft sind doing – being – becoming – belonging von Wilcock (1999) eingeführte Bedeutungsdimensionen, die Menschen ausmachen (vgl. Costa 2013, S. 246ff).

Alle Menschen, mit jedweder gesundheitlichen Situation, Behinderung, Fähigkeit oder Einschränkung, haben nicht nur laut UN-Konventionen Anrecht auf adäquate Unterstützung. Diese Grundhaltung eint auch den Capability Approach mit ergotherapeutischen Ethikleitlinien (Ergotherapie Austria 2022; Sen 2020). Eine Orientierung an und Ermöglichung individuell und kontextbezogener Teilhabe und Teilnahme an Lebensumwelten, wie auch im KRAH®-Ansatz beschrieben, ist in Verbindung mit der Gestaltung gesundheitsfördernder Ansätze ebenso eine Verpflichtung im Sinne gesundheitlicher Chancengleichheit und Betätigungsgerechtigkeit (vgl. Ergotherapie Austria 2022; Morris 2009).

Allein aus ethischen Überlegungen erfordert die Gestaltung der Gesundheitsversorgung die Berücksichtigung von Handlungs- und Teilhabe-/„Betätigungs"-Chancen *(„occupational opportunities")* – einerseits durch Stärkung individueller Handlungsmöglichkeiten, andererseits durch eine entsprechende umsichtige Gestaltung von Lebensumwelten, wozu Ergotherapeut:innen maßgeblich beitragen können.

Handlungs- und Partizipationsmöglichkeiten trotz gesundheitlicher Beeinträchtigungen, Bildungs-, Employability- und weitere Teilhabechancen und, damit verbunden, Wege aus Armutsgefährdung und -betroffenheit dahingehend zu gestalten, ist Teil KRAH®-basierten Arbeitens. Dabei ist „nachhaltig" auf eine zeitlich längere Perspektive im Hinblick auf die weiteren (gesundheitsförderlichen) Wirkungen von Interventionen bezogen: Resilienzstärkende, KRAH®-basierte ergotherapeutische Interventionen im Sinne von salutogener Erfahrung und Gestaltung sozialer Beziehungen, Arbeitschancen, biopsychosozialer und spiritueller Gesundheit, Wohlbefinden, Ökonomie und Gesellschaft.
Im systemisch-dynamischen KRAH®-basierten Zugang baut dies auf der Verbundenheit mit allem, was lebt, mit allen lebendigen Prozessen, mit (Bio-)Diversität und Gesundheit auf allen Ebenen und in sämtlichen Handlungsfeldern auf.

Fragen zur Implementierung des Capability Approaches (Ursula M. Costa 2023)

Handlungsleitend können zur Eröffnung und Stärkung von Verwirklichungschancen u. a. folgende Fragen sein:

- Welche Möglichkeiten bietet die Lebensumwelt dieses Menschen, um dessen Handlungspotenzial „abzuholen"?
- Welche (materiellen, sozialen, kulturellen, ...) Ressourcen können gestärkt werden, damit dieser Mensch seine Talente ins Leben einbringen und verwirklichen kann?
- Welche Möglichkeiten könnten noch seitens der Ergotherapie/anderer Berufsgruppen/Gegebenheiten eröffnet werden, damit diese Klient:innen ihre Fähigkeiten weiterentwickeln und zu ihrem eigenen Wohlergehen wie zum Wohle Aller einbringen können?

Handwerk – eine handlungswissenschaftliche Betrachtung im Kontext des KRAH®-Ansatzes

Hannes Außermaier

In aktuellen ergotherapeutischen Diskursen wird das Handwerk als therapeutisches Mittel in Bezug auf seine Alltagsrelevanz kritisch betrachtet. Es scheint nicht mehr zeitgemäß zu sein, unserer Hände Werk in der Ausbildung und in der Therapie einen solchen Stellenwert zu geben, der dem Alltag einer westlichen neoliberalen Konsumwelt vermeintlich nicht mehr entspricht.
Dieser Kritik, dass das Handwerk nicht mehr zeitgemäß für die Ergotherapie ist, möchte ich die Annahme entgegenstellen, dass es sich beim Handwerk um eine zutiefst menschliche Tätigkeit handelt, die das Potenzial hat, unser Wirken in der Welt sicht- und spürbar zu machen, die Welt und ihre Zusammenhänge begreifen zu lernen und im Alltag gesundheitsfördernd zu wirken (vgl. Costa 2014b).
Um das Handwerk als therapeutisches Mittel der Ergotherapie zu beschreiben, erlaubt uns der KRAH®-Ansatz eine breit gefächerte Sichtweise auf unser Tätig-Sein. Aus der Perspektive des Ergotherapeuten, Handwerkers und Handlungswissenschaftlers möchte ich diese Sichtweise an einem Beispiel aus meinem ergotherapeutischen Alltag im Folgenden greifbar machen.

So wie das Handwerk aus Sicht mancher nicht mehr den Bedürfnissen unserer schnelllebigen, konsumorientierten Zeit entspricht, so stimmt unser Alltag oftmals nicht mit der Lebenswelt bzw. Lebensweise, die wir für uns und für unsere Klient:innen wünschen, überein. Unsicherheit und Stress bestimmen den Alltag, an dem wir unsere Therapie ausrichten sollen. Gesundheitsförderliche Betätigungsbalance muss wiedererlernt, Achtsamkeit (Harrer & Weiss 2015) und Resonanzerfahrungen (Rosa 2016) mit der Umwelt müssen bewusst gemacht und erlebt werden. Die Arts and Crafts-Bewegung, die mit ihrer systemorientierten Perspektive zu Beginn des letzten Jahrhunderts zur Gründung der Ergotherapie beitrug (Marotzki 2006), erlebt gerade ein Revival:
Do It Yourself-Initiativen boomen, Apps mit Anleitungen für handwerkliche Tätigkeiten erfreuen sich nicht nur in der Ergotherapie großer Beliebtheit. Offene, für alle zugängliche Räume für gemeinschaftliches handwerkliches Tätig-Sein und Austausch, sog. „Maker Spaces“ (Sennett 2008), werden in vielen Städten autonom errichtet und organisiert. Viele Menschen scheinen ihrem Gespür zu folgen und mit der Kraft ihrer Hände einen Bezug zur Welt herstellen zu wollen: einer Welt, zu der sie sich zugehörig fühlen, einer Welt, in der sie etwas bewirken und in der sie wirksam sein können. Die Mittel und Wege des Handwerks haben sich über die Zeit hinweg verändert, aber die Kraft, etwas zu erschaffen, etwas herzustellen und etwas zu verändern, ist stets in uns Menschen vorhanden.

Diese Kraft der Selbstwirksamkeit, der Selbstermächtigung, Selbstregulation und des gemeinsamen Handelns machen wir Ergotherapeut:innen uns schon seit jeher zunutze (DACHS 2007), indem wir klientenzentriert sinnvolle, sinnstiftende, für Klient:innen bedeutungsvolle Handlungen erarbeiten und anbieten (Kraxner et al. 2019b).

In der handwerklichen Auseinandersetzung mit der Umwelt bekommen die Gegenstände, die wir herstellen, einen Wert, der mit einem reinen Konsumprodukt nicht vergleichbar ist. Der Holzhocker aus meiner Ergotherapie-Ausbildung, den ich immer noch zu Hause verwende, erzählt beispielsweise Geschichten, die sich durch den Herstellungsprozess in dem Gegenstand festgeschrieben haben. Er erinnert mich daran, wie ich als Ergotherapeut begonnen habe, und er zeigt mir jeden Tag das Ergebnis meiner Selbstwirksamkeit.

Wie der Einsatz von Handwerk in der Ergotherapie aussieht, ob es das Fertigen eines Holzschemels, eines getöpferten Gegenstandes, das Kleben einer zerbrochenen Vase, das Programmieren eines Computerprogramms (Sennett 2008) oder die Herstellung von individuell angepassten Hilfsmitteln ist, kommt auf die Möglichkeiten an, die wir Ergotherapeut:innen mit und für unsere Klient:innen erschließen und anbieten. Dabei geht es im Wesentlichen um unsere Klient:innen, ihre Ressourcen, ihre Lebenswelt, Wünsche und Ziele, sowie um das, was diesen Menschen, mit denen wir tätig sind, bedeutungsvoll und sinnstiftend erscheint (vgl. Costa 2014a; b).

Handwerk – die Möglichkeit eines KRAH®-basierten Angebots

Das Nachdenken und Ergründen eines therapeutisch wertvollen und somit ethisch begründbaren und evidenzbasierten Angebots in der Ergotherapie steht beim KRAH®-basierten Arbeiten im Vordergrund. Der KRAH®-Ansatz steht für eine wertorientierte, ethische Haltung, die uns hilft, unser ergotherapeutisches Angebot zu begründen, zu planen, zu beschreiben, zu besprechen und zu reflektieren (Costa 2011a). Hans Sonderegger (2006; Sonderegger & Eicke 2005), der die Herausgeberin und den Autor dieses Buchbeitrags wesentlich geprägt hat, sprach davon, dass es nicht an der Person, sondern am nicht passenden Angebot liege, wenn Menschen ihre Handlungsmöglichkeiten im Alltag nicht entfalten können. Ein solcher Fokus auf den Menschen und seine Bedürfnisse und die gemeinsame Suche mit den Menschen, mit denen wir arbeiten, nach dem passenden Angebot liegt in unserer Verantwortung und ist unsere Aufgabe im ergotherapeutischen Prozess (vgl. Costa et al. 2017; Costa 2016a). Handwerk hat das Potenzial, eine solche sinnstiftende und bedeutungsvolle therapeutische Tätigkeit zu sein, wenn diese Handlungen gut spürbar im Alltag, an die Fähigkeiten und Fertigkeiten der Klient:innen angepasst, in der Gruppe oder im Einzelsetting angeboten werden und alle KRAH®-Kriterien und -Aspekte mitgedacht wurden.

Handwerk – ein ergotherapeutisches Angebot ethisch betrachtet

Neben einigen Studien zum Handwerk in der Ergotherapie, die u. a. von Ritschl und Ritschl (2012) zusammengefasst wurden, gibt es induktiv erhobene, Jahrzehnte umfassende Erfahrungswerte vieler Kolleg:innen aus der ergotherapeutischen Praxis, die die Wirksamkeit von handwerklichen Tätigkeiten beschreiben (Tubbs & Drake 2017; Winkelmann 2009). Zusätzlich zur Auseinandersetzung mit Handlungstheorien in Bezug auf die Verwendung des Handwerks in der Ergotherapie (Fürhoff 2011) gibt es starke ethische Argumente, die dafür sprechen, Handwerk als menschliche Tätigkeit in der Therapie einzusetzen und dessen ergotherapeutisches Potenzial erklär- und verantwortbar zu machen. Sie sollen in diesem Kapitel beschrieben werden.

Zum leichteren Verständnis möchte ich an dieser Stelle ein Beispiel aus meinem ergotherapeutischen Alltag bringen.
Ein Kind, nennen wir es Luca, stellt sich mir im Wartebereich meiner Praxis in den Weg. Die Arme in die Hüfte gestemmt fragt sie mit erhobenem Kopf: „Wer bist du?“, und: „Was tust du?“ Zwei kraftvoll gestellte Fragen des Kindes, denen die Philosophin Judith Butler noch die Frage hinzufügen würde: „Wer bist du, und was willst du von mir?“ (Butler 2018, S. 76), und somit die Verantwortung mit in diese Begegnung bringt, die mir als Dialogpartner bewusst wird, sobald mich das Kind anspricht. Solche Momente des Zusammenkommens erinnern uns an die Verantwortung, die wir für unsere Klient:innen haben und die in Bezug auf das therapeutische Angebot gegenwärtig ist. Deshalb sollten wir unser therapeutisches Tun im Sinne des KRAH®-Ansatzes und ethischen Reasonings ergründen und reflektieren.

Der KRAH®-Ansatz ist, sich auch auf Martin Buber beziehend, am Dialog orientiert (Costa 2014a). Die ethische Reflexion, die hier in den folgenden Zeilen beschrieben wird, beinhaltet die Frage danach, *wie **ich** (be-)handeln soll*, und nach der *Verantwortung*, die ich ***den Anderen*** gegenüber habe. Arbeiten wir in der Ergotherapie demnach tatsächlich **k**lientenzentriert, **r**essourcenorientiert, **a**lltagsorientiert, **a**lltagsrelevant und **h**andlungsorientiert?

Was wir tun, wenn wir (handwerklich) tätig sind

Welche Aspekte sind nun dem Handwerk anheim, und welche Argumente sprechen dafür, um dessen Anwendung in der Ergotherapie ethisch rechtfertigen zu können? Hannah Arendt (2013) beschreibt in ihrer Analyse des „tätigen Lebens“ drei miteinander verschränkte Sphären: das ***Arbeiten***, das ***Herstellen*** und das ***Handeln.***
Das tätige Leben bezeichnet Arendt nicht nur als menschliches Grundbedürfnis, sondern als Bedingungen, unter denen uns Menschen das Dasein auf Erden von Natur aus vorgegeben ist. Dass das Menschsein sich auch über die Möglichkeit verwirklichen lässt, indem wir aktiv bzw. tätig sein können, wird von Marotzki (2006) als eine zentrale Annahme von Hannah Arendt beschrieben. Ähnlich wie die Pionierin ergotherapeutischer Handlungswissenschaft Ann Wilcock (1999) den Prozess des Tuns,

Seins, Werdens und Dazugehörens beschreibt (vgl. auch Hammell 2014), erklärt Arendt, dass unser Tun auch unser Sein in der Welt, in unserer Umwelt beeinflusst. Diese Bedingtheit, dieses Bezogensein auf die Dinge, die uns umgeben, die wir herstellen und zum Leben benötigen, wird auch von den Ergotherapeutinnen Jansson und Wagman (2016) hervorgehoben. Sie erläutern, dass die Theorie von Arendt ein tieferes Verständnis vom menschlichen Leben bietet und uns Ergotherapeut:innen ermöglicht, unsere (Be-)Handlungen nach diesen Erkenntnissen auszurichten.

Das Herstellen beschreibt Arendt (2013) als *„das Werk unserer Hände“*, als jene Tätigkeit, die jene Dinge hervorbringt, die wir in unserem Alltag brauchen. Die Tätigkeit des Handwerkens zeichnet aus, dass sie einen klaren Anfang und ein klares Ende – in der Regel mit einem Endprodukt, dem Gebrauchsgegenstand – hat. Laut Arendt haben die Weltdinge, wie etwa ein Haus oder ein Stuhl, die Aufgabe, menschliches Leben zu stabilisieren.
Während wir und das Leben um uns herum uns immer schneller und hektischer verändern, geben uns diese hergestellten Gegenstände in ihrer *gleichbleibenden Vertrautheit* eine gewisse Ruhe und greifbare Beständigkeit (Arendt 2013, S. 162). Dieses handfeste Ergebnis eines solchen Herstellungsprozesses kann in der Ergotherapie Klient:innen Stabilität vermitteln, die ihnen in ihrem Leben oft fehlt (Außermaier 2019).

An dieser Stelle möchte ich zu Luca, der Klientin aus meiner Praxis, zurückkehren und anhand ihrer Geschichte die beschriebene Theorie greifbarer machen.
Um mit der Klientin Ziele für das gemeinsame Tun in einem partizipativen Prozess, mit Offenheit für das Gegenüber, zu finden und auch zu erreichen, bietet der KRAH®-Ansatz, dem u. a. Werte wie Verantwortung, Neugierde, Solidarität, Selbstständigkeit und Selbstwirksamkeit, Handlungs- und Entscheidungsfreiheit, Sicherheit und Stabilität zugrunde liegen, eine gute Orientierung. Im Beginn einer neuen Handlung liegt laut Arendt auch Freiheit – eine Verbindung zur Handlungsfreiheit im Bereich der Ergotherapie und Handlungswissenschaft (Costa 2012).
Die Grenzen unserer Fähigkeiten und Möglichkeiten stellen jedoch laut Costa (2012, S. 65) auch die Grenzen dieser Handlungsfreiheit dar, welche auch mithilfe von Ergotherapie abgebaut werden können.

Beispiel

Luca, die aufgrund ihrer atypischen Wahrnehmungsverarbeitung zu mir in die Ergotherapie überwiesen wurde, hat bereits im Therapieraum Platz genommen. Auf die Frage, wie es ihr geht und ob sie eine Idee habe, was sie heute gerne machen würde, antwortet Luca, dass sie sich, wie auch schon in der vorherigen Einheit, Gedanken um die Spatzen in ihrem Hof mache, da sie bei dem widrigen Wetter ohne Futter in der Hecke überwintern müssten.
Wir beschließen daher, dass wir aktiv werden wollen, um den Vögeln zu helfen, und ihnen etwas Nahrhaftes zubereiten wollen. Dafür planen wir Sonnenblumensamen mit Pflanzenfett zu vermischen. Luca bearbeitet hochmotiviert die klebrige Masse, was aufgrund der schmierigen Konsistenz gar nicht so einfach ist und Luca in ihrer taktilen Wahrnehmungsverarbeitung fordert.

Nach Beendigung des Werks merkt Luca kritisch an, dass die Vögel jetzt zwar etwas zu fressen bekämen, aber wenn sie alles konsumiert hätten, wieder nichts hätten und die ganze Arbeit erneut gemacht werden müsste. Ihre Lösungsidee ist es nun, den Vögeln ein Häuschen zu bauen, das sie zum Schutz vor dem kalten Wind aufsuchen könnten und in dem ausreichend Platz für Futter wäre, um sie sicher durch den Winter zu bringen. Ich versichere ihr, dass wir in den nächsten Einheiten ein Vogelhäuschen herstellen werden, das dann den Spatzen in ihrem Innenhof als bleibendes Zuhause dienen könnte. Zufrieden mit dem Plan für die nächste Woche und einer Lösung für ihr Problem erzählt und zeigt sie ihren Eltern den „Futterkeks", den sie gemacht hat, und verabschiedet sich mit einem stolzen Lächeln.
Luca hat mit ihrer Idee, etwas Dauerhaftes (Nachhaltiges) für die Vögel zu schaffen, einem zutiefst menschlichen Bedürfnis Ausdruck verliehen, mit ihrer Hände Werk eine Beziehung zwischen sich und ihrer Umwelt herzustellen, und sich als wirkungsvoller Teil in diese Umwelt handelnd eingebracht.

Das stärkste, auch ethische, Argument für das Handwerk in der Ergotherapie ist, Arendt folgend, dass durch den aktiven bewegten Prozess des Herstellens – im KRAH®-Ansatz des Gestaltens und Bewirkens, des Urheber:in-Seins (Costa 2014a; b) – etwas Stabiles und Greifbares in die Welt gestellt wird, was uns Stabilität, Selbstsicherheit und Selbstwirksamkeit vermitteln kann.

Wenn Arendt von den „Weltdingen" spricht, sprechen Félicie Affolter und Hans Sonderegger von der dinglichen und der personalen Umwelt und dem damit verbundenen „Welt-Erleben" (Costa 2014a; b). Die Körper-Welt-Interaktion, die therapeutisch in der gespürten Interaktion (Affolter 2001) greifbar wird und die Gabriele Güntert (2009) als „Resonanzerfahrung" in der handwerklichen ergotherapeutischen Arbeit beschreibt, findet ihre Entsprechung im wertebasierten Nachdenken über unser Tun und Zusammenleben in der Ethik.

Arendt (2013) schreibt dazu als politische Theoretikerin wie Costa als Ergotherapeutin und Handlungswissenschaftlerin (2012), dass wir Menschen, indem wir mit der (Um-)Welt in Kontakt treten, zu dieser eine Beziehung aufbauen. Dieses prozessorientierte Herantasten an unsere Umwelt ermöglicht es Kindern wie Luca und auch Erwachsenen sich in der physischen und der sozialen Umwelt (Bourdieu 2010) lernend zurechtzufinden, sie als „zu bewerkstelligenden Alltagsraum" wahrzunehmen und in dieser Interaktion die eigene Handlungsidentität zu finden (Costa 2014a; b; Costa et al. 2016; Keupp 1999).

Dieses achtsame Bezogensein zur und der Umgang mit der Umwelt einschließlich der Gegenstände, die uns umgeben, wirken sich wiederum wechselwirkend auf die sozialen Beziehungen, das Miteinander von uns Menschen in der Gesellschaft (Arendt 2013; Bourdieu 2010) und die Beziehungsgestaltung in der Ergotherapie (Wöß-Lohberger 2018) aus.

Merke

Wenn die Dinge, die uns umgeben, vorwiegend den Wert des Konsumierens und Verbrauchens besitzen, wie sieht es dann mit unseren sozialen Bezügen zwischen uns Menschen in der Gesellschaft aus? Durchdringt die Verwertungslogik auch uns selbst, unsere Beziehungen zueinander, unsere biopsychosoziale Gesundheit und unsere Art andere Menschen zu behandeln? (vgl. Außermaier 2019).

Ethische Fragestellungen, die sich aus den vorangegangenen Gedanken über den KRAH®-Ansatz ergeben, leiten uns zu einem menschlichen, verantwortungsbewussten und nachhaltigen Handeln. Dies bedeutet unter anderem, den hergestellten Dingen einen Wert beizumessen, diese zu gebrauchen und zu reparieren, anstatt sie zu konsumieren und wegzuwerfen und somit dem Unperfekten, Defekten, Verletzlichen den Wert und die Achtsamkeit zu geben, denen wir Menschen der Umwelt, in der wir leben, schuldig sind. Die Art und Weise, wie wir mit unserer Umwelt interagieren, wie wir in dieser Welt handeln, und zu begreifen, wie unsere Handlungen auf die Lebenswelt wirken, liegt in unser aller Verantwortung – ein wertvolles Potenzial für Handwerk als (ergo-)therapeutisches Angebot und alltägliche, sinnstiftende menschliche Tätigkeit.[1]

Wie wichtig diese Erfahrungen in Bezug auf handlungsbezogene Selbstwirksamkeit, umweltbezogenes Bewirken und Einflussnehmen für unser Leben sind, wird dann sichtbar, sobald diese Umwelt zerstört wird oder Menschen sinnvolles Handeln verwehrt wird und sie in ihrer Handlungsfreiheit eingeschränkt werden (Townsend & Polatajko 2007).
Betätigungsungerechtigkeit (Costa et al. 2016) und im Speziellen Betätigungsdeprivation (Costa 2012, S. 52) führen zu eingeschränkter Lebensqualität und Krankheit.
Das Recht auf sinnstiftendes Tun und das damit einhergehende Recht auf Gesundheit sind nicht nur aus ergotherapeutischer Perspektive Menschenrechte (Hocking & Costa 2013; WFOT 2019). Autonomie, Gerechtigkeit, Schadensvermeidung und Fürsorge sind ethische Prinzipien (Außermaier et al. 2022), die sich im KRAH®-Ansatz gemeinsam mit den Werten Selbstwirksamkeit, Sicherheit, Stabilität und Resilienz bündeln und in dessen gelebter Praxis eingeschlossen sind. Um solche Verhältnisse herzustellen, bedarf es des Wissens, dass wir die Welt verändern können – so auch und beispielhaft im handwerklichen Gestalten.
Indem wir schon als Kinder lernen, selbstwirksam „Vogelhäuser zu bauen“ und uns für andere verantwortlich zu fühlen, legen wir durch das verantwortungsvolle Tun den Grundstein, um eine bessere Zukunft und eine gerechtere gesündere Welt für alle herzustellen.

1 Anmerkung der Herausgeberin: einer der vielen möglichen ergotherapeutischen Beiträge zur Umsetzung nachhaltiger Entwicklungsziele.

KRAH®-basierte ergotherapeutische Prozesse

Ursula M. Costa

KRAH®-basiertes Arbeiten betrifft den gesamten ergotherapeutischen Prozess. Der KRAH®-Ansatz beinhaltet Handlungsansätze, die ergotherapeutische Good/Best Practice charakterisieren und mit Menschen aller Lebensalter, in sämtlichen Gesundheits- und Lebenssituationen, Fachbereichen und Settings Anwendung finden können. Die mit dem KRAH®-Ansatz verbundenen Praxisempfehlungen wurden von mir in praktischer, theoretischer und wissenschaftlicher Auseinandersetzung im Dialog mit Ergotherapeut:innen, Kooperationspartner:innen, Auftraggeber:innen und dabei insbesondere mit „Patient:innen“ und deren Angehörigen zusammengetragen und weiterentwickelt. Wie ergotherapeutische Prozesse durchgeführt werden, ist Gegenstand zahlreicher ergotherapeutischer Prozessmodelle (wie z. B. DACHS, OTIPM, CPPF, OTPF) und wesentlich geprägt vom Professionellen (ergotherapeutischen) Reasoning (vgl. Feiler 2019; Kielhofner 2008; Mattingly & Fleming 1994a). In diesem Kapitel werden jene Aspekte ausgeführt, die für die Durchführung ergotherapeutischer Prozesse im Sinne des KRAH®-Ansatzes wichtig sind.

Merke

Wenn wir ergotherapeutische Prozesse entsprechend dem KRAH®-Ansatz gestalten, anbieten, reflektieren, dokumentieren, kommunizieren, leitet uns Folgendes:

- Ein Blick auf das, was an Gesundem, Lebendigem in den jeweiligen Menschen, in ihrer Umwelt und in der Beziehung zwischen den Menschen und ihrer Umwelt (nicht zuletzt durch ihr konkretes Tun und Nicht-Tun) DA ist, orientiert am PEO-Modell, in einem Verständnis der Verbundenheit allen Lebens, mit einem Blick auf das, was Gesundes stärkt (Salutogenese), welche Ressourcen achtsam einbezogen und dosiert genutzt werden können;
- das Anliegen und Engagement dahingehend: gesunde, lebendige Anteile von Menschen und ihrer Umgebung zu stärken und zur Lebensqualität beizutragen;
- Handlungspotenziale und Verwirklichungschancen zu erkennen;
- Teilhabe und Teilnahme (Partizipation) im und durch den gesamten Prozess sowie im Leben der Klient:innen mit zu ermöglichen
- und in all dem zur Betätigungsgesundheit auf Mikro-, Meso- und Makro-Ebene beizutragen.

Der KRAH®-Ansatz ist, wie eingangs bereits beschrieben, Bezugsrahmen für das Professionelle Reasoning und baut auf ethischen Werten auf, die Einfluss nehmen auf Haltung und Einstellung, auf Wahrnehmung und Beobachtung, auf Assoziation und Bezugnahme, auf Priorisierung und Fokussierung im ergotherapeutischen Prozess (vgl. Kap. Costa, S. 17ff). All diese Aspekte betreffen die ergotherapeutische Arbeit vom Erstkontakt bis zur Evaluation der gemeinsamen Arbeit.

Charakteristika für diese Haltung und Einstellung im KRAH®-Ansatz sind u. a.:

- Jeder Mensch ist in seinem Sein *(being)* (vgl. Wilcock 1998) wertvoll.
- Unabhängig davon, welche Gesundheitssituation, welches Lebens- und Entwicklungsalter, welche Herkunft und (Handlungs-)Identität jemand hat bzw. mitbringt, welcher sozialen Gruppe er/sie angehört, ist die gemeinsame Arbeit an dem orientiert, was die Betätigungsgesundheit und ihre Wechselwirkungen mit biopsychosozialer Gesundheit, Wohlergehen und Lebensqualität von Einzelnen, Gruppen, Gemeinschaften und dem jeweiligen Lebenskontext fördert *(becoming)*.
- Wenngleich Werte und Einstellungen zwischen Ergotherapeut:in und Klient:in unterschiedlich sind, gilt es den gemeinsamen Nenner für die Arbeit miteinander zu identifizieren, diesen ins Zentrum zu stellen und darauf aufzubauen.
- Der/Die Ergotherapeut:in versteht sich im KRAH®-basierten Arbeiten als professionelle Dienstleister:in: Es geht im gesamten KRAH®-basierten ergotherapeutischen Prozess darum, mithilfe ergotherapeutischer Fachexpertise auf den Menschen und dessen Handlungsbedürfnisse, -potenziale, -interessen, -kompetenzen, -möglichkeiten, auf dessen Handlungsbiographie und Anliegen für sein gegenwärtiges und zukünftiges Leben so einzugehen, dass dadurch Stärkung seiner Ressourcen und Verwirklichungschancen („capabilities" im Sinne von Amartya Sen) erlebbar wird. Dabei werden Klient:innen in ihren Handlungspotenzialen und -anliegen wahrgenommen und darin bestärkt, das für sie Sinnstiftende, Mögliche zu ihrem eigenen Wohl und dem des Lebens einzubringen (Klientenzentrierung im KRAH®-Ansatz) *(being, doing, becoming, belonging)*.
- Verbunden mit diesem Selbst-Verständnis der eigenen beruflichen Aufgabe ist es ebenso *selbst*verständlich, wahrnehmend, erkennend und responsiv auf das Gegenüber einzugehen („dialogisches Arbeiten"). Im gesamten ergotherapeutischen Prozess gilt es, die eigene Erfahrung und Resonanz bewusst zu machen und zu reflektieren, um frei zu sein für das, worum es im Sinne der Klientin/des Klienten aktuell geht. Dies erfordert sowohl Selbst-Bewusstsein als auch Demut, analytische Fähigkeiten und Empathie, Differenzierung und Synthese, Offenheit und Eindeutigkeit (vgl. Kap. Costa, S. 17ff; Costa & Haug, S. 41ff und 47ff; Harrer, S. 54ff; Costa & Scholz-Schwärzler, S. 102ff).
- Der Reichtum ergotherapeutischer Expertise wird Menschen auf ihrem Weg angeboten und vom Erstkontakt bis zum Abschluss der gemeinsamen Arbeit zu deren Wohl zur Verfügung gestellt. Die gemeinsame Arbeit wird dabei als **kollaborativer Prozess** verstanden, in dem die **Qualität der Beziehung wesentlicher Wirkfaktor** ist (vgl. Costa et al. 2022c; Restall & Egan 2021).
- Grundsätzlich wird jeder Mensch als Teil eines größeren Zusammenhangs, unmittelbar als Teil seiner jeweiligen (sozialen) Umwelt verstanden *(belonging)*. Dies impliziert das Eingehen auf die Ressourcen, Herausforderungen und einzigartigen Besonderheiten des jeweiligen Systems. In der KRAH®-basierten ergotherapeutischen Arbeit bedeutet dies u. a. auch das Einbeziehen von Angehörigen und weiterer (Bezugs-)Personen, die für den/die Jeweilige(n) wesentlich sind, zu bewusst ausgewählten, ergotherapeutisch indizierten

Phasen im gemeinsamen Arbeitsprozess (z. B. Befunderhebung, Zielfindung, prozessuale und/oder Abschlussevaluation).
- Im KRAH®-basierten Arbeiten kann, wie im einleitenden Kapitel bereits ausgeführt, auch der/die Angehörige bzw. die jeweils für den Alltag wesentliche Bezugsperson Klient:in sein – punktuell oder prozessual.

All diese Aspekte haben Implikationen für Informationssammlung, Befunderhebung, Zielsetzung, Prioritäten, für die Auswahl therapeutischer Mittel, Maßnahmen und Methoden, einschließlich der Art und Weise der Einbeziehung der Lebensumwelt(en), für die prozessuale Anpassung von Zielen, die Art der Dokumentation, Kommunikation inkl. Berichtslegung und Evaluation der gemeinsamen Arbeit. Es folgen einige konkretisierende Ausführungen in ihrer Bezugnahme auf die Phasen des ergotherapeutischen Prozesses.

Erstkontakt

Der Erstkontakt findet auf unterschiedliche Weise und im jeweils pragmatisch möglichen und für die gemeinsame Arbeit förderlichen Setting – z. B. telefonisch, per E-Mail, in Präsenz bzw. im online-Setting – statt. Ab dem ersten Kontakt gilt es offen zu sein für den/die jeweiligen Menschen, seine/ihre Wünsche und Anliegen, seine/ihre Bedürfnisse und Nöte, seine/ihre Möglichkeiten und Hoffnungen, seine/ihre Lebens- und Gesundheitssituation. Aktives, empathisches, respektvolles, am Gegenüber und seiner Wirklichkeit tatsächlich interessiertes, offenes Zuhören ist hier Not-wendig und kann bereits wohltuende, heilsame Wirkung haben (Costa et al. 2023; Patrzek 2021; Rogers 1972).

Beispiel

Hier folgen **Beispiele für Fragen,** die unabhängig vom Setting (in Präsenz, telefonisch, teletherapeutisch) im Zuge des Erstkontakts hilfreich sein können und sowohl sprachlich als auch inhaltlich immer an das jeweilige Gegenüber anzupassen sind:
- Was ist das Anliegen des (zugewiesenen) Kindes/Erwachsenen?
- Was wurde diesbezüglich bereits unternommen?
- Was hat sich bis dato schon als hilfreich/entlastend erwiesen?
- Mit welcher Erwartung bzw. Hoffnung kommen die Klient:innen (zugewiesen bzw. deren Angehörige) zur Ergotherapie?
- Was wäre derzeit eine wirkliche Hilfestellung/Entlastung?
- Wenn sich die Dinge zum Guten weiterentwickeln – was müsste dann geschehen?
- Was gibt Kraft, um mit den aktuellen Herausforderungen umzugehen?
- Welche Ressourcen sind derzeit verfügbar? (beim Kind/Erwachsenen, in der Familie/Community, im jeweiligen Umfeld?)
- Was ist derzeit möglich?
- Was be-/verhindert bisher/derzeit das Erwünschte?
- Was wäre/ist Sinn stiftend, Not-wendig, wesentlich in/für Gegenwart und Zukunft?
- Was wünscht sich die Klientin/der Klient (diesbezüglich) für die Zukunft?

- Was denken die Angehörigen bzw. wesentlichen Bezugspersonen? Was sollte sich aus deren Sicht, mit Blick auf die Lebens- und Gesundheitssituation einschließlich der Handlungsbiographie, in Gegenwart und Zukunft zum Positiven ändern?

Die Inhalte und Themen, die im **Erstkontakt** auftauchen bzw. berührt werden, sind sowohl **Teil der Befunderhebung als auch erste Grundlage für Zielfindung, Zielsetzung und Zielformulierung.** Zudem ist bereits der Erstkontakt wesentlich für die **Gestaltung der therapeutischen Beziehung** (Schwaiger 2023).
Die **Haltung und Einstellung,** mit der ich als Gegenüber beobachte und wahrnehme, mit der ich im Raum bin, macht etwas mit dem gemeinsamen Feld (Knapp 2021), mit der Atmosphäre für unser gemeinsames Arbeiten, mit jenen Menschen, die ergotherapeutische Hilfe suchen bzw. überwiesen worden sind. Ein Interesse an und Blick auf (in der Ergotherapie insbesondere handlungs- und partizipations-) relevante Ressourcen, auf Fähigkeiten und Kompetenzen – trotz vorhandener, für die Zuweisung möglicherweise ursächlicher Problemstellungen – bringt eben diese Potenziale und vorhandenen Schätze zum Vorschein, stellt sie ins Licht. Dies ist im gesamten ergotherapeutischen Prozess bedeutsam.

Befunderhebung

Die Befunderhebung findet im KRAH®-basierten Arbeiten **prozessual** ab der Zuweisung bzw. Kontaktaufnahme bis zum Abschluss der diesbezüglichen ergotherapeutischen Arbeit statt. Die ergotherapeutische Befunderhebung zu Beginn des ergotherapeutischen Prozesses mit fachlich fundierter Auswahl **geeigneter Rahmenbedingungen** (Gestaltung des Settings – s. d.), **Vorgehensweisen, Erhebungsmethoden und -instrumenten** wird im KRAH®-Ansatz bereits als **Intervention** verstanden: Worauf dabei geachtet und was im Zuge dessen beachtet wird, ist Ausdruck dessen, was fachlich erfasst, verstanden, erkannt und zugeordnet wurde. Zugleich wirkt die Auswahl der Kriterien für die Befunderhebung und deren Kommunikation (z. B. an Klient:innen – Kinder, Jugendliche wie Erwachsene, an deren Angehörige und andere Berufsgruppen) auf das, worauf sie selbst infolgedessen achten und was sie mit der potenziell weiteren gemeinsamen Arbeit und mit „Ergotherapie" verbinden.
Zahlreiche Befunderhebungsinstrumente in der Gesundheitsversorgung fokussieren eine Vielzahl an möglichen Defiziten und Problemstellungen. Im KRAH®-basierten Arbeiten geht es sehr wohl (auch) um das **differenzierte Erkennen von Schwierigkeiten und Barrieren für wünschenswerte Handlungsperformanz, Teilhabe, Beziehung zu sich und dem Leben, Verwirklichungschancen.** Mindestens ebenso wichtig sind in der Befunderhebung allerdings das **Erkennen und Identifizieren von Ressourcen und Lösungsansätzen für ein kraftvolles, am Potenzial orientiertes gemeinsames Weitergehen.** Dies gilt nicht nur für die Arbeit in der Gesundheitsförderung, sondern ebenso für jegliches Setting, in dem Ergotherapeut:innen arbeiten.

Die ergotherapeutische Befunderhebung basiert in der Regel auf **mehreren Erhebungsquellen** und bildet eine Synthese u. a. aus:

- **Befundberichten** anderer Professionen (insbesondere Ärzt:innen, Psycholog:innen, andere Therapeut:innen);
- der wenn möglich verbalen, immer jedoch nonverbalen Mitteilung der die ergotherapeutische Hilfe aufsuchenden Person (z. B. im Rahmen des **Erstgesprächs**); damit verbunden:
- **Beobachtung** der Klientin/des Klienten (in der Regel) im Tun; Ausnahme sind einerseits Situationen, in denen die jeweilige Person gesundheitsbedingt nicht sichtbar „tun" kann – wie beispielsweise im Rahmen einer intensivmedizinischen Versorgung –, hier werden allerdings sämtliche beobachtbaren Aktivitäten und Antworten auf Impulse aus der Umwelt beobachtet; andererseits (seltenere) Beratungs- und Coaching-Settings, in denen die ergotherapeutische Intervention das unmittelbare Tun und die Handlungs-, Gesundheits- und Lebenskompetenzen mehrheitlich gesprächsbasiert stärkt (z. B. Arbeit mit Klient:innen mit Gesundheitsproblemen Post COVID [Costa 2023b]; ergotherapeutische Gesundheitsförderungsprogramme wie Bliib gsund, TATKRAFT oder LEBENSFREUDE – im Alltag tun, was gut tut®);
- **standardisierten Assessment-Instrumenten** für sämtliche Interventionsansätze, die für Ergotherapeut:innen relevant sind und die Person, ihre relevanten Handlungen und die jeweiligen Umgebungsbedingungen analysieren (vgl. auch Kap. Schönthaler, S. 94ff).

Für die Beobachtung von Klient:innen beim konkreten Tun sind insbesondere **Handlungsperformanzanalysen** (s. Downloadbereich) hilfreich (Costa et al. 2023). Diese können mithilfe des PEO-Modells oder anderer konzeptioneller ergotherapeutischer Modelle (Jerosch-Herold et al. 2004) Aspekte der Person, Handlung und jeweiligen Umwelt und deren wechselseitiger Beeinflussung systematisch erfassen und als Ausgangspunkt für den weiteren ergotherapeutischen Prozess nutzen.

In der Arbeit mit Eltern, die wegen der Probleme ihres Kindes bzw. der Herausforderungen im Leben mit ihrem Kind zur Ergotherapie kommen, können bereits im Befunderhebungsgespräch vermeintlich „paradoxe Interventionen" (und in dem Sinne hier „unerwartete Fragen") sowie ressourcenorientierte Fragen hilfreich sein, um die „Problemtrance" zu einer „Lösungstrance" zu entwickeln (vgl. Leeb et al. 2017; Müller & Hoffman 2002; Schmidt 2022).

Beispiel

Hier einige Beispiele für ressourcenorientierte Fragen in der ergotherapeutischen Arbeit, die auch für andere Zielgruppen angepasst werden können:

- Was schätzen Sie an Ihrem Kind besonders?
- Welche Talente haben Sie an ihm/ihr bereits bemerkt?
- Bitte erinnern Sie sich an eine Situation mit Ihrem Kind, die Sie besonders genießen konnten. Können Sie mir diese bitte beschreiben?
- Was gibt Ihnen Kraft, Ihren Alltag mit Ihrem Kind zu meistern?
- Was kann Ihr Kind besonders gut?
- Was tun Sie am liebsten miteinander?
- Welche Situationen erleben Sie als unbeschwert und fröhlich?

Allein durch Fragen dieser Art (die auch auf Erwachsene angepasst übertragen werden können) wird der Blick auf das, was bereits gelingt, was das Leben trotz aller Herausforderungen auf positive Weise erleben lässt, zu einem weiteren Angebot für die Aufmerksamkeit und den gemeinsamen Weg.
Weitere Ausführungen zu Wirkweisen dieser und weiterer Interventionen sind Teil (nicht nur) meiner weiterführenden Forschungsarbeiten und fließen in Aus- und Weiterbildungen ein. Sie, liebe Leserin, lieber Leser, mögen an dieser Stelle eingeladen sein, sich weiter in dieses für gelingende ergotherapeutische Arbeit bedeutsame Themenfeld zu vertiefen.

Befunderhebung ist Teil (nicht nur) KRAH®-basierter Intervention.

Kollaborative Zielfindung und Zielsetzung – Auftragsklärung

Im KRAH®-Ansatz wird der komplexe Prozess bis zur Zielformulierung als Teil der (ergotherapeutischen) Intervention verstanden (Costa 2016a; Costa et al. 2017). Dabei lassen sich folgende Prozessschritte unterscheiden, die für nachhaltiges (letztlich im jeweiligen Lebensalltag wirkendes) Arbeiten Beachtung und Zuwendung brauchen:

1. der partizipative Prozess der **Zielfindung**;
2. die kollaborative **Zielsetzung**;
3. die darauf aufbauende **Formulierung** des Interventions-(Therapie-)Ziels.

Wie bereits mehrfach betont, ist KRAH®-basiertes Arbeiten mit partizipativem Vorgehen verbunden. Partizipieren bedeutet Teil nehmen; dieses setzt Teil sein voraus. Damit die für den ergotherapeutischen Prozess relevanten Personen in den Prozess der Zielfindung und Zielsetzung involviert werden können, muss zunächst identifiziert werden, wer für das Gelingen der gemeinsamen Arbeit wesentlich und entsprechend Teil des Geschehens ist. Im Arbeitsfeld Pädiatrie ist ein – international insbesondere seit den 1990er Jahren empfohlener – familienzentrierter Ansatz in der therapeutischen und pädagogischen Frühförderung Good Practice. Mit dieser systemischen Sichtweise verbunden ist die Wahrnehmung nicht nur des Kindes, sondern seines familiären Umfelds – und das Eingehen auf die jeweiligen Notwendigkeiten. Eltern werden auf unterschiedliche Weise in das professionelle Vorgehen einbezogen. Im KRAH®-basierten Arbeiten sind mitunter sie vorübergehend oder parallel Klient:Innen in der gemeinsamen Arbeit, auch wenn auf dem Zuweisungsschein der Name ihres Kindes steht. Nur so kann es gelingen, nicht nur dem „System" Kind, sondern der gesamten Familie in ihrem gemeinsamen Lebensalltag passende handlungs- und partizipationsorientierte Hilfestellung zu geben. Darrah et al. haben 2009 zeitlich parallel zur Entwicklung des KRAH®-Ansatzes den sogenannten „Context therapy Approach" beschrieben. Auch in diesem wird die bedeutende Rolle jener Menschen, die für ein Kind soziale Umwelt darstellen, deutlich – und das damit verbundene *kontextsensible, partizipative, kollaborative Vorgehen.*

Auch das im KRAH®-basierten Arbeiten grundlegende PEO-Modell (Law et al. 1996) lässt das Eingehen auf die und Einbeziehen der unmittelbaren Bezugspersonen von

Klient:innen – unabhängig ihres Lebensalters und ihrer Gesundheitssituation – im ergotherapeutischen Prozess argumentieren.
Können Anliegen, Bedürfnisse, Hoffnungen, Erwartungen, Visionen, Träume, Ängste, Ressourcen und Hindernisse in einer offenen, wertschätzenden Begegnung mitgeteilt werden, so eröffnet dies u. a. die Chance auf tatsächlich individuell bedeutsame Ziele: personzentrierte, klientenzentrierte, familienzentrierte, alltagsrelevante, die Sinnerfahrung im Leben weiter eröffnende bzw. stärkende.

Im Prozess der Zielfindung und Zielsetzung (– allein für diesen Prozessschritt werden in anderen Settings Coaching-Prozesse zur Identifikation persönlich bedeutungsvoller Ziele für eine nächste Lebensphase initiiert! –) ist es notwendig und hilfreich, sich als Ergotherapeut:in die eigene Rolle im Hinblick auf das Gesamtgeschehen im Leben der betreffenden Menschen bewusst zu machen. Primär geht es um das Leben dieser Menschen, die uns zugewiesen wurden bzw. selbst bei uns Unterstützung suchen, um IHRE Lebensträume, IHR Erleben der Wirklichkeit, um das, was SIE freut, was IHNEN wertvoll und wichtig ist, was SIE belastet, freut, stärkt, ermutigt. Wir als Gesundheitsberufsangehörige sind in dem Kontext Dienstleister:innen und können unsere Expertise entsprechend den Anliegen, Bedürfnissen und Wünschen der Betroffenen anbieten, zur Verfügung stellen. Der gemeinsame Weg im KRAH®-basierten ergotherapeutischen Prozess wird als GEMEINSAMER Weg, als MITEINANDER verstanden; auf diesem Weg sind die Klient:innen (u. a. die Patient:innen selbst, deren Angehörige, Arbeitgeber:innen, ...) **Auftraggeber:innen.** Dies betrifft ausnahmslos sämtliche ergotherapeutischen Handlungsfelder – von der Gesundheitsförderung bis zum palliativen Setting.

Nicht immer sind die Anliegen und Ziele jener Menschen, die uns zugewiesen werden, und die ihrer Angehörigen, Pädagog:innen, Arbeitgeber:innen, Ärzt:innen (u. a. m.) identisch. Auch die Einschätzungen von Problemstellungen, vorhandenen Kompetenzen und Notwendigkeiten können divergieren (vgl. Costa & Lindenthal 2015). Hier gilt es, den (kleinsten) gemeinsamen Nenner zu finden: als Ergotherapeut:in das wahrzunehmen und zu erkennen, was die direkt und indirekt geäußerten Anliegen eint, was die unterschiedlichen Auftraggeber:innen verbindet.
Eine **gemeinsame Vision** könnte beispielsweise sein, „dass es das Kind einmal gut hat im Leben“. Aus dieser als geteilt identifizierten Vision können für den ergotherapeutischen Prozess dieser Vision „zuarbeitende“ Ziele gesetzt werden, die in der nahen Zukunft liegen („Nahziele“), die in etwa zwei bis drei Monaten erreicht werden können („mittelfristige Ziele“) sowie solche, die aus aktueller Perspektive erst in einem Jahr oder später realisierbar sein werden („Fernziele“).

Merke

Mit expliziter Berücksichtigung der Anliegen sämtlicher „Teilhaber:innen und Teilnehmer:innen“ und der Identifikation (zumindest) eines konkreten gemeinsamen Nenners können die partizipativ gesetzten Ziele besser erreicht werden, da sich (idealerweise, nach geglücktem Zielfindungs- und Zielsetzungsprozess) alle mit diesen (oder einem/einigen von ihnen) identifizieren und für deren (dessen) Erreichung engagieren. (Im Miteinander glücken Vorhaben in der Regel besser.)

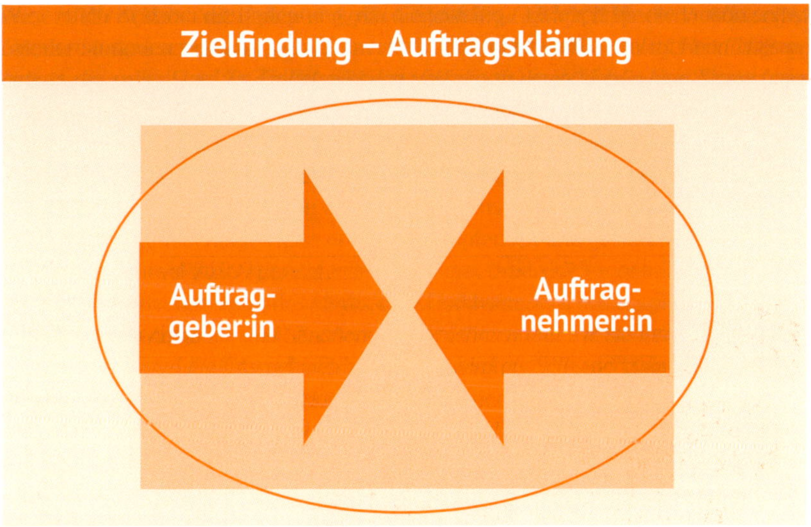

Graphik 1: Auftragsklärung im Prozess der Zielfindung (Costa)

Für den Prozess der Identifikation relevanter Ziele können u. a. folgende Überlegungen hilfreich sein:

- Was macht den aktuellen Alltag der jeweiligen Person(en) aus?
- Woran würden Sie bemerken, dass sich etwas zum Guten verändert/weiterentwickelt hat?
- Was würde das Leben aus heutiger Sicht leichter/farbiger/fröhlicher/schöner machen? (Auch an diesen Fragen wird deutlich, welch schönes Arbeitsfeld Ergotherapie beinhaltet!)
- Wenn unsere gemeinsame Zeit für Sie/Dich sinnvoll verbracht ist: Was wäre dann möglich?
- Wenn Sie sich alles erlauben konnten: Was würden Sie am liebsten tun/erleben?

Wie komplex der Prozess der Zielfindung, Zielsetzung, Zielformulierung und -evaluation ist, wird in Graphik 2 dargestellt:

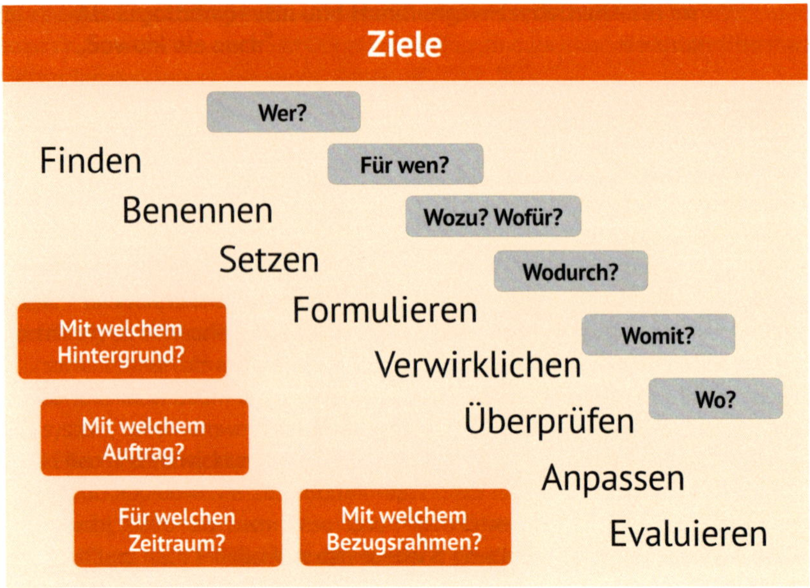

Graphik 2: Zielfindung, Zielsetzung, Zielformulierung (Costa 2023)

Merke

Ziele werden im KRAH®-basierten Arbeiten

- klientenzentriert (individualisiert)
- ressourcenorientiert
- alltagsrelevant und alltagsorientiert sowie
- handlungsorientiert
- partizipativ
- und orientiert an dem, was Gesundheit bzw. Lebensqualität von Einzelnen, Familien, Gemeinden, Bevölkerungsgruppen stärkt

gesucht, gefunden, gesetzt und formuliert

Die Zielformulierung folgt eben diesem Denken. Entsprechend dem aktuellen wissenschaftlichen Erkenntnisstand müssen gesetzte Ziele prozessual angepasst werden. Dies erfordert Wachheit und Aufmerksamkeit seitens der Ergotherapeutin/des Ergotherapeuten. Statt an formulierten Zielen in jedem Fall festzuhalten, gilt es, diese entsprechend der sich möglicherweise verändernden Gesundheitssituation bzw. den aktuellen Bedürfnissen der Klient:innen (und ihrer Umwelt) zu adaptieren. Dies ist insbesondere wichtig, wenn die anfangs gesetzten Ziele im Prozess nicht mehr relevant (entweder bereits erreicht oder aber durch eine Veränderung nicht mehr erreichbar bzw. erstrebenswert) sind. Auch bei ursprünglich SMART-formulierten Zielen ist das Wohl der Klientin/des Klienten immer ÜBER und VOR das zu Beginn der gemeinsamen Arbeit terminisierte und graduierte Ziel zu setzen. Dies erfordert

Beobachtungsgabe, analytische Fähigkeiten, heuristische Hypothesenbildung (vgl. u. a. Scientific Reasoning [Feiler 2003]), Empathie, Offenheit für Veränderung, ergotherapeutisches Handlungsrepertoire, Flexibilität, Responsivität und Kreativität seitens der Ergotherapeutin/des Ergotherapeuten.

Planung der Interventionen

Für die Planung der individualisierten, kontextsensiblen Interventionen ist es ebenfalls bedeutsam, den aktuellen wie den erwünschten Alltag, die Handlungsinteressen und Anliegen, die Gesundheitssituation und damit verbundenen Handlungsmöglichkeiten und -kompetenzen im Wesentlichen zu erkennen. Diese können sich im Laufe der gemeinsamen Arbeit auch immer wieder ändern. Als Hilfe zur Priorisierung der Interventionen und für deren prozessuale Adaptierung können u. a. folgende Fragen hilfreich sein:

Merke

- Was fördert positiv erlebbare Teilhabe am Leben für die Klientin/den Klienten und ihr/sein Umfeld?
- Was stärkt Handlungskompetenzen?
- Was eröffnet Handlungsmöglichkeiten?
- Was trägt zu Verwirklichungschancen bei?
- Was trägt zur Freude und Erfüllung bzw. zur Entlastung und Erleichterung bei?
- Was ist derzeit wirklich wesentlich für diese(n) Menschen?
- Was kann diesem Klienten/dieser Klientin Lebensqualität in der Gegenwart/in weiterer Zukunft bringen?

Zusammenfassend ist es im KRAH®-basierten Arbeiten in der Planung und Durchführung von Interventionen wichtig:

- auf vorhandene Ressourcen (der Person(en) selbst, der jeweiligen Umwelten und der den sinnstiftenden Handlungen innewohnenden) einzugehen und auf diesen aufzubauen. Diese sind als „fruchtbarer Boden“ zu verstehen.
- die Expertise der jeweiligen Menschen wahrzunehmen, sie wertzuschätzen und je nach Bedarf und Bedürfnissen der Klient:innen (Auftraggeber:innen) mit der eigenen fachlichen und menschlichen Expertise zum Wohle der Beteiligten zu ergänzen.
- Herausforderungen sowie Chancen im jeweiligen Lebensalltag in Verbindung mit den gesundheitsrelevanten Themenstellungen zu identifizieren.
- sich mit ergotherapeutischem *Selbst*bewusstsein als Dienstleister:in zu verstehen.
- Verwirklichungschancen („capabilities“) zu eröffnen, für die Betätigungsgesundheit förderliche Handlungs- und Partizipationsmöglichkeiten zu stärken oder zu erweitern und
- zu mehr Lebensqualität und Betätigungsgerechtigkeit im aktuellen und potenziell zukünftigen Alltag beizutragen.

- Sinn stiftende, persönlich bedeutsame und die Betätigungsgesundheit stärkende Handlungen sind (therapeutisches) Mittel und Ziel KRAH®-basierter Intervention (Costa 2011a; 2014a).

Weitere Beispiele für Interventionen in Beratung, Coaching, Begleitung und Therapie sind in Praxisbeiträgen dieses Buches auch in den folgenden Kapiteln ausgeführt.

Evaluation der gemeinsamen Arbeit

Diese findet, gleich der Befunderhebung und bedarfsorientierten, personalisierten und individualisierten, kontextsensiblen Anpassung von Zielsetzungen und ursprünglich geplanten Interventionen, **prozessual, in jeder Begegnungssituation, wie auch am Ende der gemeinsamen Arbeit** statt.

Die Evaluation des ergotherapeutischen Prozesses findet im KRAH®-basierten Arbeiten in der Regel **partizipativ,** d. h. (auch) gemeinsam mit der Klientin/dem Klienten statt; gegebenenfalls (insbesondere bei Kindern, Jugendlichen und pflegebedürftigen Personen) werden deren Angehörige und evtl. auch weitere relevante Zugehörige und Berufsgruppen (z. B. Pädagog:innen, Arbeitgeber:innen, Angehörige eines Pflegeberufs), das gemeinsame Team der/des bzw. um die Klientin/den Klienten mit einbezogen.
Die Mittel, Maßnahmen und Methoden sind ebenso vielfältig, wie sie der aktuellen ergotherapeutischen Berufspraxis entsprechen und beziehen sich, angepasst an die jeweilige biopsychosoziale Gesundheitssituation sowohl auf Handlungsrollen, Handlungsinteressen, Handlungsmotivation und Handlungsidentität als auch auf Handlungsperformanz und entsprechende zugehörige Fähigkeitskomponenten, Umweltaspekte und Analysen der jeweiligen Aktivitäten oder Handlungen.
Auch hier gilt, wie in allen Prozessschritten im KRAH®-Ansatz, ein **Sowohl als auch von Top-down UND Bottom-up.** Die ICF (Internationale Klassifikation der Funktionsfähigkeit, Behinderung und Gesundheit) kann dazu wertvolle Strukturhilfe und Anbindung an interprofessionelle Evaluation und Forschung bieten (Costa 2023a). Im KRAH® basierten Arbeiten bedeutet die Nutzung der ICF, sowohl auf Körperstrukturen und Körperfunktionen als auch auf Aktivitäten und Partizipation und sowohl auf kontextbezogene Umweltfaktoren als auch auf personbezogene Umweltfaktoren einzugehen (Costa 2023b).

Die Evaluation des ergotherapeutischen Prozesses ist einfacher, wenn das jeweilige Bezugsmodell – sei es ein interprofessionelles wie die ICF oder ein ergotherapeutisches – bereits Orientierung bietend in der Befunderhebung und möglicherweise auch für die Verlaufsdokumentation gedanklich leitend war. Wenn die Befunderhebung, Zielsetzung, Planung, Umsetzung und Dokumentation in Bezugnahme auf ein ergotherapeutisches (konzeptionelles) Theorie-Praxis-Modell wie beispielsweise das PEO, PEOP, KOMO/Bieler Modell, OPMA, CMOP-E oder das KAWA-Modell erfolgten, ist die Evaluation des ergotherapeutischen Prozesses im KRAH®-basierten Arbeiten ebenfalls im Sowohl-als-auch-Denken zu verorten:

- sowohl die Anliegen der Klientin/des Klienten selbst als auch die ihres/seines sozialen Umfelds;
- sowohl Fähigkeitskomponenten als auch Handlungsrollen;
- sowohl Handlungsperformanzanalysen als auch Orientierung an dem, was subjektive (und, wenn passend, auch objektive) Lebensqualität stärkt.

Neben den Fragen, *ob* und *in welcher Weise* die (gemeinsam) gesetzten Ziele erreicht wurden, sind im KRAH®-Ansatz auch folgende Fragestellungen wichtig:

- **Welche der ursprünglich (verbal oder/und nonverbal) mitgeteilten Anliegen der Klientin/des Klienten konnten erfüllt werden?**
- Welche wurden im Prozess modifiziert bzw. abgeändert? (Was führte dazu/war Anlass und ausschlaggebend dafür?)
- Gibt es ursprünglich für die gemeinsame Arbeit gesetzte Ziele, die sich im Verlauf als weniger *not*wendig als andere herausstellten?
- Was war ausschlaggebend dafür, dass die ursprünglich gesetzten Ziele nicht weiter richtungsweisend waren? *[Hier könnte auch eine notwendige Anpassung durch Erweiterung und Differenzierung der Wahrnehmung und Einschätzung sowohl der Therapeutin/des Therapeuten als auch der Klientin/des Klienten eine Rolle spielen] (oder aber:) Was hat deren Erreichung verhindert? [Analyse von Problemstellungen und/oder gesundheitsbezogenen oder situativen Veränderungen]*
- Welche Ziele konnten an deren Stelle bearbeitet und erreicht werden?
- Was hat dazu beigetragen, dass die gesetzten Ziele erreicht werden konnten?
- **Was ist von den gemeinsam gesetzten Zielen bereits im Alltag der Klientin/des Klienten angekommen?**
- **Was braucht wer für den gelingenden Transfer aus dem jeweiligen ergotherapeutischen Setting in den Lebensalltag** (ohne unmittelbare verfügbare ergotherapeutische Begleitung)? Was bedarf **noch weiterer Aufmerksamkeit und Beachtung? Von wem?** (Klient:in? Angehörige? Ergotherapeut:in? Anderer Berufsgruppe?)
- Was bedeutet das Erreichen und auch Nicht-Erreichen gesetzter Ziele im Hinblick auf den gegenwärtigen und zukünftigen Alltag der Klientin/des Klienten?
- Welche Interventionen sind im aktuellen Lebensalltag bereits angekommen?

Im Hinblick auf gelingenden Alltagstransfer – unabhängig vom Behandlungssetting – sei an dieser Stelle auf das entsprechende Kapitel (Costa & Hartmann, S. 38ff) hingewiesen.

Info

Um die Gestaltung ergotherapeutischer Prozesse an einem entsprechenden Theorie-Praxis-Modell zu orientieren und zugleich KRAH®-basiert zu verwirklichen, haben wir an der fh gesundheit in Innsbruck entsprechende Prozessbögen entwickelt, die wir zur eigenen Verwendung im Downloadbereich zur Verfügung stellen. Rückmeldungen dazu sind herzlich willkommen!

Dokumentation

Was dokumentiert wird und auf welche Weise dies für wen einsehbar ist, welche Aspekte wir in unserer prozessualen Dokumentation wie auch beim Verfassen von Befund-, Verlaufs- und Abschlussberichten sowie Gutachten inhaltlich fokussieren, beeinflusst nicht nur unser eigenes Denken, sondern auch die Wahrnehmung der Gegebenheiten der Leser:innen.

Dokumentation lenkt das, worauf wir achten, was wir be-merken und ist Ausdruck unseres Professionellen Reasonings. Zusätzlich zu Sachinhalten lassen sich anhand der Dokumentation Geschichten erzählen, entdecken und ableiten. Diese Verantwortung – dass eben das Geschriebene, auch im Gesundheitsversorgungskontext, Wirklichkeiten näher bringt und bestimmte Ausschnitte der Gesamtsituation eines oder mehrerer Menschen beschreibt – muss den Verfasser:innen dieser Dokumente bewusst werden und sein.

Eine einfache Möglichkeit zur Qualitätssicherung in dieser Hinsicht ist beispielsweise das Durchlesen des z. B. Übergabebefunds vor dessen Endredaktion nicht nur aus Sicht der weiterbehandelnden Berufskolleg:innen oder anderer Gesundheitsberufsangehöriger, sondern aus jener der/des Betroffenen selbst und deren/dessen Angehörigen. Auch sich vorzustellen, dieser Befundbericht gälte für einen selbst, kann mitunter hilfreich sein, um zu prüfen, wie diese geschriebene „Geschichte“ ankommen kann.

Grundsätzlich haben Patient:innen in Österreich Einsichtsrecht, was ihre klinischen Befunde betrifft. Unter der Leitung von Univ.-Prof. Dr. Burkhard Mangold (Univ.-Klinik für Kinder- und Jugendheilkunde Innsbruck) wurden Befunde, die Kinder, Jugendliche und ihre Familien betreffen, in der Regel so verfasst, dass sie den Betroffenen eine weitere Hilfe boten – und, aus einer systemischen Grundhaltung heraus, nicht nur die Problemstellungen, sondern auch die vorhandenen und weiterentwickelten Ressourcen und Lösungen beinhalteten. Dies habe ich für meine therapeutische Praxis übernommen und erhalte dazu bis dato positive Rückmeldungen sowohl von Klient:innen als auch von im Gesundheits-, Bildungs- und Sozialwesen arbeitenden Kolleg:innen, die diese durch die Betroffenen selbst erhalten.

Dabei sollen Gegebenheiten nicht „schöngefärbt“ werden, allein das Benennen des Sowohl-als-auch – der Problemstellungen wie auch der Ressourcen und Lösungen – macht einen großen (potenziell ermutigenden und anerkennenden) Unterschied.

Für Forschungsarbeiten und wissenschaftliche Evaluierungen ergotherapeutischer Interventionen ist entsprechende Dokumentation grundlegend. Dies wurde u. a. auch in den diesem Buch zugrunde liegenden Forschungsarbeiten zu KRAH®-basiertem Arbeiten durch die Gestaltung der Dokumentation des gesamten ergotherapeutischen Prozesses berücksichtigt (z. B. Costa 2014a; b; Costa et al. 2017; Costa & Lindenthal 2015; Costa et al. 2021; Costa et al. 2023; Zeisler 2023).

Nach Ausführungen zu Assessments von Erna Schönthaler geht Danielle Belleflamme im übernächsten Kapitel beispielhaft auf Dokumentation im KRAH®-basierten Arbeiten ein und bezieht sich insbesondere auf die im Rahmen meiner PhD-Arbeit entwickelten Dokumentationsbögen (s. Downloadbereich).

KRAH®-Kriterien und Assessments

Erna Schönthaler

Die Informationssammlung – die Befundung – steht am Beginn des therapeutischen Prozesses und hat sowohl inhaltlich als auch auf Ebene der Beziehung eine zentrale Funktion für den weiteren Verlauf der Therapie und die Zusammenarbeit von Klient:in und Therapeut:in. Die Mittel und Methoden, die in dieser Phase eingesetzt werden können, sind sehr vielfältig: Gespräche, Beobachtungen, Fragebögen und Messungen. Diese Methoden können frei, strukturiert oder standardisiert durchgeführt werden. Alle Formen der Informationssammlung von der informellen Beobachtung bis zur hoch strukturierten Testung können wichtige und wertvolle Hinweise für Diagnostik, Prognose und Behandlungsplanung liefern (Hinojosa et al. 2014; Schönthaler 2016). Sobald die Therapieziele vereinbart sind, sollte bereits zu Beginn des Prozesses überlegt werden, mit welchen Methoden die Fortschritte später evaluiert werden. Die Outcome-Assessments, mit denen die Effekte der Therapie belegt werden, müssen auch in der Ersterhebung eingesetzt werden – nur so können Veränderungen erfasst werden.
Dieses Kapitel soll Denkanstöße zur Auswahl von Assessments unter dem Aspekt der KRAH®-Kriterien geben. Dabei geht es nicht darum, welches eine Assessment all diese Kriterien erfüllt, sondern wie klientenzentriertes, ressourcenorientiertes, alltagsorientiertes und -relevantes sowie handlungsorientiertes Arbeiten in der Befundung und Outcome-Erhebung umgesetzt werden kann. Im Folgenden wird jedes KRAH®-Kriterium diskutiert und beispielhaft werden einige Assessments genannt. Viele Assessments können mehreren KRAH®-Kriterien zugeordnet werden und jedes ergotherapeutische Assessment kann in einer speziellen Situation genau das passende Assessment sein. Ziel dieses Beitrags ist es nicht, möglichst viele Assessments zu nennen, sondern das Professionelle Reasoning anhand von Beispielen transparent zu machen. Wie in anderen Texten wird auch hier der Begriff Assessment als Überbegriff für unterschiedliche Erhebungsverfahren verwendet (Hinojosa et al. 2014, Schönthaler 2016). Einige Verfahren werden nur genannt, manche kurz beschrieben; für weiterführende Informationen wird auf die jeweiligen Handbücher verwiesen.

Klientenzentrierung

Zentral für ein klientenzentriertes Vorgehen in der Befundung ist es, Klient:innen eine Stimme zu geben, ihre Anliegen zu erfragen und ihre Einschätzungen einzuholen (le Granse & Kuiper 2019). Es ist offensichtlich, dass Assessments, die von Ergotherapeut:innen entwickelt wurden, um die Betätigungsanliegen zu erfragen und zu priorisieren, dieses Kriterium erfüllen. Aber auch andere Assessments, die bewusst die Sichtweise von Klient:innen einholen, können dazu gezählt werden.

Das COPM (Canadian Occupational Performance Measure) (Law et al. 2020) und das OSA (Occupational Self Assessment) (Baron et al. 2018) bzw. COSA 2.2 (Child Occupational Self Assessment) (Reis et al. 2022) sind wohl die bekanntesten Assessments, die nach den Betätigungsanliegen, den Einschätzungen der Klient:innen und ihren Zielen für den weiteren Therapieverlauf fragen. Erst seit Kurzem in einer deutschen Version verfügbar sind das ACS (Activity Card Sort) (Trickes & Hörnle 2019) und das Foto-Interview (Onderwijscentrum Leijpark 2019). Das ACS besteht aus Bildkarten mit instrumentellen Aktivitäten des täglichen Lebens, Freizeitaktivitäten und sozialen Aktivitäten älterer Erwachsener. Das Foto-Interview beinhaltet ca. 100 Fotos mit Alltagsaktivitäten von Kindern im Schulalter. Beide Bildersets wurden entwickelt, um das Gespräch über Alltagsaktivitäten zu unterstützen. Das Betrachten und Sortieren der Bilder schaffen einen gemeinsamen Fokus und regen zu Assoziationen und Berichten über den Alltag an. Alle genannten Assessments erfüllen auch die Kriterien der Alltagsorientierung und Alltagsrelevanz.
Wenn es wichtige Bezugspersonen für den Alltag der Klient:innen gibt, wird vom Klientensystem gesprochen und Eltern, Partner:innen, Pädagog:innen werden in die Befundung einbezogen. So kann das COPM auch mit Angehörigen durchgeführt werden und das PEAP (Pädiatrisches Ergotherapeutisches Assessments) (Kraus & Romein 2015) beinhaltet neben Fotokarten für das Gespräch mit den Kindern auch einen Fragebogen für Eltern und Pädagog:innen.
Im erweiterten Sinn sind auch jene Assessments klientenzentriert, die nach der Einschätzung und Sichtweise der Klient:innen fragen, wie es z. B. beim DASH (Disability of the Arm Shoulder and Hand) (Kennedy et al. 2011) der Fall ist.
Um ein klientenzentriertes Vorgehen in der Befundung handelt es sich auch dann, wenn genau jene Assessments durchgeführt werden, die für die ergotherapeutische Diagnostik und Therapieplanung erforderlich sind, und kein „Standardpaket" an Testverfahren mit allen Klient:innen „durchgezogen" wird.

Ressourcenorientierung

Assessments, die nicht nur nach den Problemen fragen, sondern auch die Stärken hervorheben und würdigen, können als ressourcenorientiert bezeichnet werden. So wird z. B. im OSA, COSA oder PEAP nicht nur danach gefragt, in welchen Bereichen es Probleme oder Anliegen gibt, sondern es wird auch erfragt, welche Fertigkeiten gut gelingen. Das Würdigen der Stärken lenkt den Fokus weg von der Problemzentrierung und hebt Stärken hervor, die ermutigen und als Ressource im aktuellen Prozess eingesetzt werden können.
Im Foto-Interview (Onderwijscentrum Leijpark 2019) sind – wie im KRAH®-Ansatz – Inhalte der positiven Psychologie und der Denkweise des Growth Mindset (Dweck 2017) enthalten. Im ersten Schritt werden Karten mit Alltagsaktivitäten sortiert und das Kind wird gefragt, welche Fertigkeiten es verbessern möchte, welche bereits gelingen und welche es nicht benötigt oder verbessern möchte. Im zweiten Schritt wird das Kind angeleitet, sich vorzustellen und zu schildern, wie es ist, wenn die als Ziel vereinbarte Fertigkeit bereits gelingt und welche Vorteile dies bringt. Im weite-

ren Prozess werden die Stärken erfragt und das Kind aufgefordert, zu berichten, was es bereits gelernt hat. Gemeinsam wird überlegt, ob die individuellen Stärken und frühere Lernstrategien für das Erreichen des aktuellen Ziels eingesetzt werden können. Eine starke intrinsische Motivation hilft, Ausdauer und Energie für das Arbeiten an Zielen zu aktivieren. Ganz gezielt wird das Kind darauf vorbereitet, dass ein Lernprozess meist kein linearer Weg ist, manchmal langsam vorangeht und es Rückschläge geben kann. Bereits beim Planen der weiteren Interventionen wird überlegt, welche Hilfen und „Werkzeuge" beim Lernen unterstützen können. Coaching-Techniken und das Aktivieren der persönlichen Ressourcen sind integrale Bestandteile des Foto-Interviews.

Alltagsorientierung, Alltagsrelevanz

Ziel jeder ergotherapeutischen Intervention ist es, Klient:innen in ihrer Handlungsperformanz im Alltag zu stärken oder sie mehr in die für sie wichtigen Handlungen einzubeziehen (Occupational Performance and Engagement) (Townsend & Polatajko 2013). Eine genaue Performanzanalyse (Polatajko et al. 2000) der als Ziel vereinbarten Alltagsaktivitäten sollte daher Bestandteil jeder ergotherapeutischen Befundung sein. Das differenzierte Beobachten der Ausführung unter Berücksichtigung der Interaktion von Person, Handlung und Umwelt gibt Aufschluss darüber, welche Handlungsschritte gelingen und in welchen Teilschritten Probleme bestehen. Die besten Informationen erhalten Ergotherapeut:innen, wenn sie Klient:innen in ihrem natürlichen Umfeld beobachten. Ist dies nicht möglich, können Videoaufnahmen aus dem Alltag die Beobachtungen im Therapieraum ergänzen.

Info

Alltagsorientiert sind all jene Assessments, in denen die aktuellen Fertigkeiten in den Alltagsaktivitäten und deren Kontextfaktoren erfasst werden. Viele Assessments erheben einen Alltagsbereich, wie z. B. ADL/I-ADL-Fertigkeiten, Produktivität, Freizeit oder Erholung, andere erfassen nur spezifische Aktivitäten in einem dieser Bereiche. Zu den ADL-Assessments zählt der FIM (Functional Independence Measure) (Lüthi 2009), der SINGER (Selbständigkeits-Index für die neurologische und geriatrische Rehabilitation) (Funke et al. 2017) oder der PEDI-D (Pediatric Evaluation of Disability Inventory) (Haley et al. 2014). Arbeitsfähigkeiten können mit dem Worker Role Interview (Braveman et al. 2007) oder dem Osnabrücker Arbeitsfähigkeitenprofil (Wiedl & Uhlhorn 2006) erhoben werden und das School Setting Interview (Hemmingsson et al. 2012) erfasst, ob die Umweltadaptierungen in der Schule passend für das jeweilige Kind sind. Für Freizeit, Erholung und Spiel stehen einige Verfahren für Kinder und Jugendliche zur Verfügung, z. B. der Test of Playfulness (ToP) (Skard & Bundi 2011). Mit der Interessen-Checkliste (Kielhofner et al. 2016) oder dem ACS (Activity Card Sort) können Vorlieben von Erwachsenen erfragt werden.

Die Einschätzung der Alltagsfertigkeiten wird in den unterschiedlichen Verfahren verschieden ausgeführt. In manchen Verfahren beobachtet die Therapeutin/der Therapeut die Ausführung und bewertet sie, in anderen werden die Klient:innen befragt und in manchen werden Teammitglieder oder Angehörige in die Erhebung einbezogen. Die Sichtweise jeder der genannten Personengruppen hat ihre Bedeutung und

Berechtigung (vgl. Kap. Costa, S. 29ff; 80ff). Wenn in einem Befundbericht die Alltagsfertigkeiten einer Klientin/eines Klienten beschrieben werden, sollte eindeutig erkennbar sein, wessen Einschätzung und/oder Bewertung dargestellt wird.
Dass Assessments, die Alltagsfertigkeiten erfragen und bewerten, alltagsorientiert sind, ist offensichtlich. Wenn es für die Diagnostik und Planung des weiteren Therapieprozesses wichtig ist, kann auch ein Assessment alltagsrelevant sein, mit dem spezielle Körperfunktionen oder Fähigkeiten erhoben werden. Wie bereits unter „Klientenzentrierung“ erwähnt, muss jedoch immer überlegt und geprüft werden, ob das Durchführen dieses Assessments wichtige und erforderliche Informationen für den Therapieprozess der individuellen Klientin/des individuellen Klienten liefert und nicht nur aus reiner Routine und Gewohnheit durchgeführt wird.

Handlungsorientierung

Handlungen sind Tätigkeiten, die für die jeweiligen Klient:innen sinn- und bedeutungsvoll sind (Townsend & Polatajko 2013; vgl. Kap. Costa, S. 17ff; 29ff). Als handlungsorientiert können daher jene Assessments bezeichnet werden, die auf sinnstiftende und bedeutungsvolle Aktivitäten der Klient:innen fokussieren. Dies kann sowohl in Form eines Gesprächs über im Leben dieser Person(en) sinnvolle Handlungen als auch im Rahmen von Beobachtungen der Klient:innen im Tun stattfinden. Assessments wie das COPM, das Foto-Interview oder das ACS, in denen die Bedeutung von Betätigungen thematisiert wird, sind handlungsorientiert. Wenn Klient:innen bei der Ausführung von Alltagsaktivitäten beobachtet werden, wie es bei vielen alltagsbezogenen Assessments vorgesehen ist, so ist diese Art der Befunderhebung per se handlungsorientiert. Jede Handlungsperformanzanalyse (vgl. Downloadbereich Costa et al. 2022c; 2024) von Alltagsfertigkeiten, wie die Dynamische Performanzanalyse (Polatajko et al. 2000) oder das AMPS (Assessment of Motor and Process Skills) (Fisher & Bray Jones 2012), ist handlungsorientiert.
Wenn die Einschätzung von Körperfunktionen auf der Beobachtung basiert, wie sinnstiftende und bedeutungsvolle Tätigkeiten ausgeführt werden, dann kann auch diese Fähigkeitsanalyse als handlungsorientiert bezeichnet werden. Das Pediatric Volitional-Questionnaire für Kinder (Basu et al. 2006), das SCOPE (Kurzes Betätigungsprofil für Kinder) (Bowyer et al. 2011) oder das MOHOST (Model of Human Occupation Screening Tool) (Parkinson et al. 2005) können als handlungsorientierte Assessments bezeichnet werden. Die Einschätzungen der Therapeutin/des Therapeuten basieren auf der Beobachtung des Handelns der Klientin/des Klienten. Es gibt nur wenige betätigungsbasierte standardisierte Assessments zur Bewertung von Körperfunktionen. Oft geben Ergotherapeut:innen ihren Klient:innen einen Handlungsauftrag und versuchen durch die Beobachtung der Ausführung die Fähigkeiten der Person einzuschätzen. Wenn z. B. eine Therapeutin einem Jugendlichen den Auftrag gibt, ein Werkstück aus Einzelteilen zusammenzubauen, und dabei versucht, die exekutiven Funktionen einzuschätzen, so kann dies als handlungsorientiertes Vorgehen bezeichnet werden. Assessments, die kein sinn-/bedeutungsvolles Tun zum Inhalt haben, sind nicht handlungsorientiert. Wird z. B. die Aufmerksam-

keit in isolierten Papier-Bleistift-Aufgaben bewertet, so muss das Befundergebnis im Sinne einer handlungsorientierten Befunderhebung erst kontextualisiert werden.

In diesem Kapitel wurde der Einsatz von Assessments anhand der KRAH®-Kriterien reflektiert. Wenn Ergotherapeut:innen im Befundungsprozess die Alltagsanliegen der Klient:innen erheben (klientenzentriert und alltagsorientiert), ihnen die Möglichkeit geben, ihre individuellen Stärken zu zeigen (ressourcenorientiert) und ihre Klient:innen bei bedeutungsvollen Tätigkeiten beobachten (handlungsorientiert), werden alle KRAH®-Kriterien erfüllt.

Dokumentation und der KRAH®-Ansatz

Danielle Belleflamme

Ein wesentlicher Bestandteil ergotherapeutischer Interventionen ist die Dokumentation des Therapieprozesses. Im ungünstigsten Fall wird sie als lästige Pflicht wahrgenommen und dient Therapeut:innen lediglich als Gedächtnisstütze bis zur nächsten Therapieeinheit. Sinnvoll strukturiert und genutzt, kann sie den therapeutischen Prozess aber maßgeblich positiv beeinflussen. Die Frage, ob es möglich ist, mittels Veränderung des Dokumentationsformats auch das Professionelle Reasoning der Ergotherapeutin/des Ergotherapeuten und/oder den therapeutischen Prozess (positiv) zu beeinflussen, wurde von Costa (2014a) bereits positiv beantwortet.

Im Kontext der Entwicklung des KRAH®-Ansatzes wurde von Ursula M. Costa unter anderem auch ein Verlaufsdokumentationsbogen (s. Downloadbereich) entwickelt und erprobt, der es Ergotherapeut:innen ermöglicht, die jeweilige Intervention schnell und effizient sowie zielgerichtet und umfassend zu dokumentieren. Zusätzlich unterstützt diese Form der Dokumentation dabei, die KRAH®-Prinzipien im Blick zu behalten und die Therapie entsprechend weiter zu planen. Ursprünglich wurde der Bogen für die Untersuchung ergotherapeutischer Interventionen im Fachbereich Pädiatrie entwickelt. Die Übertragung in andere Fachbereiche sollte aber leicht möglich sein, da primär die Handlungen und Überlegungen der Ergotherapeutin/des Ergotherapeuten festgehalten werden. Costa (2014a) weist in ihrer Dissertation ausdrücklich darauf hin, dass die Ergotherapeut:innen, die an der Studie teilgenommen haben, wiederholt das Feedback gegeben haben, dass in dem Verlaufsdokumentationsbogen „dokumentiert werden kann, was wir wirklich tun" (Costa 2014a, S. 239). Die Verlaufsdokumentationsbögen sind daher unabhängig von spezifischen Therapiemethoden oder unterschiedlichen Arten der Intervention gut anwendbar und in der Regel auch leicht nachvollziehbar.

Was wird denn nun dokumentiert? Neben **allgemeinen Daten** werden in einem ersten Schritt die **Anliegen** der Klient:innen, die **Zielsetzungen** (aufgegliedert in Körperfunktion, Aktivität und Partizipation) sowie sonstige für den gesamten Therapieblock wesentliche Informationen festgehalten.

Die eigentliche **Verlaufsdokumentation** beginnt mit der Erhebung von **Informationen aus dem Alltag** der Klientin/des Klienten sowie einer Reflexion, wie bzw. inwiefern der Transfer aus dem und in den Alltag gelingt (vgl. Kap. Costa & Hartmann, S. 38ff). Auf diese Weise wird mit jeder Einheit erneut der **Blick auf die Lebenswelt** und den Alltag (z. B. des Kindes, der Familie, des Klientensystems usw.) gerichtet und somit an die **Alltagsorientierung** der Intervention erinnert. Außerdem wird das Ziel für die jeweilige Behandlungseinheit festgesetzt. Dadurch ist es am Ende der Stunde einfacher, unmittelbar zu überprüfen, ob Klient:in und Ergotherapeut:in sich in die miteinander geplante Richtung bewegen und ob beispielsweise noch etwaige Anpassungen bzw. Veränderungen notwendig sind.

Diese Reflexion der ergotherapeutischen Maßnahmen bzw. des Prozesses wird zusätzlich durch eine tabellarische Dokumentation des Stundenverlaufs unterstützt. Hier kann der/die Ergotherapeut:in das von ihm/ihr gestaltete **Angebot** (z. B. verwendete Materialien, durchgeführte Handlungen, Umweltgestaltung) beschreiben und die jeweilige Hilfestellung bzw. zusätzliche therapeutische Interventionen spezifizieren. Dass dann noch einmal gezielt nachgefragt wird, ob das **Material,** die **Aktivität** oder die **Umwelt** angepasst wurden, ob **Hilfestellungen in der Ausführung** angeboten wurden und wie diese konkret ausgesehen haben (z. B. verbale Unterstützung, begleitendes Führen, andere Hilfe) kann den/die Ergotherapeut:in dazu anregen, seine/ihre eigenen Handlungen zu reflektieren und für die nächste Stunde entsprechend zu adaptieren. Damit verändert sich die Dokumentation von einer Beschreibung dessen, was der/die Klient:in gemacht hat, zu einer tatsächlichen Aufzeichnung der ergotherapeutischen Maßnahmen, Mittel und Methoden. Hinzu kommt, dass manche der (intuitiv erfolgten, gewohnten oder unbewussten) Interventionen dem/der Klient:in wie auch dem/der Ergotherapeut:in durch die Verschriftlichung bewusster werden, was eine Wiederholung – oder Veränderung, Verbesserung, Anpassung – oft möglich macht. Und gerade die Frage nach den Hilfestellungen ist für den Transfer in den Alltag höchst relevant. Wenn, im dafür passenden Fall, diese Informationen an die Bezugspersonen des/der Klient:in weitergegeben werden, können diese den/die Klient:in zu Hause in ähnlicher Weise unterstützen.

Bleiben wir noch für eine kurze Weile bei den Hilfestellungen und betrachten beispielhaft die *verbale Unterstützung*. Bei der im Rahmen meiner Masterarbeit durchgeführten Analyse von Verlaufsdokumentationsbögen, die von in der Praxis tätigen Ergotherapeut:innen ausgefüllt worden waren, stellte sich heraus, dass diese Art der Unterstützung bei Kindern von 5 bis 8 Jahren die meisten Nennungen erhielt (Belleflamme 2020). Ergotherapeut:innen geben eine Vielzahl unterschiedlicher verbaler Hilfestellungen: Sie erklären, stellen Fragen, erinnern, ermutigen, machen Vorschläge, verbalisieren Bewegungsabläufe u. v. m. Dies darf man aber noch etwas genauer betrachten: Ergotherapeut:innen sind aufgrund ihrer Fähigkeit, Aktivitäten im Detail zu analysieren, in der Lage, Handlungen auch in ihren Erklärungen soweit zu vereinfachen und in Einzelschritte zu zerlegen, dass ein Kind/Jugendlicher/Erwachsener seinem Entwicklungs- und Gesundheitszustand entsprechende Informationen bekommt, die ihm/ihr aus diesem Grund auch tatsächlich weiterhelfen (American Occupational Therapy Association 2018). Stellen Ergotherapeut:innen Fragen, die an die Lösung des Problems heranführen, oder erinnern sie an bereits erlernte, handlungsbezogene Kompetenzen, machen Klient:innen die Erfahrung, dass sie die Lösung in sich tragen und/oder selbst finden können. Bekommen Klient:innen durch das Verbalisieren von Bewegungsabläufen eine unmittelbare Rückmeldung zum eigenen aktuellen Handeln, so wird ihre Selbstwirksamkeitserfahrung auf diese Weise sogar noch einmal verbal bestätigt. Genau festzuhalten, was der/die Therapeut:in getan hat, und welche Auswirkungen dies auf die Handlungsfähigkeit des/der Klient:in hatte, ist also mehr als sinnvoll!

Während für manche Klient:innen unterschiedliche Arten der verbalen Unterstützung besonders hilfreich sein mögen, sind es für andere Klient:innen wahrscheinlich andere Arten der ergotherapeutischen Unterstützung, die besonders hilfreich sind: Die Umgebungsvorbereitung und -adaptierung kann unter Umständen entscheidend für die selbstständige(re) Umsetzung von Handlung sein. Manche Klient:innen brauchen ein unmittelbares Modell, um eine Handlung Schritt für Schritt imitieren zu können, oder müssen mehrmals durch eine Handlung geführt werden, bevor sie sie alleine meistern. All dies kann in der KRAH®-Dokumentation festgehalten werden. Es erleichtert auch die Klientenübergabe von einem/einer Therapeut:in zum/zur anderen, da in der Dokumentation nicht „nur" steht, was der/die Klient:in gemacht hat, sondern auch, welche ganz spezifischen Interventionen von dem/der Therapeut:in gesetzt wurden.

Im weiteren Verlauf werden in dem von Costa (2009) zur wissenschaftlichen Untersuchung ergotherapeutischer Interventionen und Outcomes entwickelten Verlaufsdokumentationsbogen dann noch das Kind betreffende **Beobachtungen abgefragt,** sie sind untergliedert in *Handlungsmotivation, Qualität der Ausführung der Tätigkeit (Handlungsperformanz)* sowie *Verhalten* und *Ausdruck.* Dabei handelt es sich um (Aus-) Wirkungen (Outcomes) z. B. ergotherapeutischer Interventionen (vgl. Costa 2014b). Dieser Teil des Dokumentationsbogens müsste für die Arbeit mit anderen Klientengruppen evtl. noch einmal überarbeitet werden, wäre dann aber auch bei diesen anwendbar und sinnvoll.

Abgeschlossen wird der Dokumentationsbogen mit der Frage nach eventuell durchgeführter **Elternarbeit,** einer **Schlussfolgerung** sowie dem möglichen **Transfer in den Alltag.**

Gründliche und nachvollziehbare Dokumentation erhöht für Ergotherapeut:innen nicht nur die Qualität ihrer Arbeit. Sie macht auch sichtbar, was Ergotherapeut:innen tun. Sie zeigt – bei genauer Betrachtung – idealerweise auf, warum manches in der Therapie schon funktioniert, im Alltag aber noch nicht. Weil Ergotherapeut:innen hier notieren, wie sie die Rahmenbedingungen mitbedenken und -gestalten, wie sie unterstützen und warum, und wie der/die Klient:in im Verlauf einer Therapieeinheit (re)aqiert, wird die Therapie transparent. Im Rahmen der oben angeführten Masterarbeit (Belleflamme 2020) wurde die Verlaufsdokumentation der ergotherapeutischen Interventionen bei acht Kindern, durchgeführt von sechs unterschiedlichen Ergotherapeut:innen, analysiert. Bereits aus diesem relativ kleinen Datensatz ließen sich erste vorsichtige Rückschlüsse auf Wirkfaktoren in der Ergotherapie ziehen. Kaum vorstellbar, welche Schlüsse man aus dem umfangreichen Datenmaterial ziehen könnte, das Ergotherapeut:innen im Rahmen ihrer täglichen Arbeit erstellen. Für die evidenzbasierte Weiterentwicklung der Ergotherapie wäre so eine strukturierte und einheitliche Vorgehensweise von unvorstellbarem Wert.

KRAH®-basiertes Coaching in der Ergotherapie

Ursula M. Costa & Nadine Scholz-Schwärzler

Handlungsrollen prägen den Alltag und das Handeln von Menschen. Dies betrifft sowohl jene, mit denen Ergotherapeut:innen als Professionsangehörige in Kontakt kommen, wie auch den eigenen beruflichen Alltag als Ergotherapeut:innen (vgl. Kap. Harrer, S. 54ff). Die aktuell verfügbaren Kompetenzprofile sowohl im deutschsprachigen als auch im internationalen Kontext zeigen auf, welche Kenntnisse, Fertigkeiten, Einstellungen und Haltungen in der Ausübung berufsspezifischer Handlungsrollen von Ergotherapeut:innen erwartet werden (ACOTRO, ACOTUP & CAOT 2021; Frank et al. 2015; DVE 2020; Ergotherapie Austria 2019; Peterko et al. 2019a, b). Diese Kompetenzbereiche sollten Ergotherapeut:innen einbringen, um

- die Beziehungen und Transaktionen von Person, Handlung, Umwelt und deren Korrelationen zu biopsychosozialer und Betätigungsgesundheit zu erfassen (Costa 2014a);
- therapeutische und berufliche Beziehungen zu gestalten;
- diese in ergotherapeutischen Prozessen zu berücksichtigen;
- danach das eigene Vorgehen auszurichten;
- den Kontext der jeweiligen Tätigkeit zu erfassen, zu berücksichtigen und darin zu handeln;
- eine Best Practice durch evidenzbasiertes Arbeiten sicherzustellen (vgl. WFOT 2016, S. 29).

KRAH®-basiertes Coaching in der Ergotherapie

Ergotherapeut:innen haben in den vergangenen Jahren ihr Portfolio an beruflichen Handlungsrollen zunehmend um die Rolle des Coaches erweitert (Radatz 2006; Kessler & Graham 2015; Kufner & Scholz-Schwärzler 2012; 2019). Ergotherapeutisches Coaching wird nicht nur im KRAH®-basierten Arbeiten als eine Schlüsselfertigkeit angesehen, um die Handlungsfähigkeit und Handlungsperformanz von Klient:innen gemeinsam mit ihnen und ihren Angehörigen – partizipativ – (wieder-) zu entdecken. Dies kann als Berufsgruppenangehörige:r gelingen, indem wir unsere Gegenüber darin schrittweise begleiten und unterstützen eigene Lösungen für Handlungs- und Partizipationsprobleme im eigenen Lebensalltag und in der eigenen Lebenswelt zu (er-)finden (vgl. Costa 2016b).

Townsend und Polatajko (2007; 2013) beschreiben in den Ausführungen zum Canadian Model of Occupational Performance and Engagement (CMOP-E) den Gegenstandsbereich der Ergotherapie. Sie geben mit den zugehörigen Enablement Skills Fertigkeiten an, welche Ergotherapeut:innen bewusst nutzen können, um ihren Klient:innen Handlungen, ein „sich einbezogen" Fühlen und somit Partizipation in der soziokulturellen Umwelt zu ermöglichen. Im Hinblick auf das Enablement Skill

„Coach" betonen Townsend und Polatajko (2007; 2013), dass – im Unterschied zu anderen Coaching-Strategien – im ergotherapeutischen Coaching der Fokus auf Handlungskompetenzen und Durchführungsmodalitäten liege.

Merke

> Im KRAH®-basierten Coaching wird dieser Fokus auf Handlungskompetenzen und Durchführungsmodalitäten um den auf Handlungsmöglichkeiten und Verwirklichungschancen erweitert (vgl. Costa 2014a).

Im Occupational Performance Coaching (OPC) (Graham et al. 2021) werden durch ergotherapeutisches Coaching im ergotherapeutischen Prozess auch Bezugspersonen in der (Weiter-)Entwicklung ihrer Handlungsfähigkeit in deren Alltag unterstützt. Wie auch der KRAH®-Ansatz basiert das zu gleicher Zeit entwickelte OPC auf Befähigungsprinzipien, Familienzentrierung und betätigungs-/handlungsbasierten Praktiken (Graham et al. 2021).

Merke

> Im Unterschied zum OPC wird im KRAH®-basierten Arbeiten genau analysiert, wer in der jeweiligen Situation Klient:in ist; Eltern werden nicht alleine als soziale Umgebung ihres Kindes in ihrer Handlungsrolle als Mutter/Vater dazu eingeladen, ihr Kind entsprechend bestimmter Normen und Regeln zu fördern, sondern der wertschätzende Blick auf sie betrifft sie als Menschen in ihren Handlungskompetenzen und Problemstellungen. So werden sämtliche Lebensbereiche auch aus Sicht der Eltern bewusst bedacht, um systemisch bezogen familienzentriert und salutogen stärken zu können. Dabei können im KRAH®-basierten Arbeiten auch Eltern Klient:innen mit eigenen Anliegen sein und/oder werden.

Pentland et al. (2016) sehen Coaching in der Ergotherapie als längeren Prozess der Arbeit mit den Klient:innen mithilfe eines „Action-Reflection-Learning-Planning-Zyklus" (OECD 2019; Pentland et al. 2016); dieser soll dabei unterstützen, eigene Strategien für Herausforderungen im Bereich der eigenen Handlungen und Partizipation zu finden sowie Fähigkeiten und Fertigkeiten im Alltag (weiter) auszubilden. Ziel ist hier neben der bereits genannten Strategieentwicklung das Gefühl der Steigerung der eigenen Zufriedenheit bei der Aus- und Durchführung von individuell bedeutungsvollen Handlungen und dabei das Wahrnehmen und Verwirklichen von Handlungsinteressen und -bedürfnissen.

Menschen in einen angstfreien, vertrauensvollen therapeutischen Prozess zu involvieren, gilt als Grundlage für die gemeinsame Beziehungsgestaltung im ergotherapeutischen Alltag (Costa et al. 2022c; Grajo et al. 2018; Mosey 1986). Ergotherapeut:innen, die in klinisch-psychiatrischen Einrichtungen tätig sind und auch das häusliche Umfeld ihrer Klient:innen in das Setting miteinbeziehen, können durch ergotherapeutisches Coaching auch angesichts einschränkender Rahmenbedingungen klientenzentrierte, handlungs-/betätigungs- und kontextbasierte Ergotherapie ermöglichen (Costa et al. 2022a; Lang 2021).
Taylor (2008; 2020) zeigte durch ihre Ausführungen zum „therapeutic use of self", wie der Einsatz des „therapeutischen Selbst" (des Selbst des/der jeweiligen Therapeut:in) hierbei im gemeinsamen Prozess Wirkfaktor sein kann (vgl. auch Costa et

al. 2022c; Mattingly & Fleming 1994b; Kap. Harrer, S. 54ff; Kap. Costa & Haug, S. 41ff und 47ff). Eine vertrauensvolle, wertschätzende Beziehung und ein wahrhaftes Interesse am gemeinsamen Tun und Entdecken der Möglichkeiten für den weiteren Entwicklungsweg des Gegenübers dient KRAH®-basiertem Coaching als Nährboden und Voraussetzung.
Auch Egan & Restall (2022) beschreiben das im KRAH®-basierten Arbeiten grundlegende partizipative In-Beziehung-Gehen (vgl. Costa, S. 13) und In-Beziehung/bezogen-Sein (Costa 2014a) (vgl. Kap. Costa, Abb. 3, S. 36) als Basis und Ausgangspunkt für Ergotherapeut:innen und deren Klient:innen, um Teilhabe und Mitbestimmungsmöglichkeiten unserer Gegenüber aktiv zu erarbeiten und sie auf diesem Weg zu unterstützen.

Ebenso wichtig wie die Haltung des/der coachenden Ergotherapeut:in ist das Vorgehen in einem Coaching-Prozess. Auch wenn dieser von den Ausführenden sehr individuell ausgelegt und beschritten werden kann (Bachkirova 2017; Rush et al. 2003, Rush & Shelden 2020), finden sich in der Literatur dennoch fünf Leitkriterien für den Coaching-Prozess (Artman-Meeker et al. 2015; Kemp & Turnbull 2014; Rush & Shelden 2011; 2020). Diese sind laut Rush & Shelden (2020): gemeinsam Planen, Beobachten, Handeln, Reflektieren und Rückmelden.

Eine KRAH®-basierte Grundhaltung im ergotherapeutischen Coaching einnehmen

In der disziplinübergreifenden Literatur werden gern die „Big Five"-Persönlichkeitsmerkmale (Chen et al. 2013; Jones et al. 2014; Rush & Shelden 2020) beschrieben, die es Menschen in der Rolle des Coaches ermöglichen, effektiv im gemeinsamen Gespräch zu sein und zu bleiben. Diese beinhalten für einen sog. „effektiven Coach":

- offen sein für Erfahrungen;
- gewissenhaft sein;
- extrovertiert sein;
- angenehm / für den/die Klient:in wohltuend sein;
- emotional stabil sein.

In Verbindung mit diesen Merkmalen kann eine KRAH®-basierte ergotherapeutische Grundhaltung das gemeinsame Coaching-Gespräch und den gemeinsamen Prozess unterstützen (s. Kap. Costa, S. 80ff).

In den und für die KRAH®-basierten Coaching-Einheiten gilt es eine Arbeitsatmosphäre zu gestalten, die es sowohl den Ergotherapeut:innen als auch den zu begleitenden Menschen erlaubt, sich sicher in Raum und Beziehung zu fühlen sowie Lebensereignisse und Erkenntnisse zu teilen, um an möglichen Lösungen für Veränderungsbestrebungen zu arbeiten (De las Heras de Pablo et al. 2017). Auch zwischenmenschliche Ereignisse wie Kommunikationsstile, Reaktionen von Seiten der Therapeut:innen wie Klient:innen oder unerwartete Ereignisse in und während der gemeinsamen Interaktion beeinflussen die Beziehung zwischen Klient:innen und

Therapeut:innen. Diese Ereignisse sind natürlich und können sich, da auch Emotionen beteiligt sind, positiv wie negativ auf die Beziehungsgestaltung mit dem Gegenüber auswirken (Costa et al. 2022c; Taylor 2008; 2020). Im Rahmen des ergotherapeutischen Prozesses gilt es in kurzer Zeit, sich immer wieder in andere Menschen einzufühlen, den Prozess ihrer Entwicklung wahrzunehmen und hilfreiche Impulse zu setzen, damit Handlungspotenziale und Ressourcen zur Entfaltung kommen können. Schnell kann eine Stimmung, eine emotionale Betroffenheit von einem zum nächsten Menschen (mit-)genommen werden. Hier liegt es in der Verantwortung der Ergotherapeut:innen die Beziehung zwischen ihnen und den Klient:innen zu erhalten und zu fördern (Taylor ebd.) und entsprechend aufmerksam, echt (authentisch und kongruent) und achtsam in den jeweiligen Situationen zu sein, um mögliche Verunsicherungen zu bemerken, zu benennen und mit dem Gegenüber angemessen zu bewältigen (vgl. Kap. Harrer, S. 54ff).

Vor den jeweiligen Coaching-Einheiten könnten Ergotherapeut:innen sich der eigenen Persönlichkeit bewusst werden und sein, und zudem eine begleitende, nach KRAH®-Parametern ausgerichtete bewusste Haltung einnehmen. Dies sorgt unter anderem auch für eine Atmosphäre, in der das Gegenüber über sich und die aktuellen, persönlich bedeutungsvollen, gesundheitsstärkenden oder auch notwendigen Prozesse nachdenken und für sich selbst und die eigenen handlungs- und partizipationsrelevanten Veränderungswünsche für die weitere Zukunft Kraft finden kann (Costa et al. 2021; 2022c; Houldin 2018).

Wie sich dieses Wissen mit den KRAH®-Parametern im ergotherapeutischen Coaching verbinden kann, zeigen auch die nächsten Ausführungen (vgl. Abb. 1, S. 107).

> Im KRAH®-basierten ergotherapeutischen Coaching wird der aktuelle, für die Betätigungsgesundheit relevante IST-Stand angesprochen und besprochen und mit Bedürfnissen und Wünschen der Klient:innen gegenwarts- und zukunftsorientiert abgeglichen.

Merke

Dieser Prozess des KRAH®-basierten Coachings folgt nachfolgenden Schritten (vgl. Abb. 1, S. 107; Tab. 2, S. 112):

1. **Erstkontakt:**
   Hier begegnen sich Ergotherapeut:in und Klient:in erstmals. Es findet ein erstes Kennenlernen und eine Anschlussmöglichkeit an die Situation/an den jeweils anderen Menschen statt. Dabei wird auf eine entwicklungs-/gesundheitsförderliche und vertrauensvolle Arbeitsatmosphäre geachtet.

2. **Auftragsklärung und Bereitschaft zur aktiven Teilnahme an den ergotherapeutischen Coaching-Einheiten einholen:**
   Im und durch ein vertrauensvolles Miteinander findet die Auftragsklärung statt. Sollte der Auftrag nicht beiderseits erfüllbar/annehmbar/möglich erscheinen, kann der Prozess auch hier, mit dem Wissen, zu einem späteren Zeitpunkt nochmal eintreten und an der weiteren Auftragsklärung ansetzen zu können, enden.

Commitment zur aktiven Teilnahme an den ergotherapeutischen Coaching-Einheiten wird eingeholt; sollte diese Bereitschaft zu diesem Zeitpunkt nicht möglich sein, gilt es den Prozess hier möglicherweise zu pausieren und ggfs. zu einem anderen Zeitpunkt wieder miteinander einzusteigen.

3. **Miteinander eine Zukunftsvision entwickeln:**
   Dabei unterstützt ein interaktives, narratives, konditionales, pragmatisches, scientific, ethisches, und in all diesen Aspekten achtsames, ressourcenstärkendes Reasoning. Für das gemeinsame Vorgehen wird auf „gemeinsame Nenner" des/der Klient:in mit seiner/ihrer Lebensumwelt geachtet. Visionen und Träume werden ernst genommen und im Hinblick auf Verwirklichung des darin innewohnenden Themas in der gemeinsamen Zielsetzung bedacht.

4. **Partizipativer Zielfindungsprozess:**
   Aufbauend auf Handlungsbedürfnissen, -wünschen, -rollen und Visionen für das weitere Leben und für die Gestaltung des Alltags werden Impulse für Veränderungswünsche/-bedarfe formuliert/initiiert.

5. **Konkrete Zielsetzung, Rahmenbedingungen für gewünschte Änderung und gemeinsames Setting klären**
   Miteinander werden die Ziele der Klientin/des Klienten konkretisiert und mögliche damit verbundene Rahmenbedingungen in der Lebensumwelt besprochen. Zudem wird ein für den jeweiligen Menschen förderliches Setting (Dauer und Frequenz der Coaching-Einheiten, Ort, Tageszeit, …) gewählt, welches einen Einfluss auf den Zielerreichungsprozess haben kann (vgl. Kap. Costa et al., S. 187ff).

6. **Prozessuale gemeinsame Analyse**
   Nachdem das Ziel/die Ziele formuliert wurden, werden die Klient:innen dazu ermutigt, sich im eigenen Alltag dazu auszuprobieren. Bei den folgenden Sitzungen werden die wahrgenommenen Möglichkeiten und Grenzen im Hinblick auf erwünschte Veränderungen im Alltag analysiert und in die gemeinsame KRAH®-basierte Coaching-Situation einbezogen.

7. **Ressourcen der Klientin/des Klienten stärken**
   Jene Anteile, die für die Klientin/den Klienten als positiv wahrgenommen wurden, werden benannt, die Freude darüber geteilt und von KRAH®-basiert coachenden Ergotherapeut:innen erkannt, benannt, gespiegelt, be- und gestärkt.

8. **Gemeinsame Evaluation**
   Am Ende der gemeinsamen Coaching-Sitzungseinheiten wird gemeinsam evaluiert, ob bzw. inwiefern der Auftrag, die gesetzten Ziele erfüllt bzw. erreicht wurden. Zudem wird miteinander geklärt, ob es noch weiteren gemeinsamen Handlungsbedarf gibt.

9. **Beendigung/Abschluss der gemeinsamen Arbeit**
   Die gemeinsame Arbeit wird beendet, wenn es aktuell keinen weiteren Auftrag mehr gibt und/oder aus anderen Gründen miteinander die Übereinkunft getroffen worden ist, den gemeinsamen Prozess zu unterbrechen bzw. derzeit zu beenden. Der Ausblick auf ggfs. gemeinsame Arbeit zu einem anderen Zeitpunkt wird gegeben, die Einladung an das weitere Miteinander, falls hilfreich/notwendig, ausgesprochen. Bedeutsam ist jedenfalls der gemeinsame (Aus-)Blick auf das, was sich im Hinblick auf die Gestaltung des Alltags im Zuge der gemeinsamen Arbeit verändert hat bzw. noch verankert werden möge (vgl. Kap. Costa & Hartmann, S. 38ff).

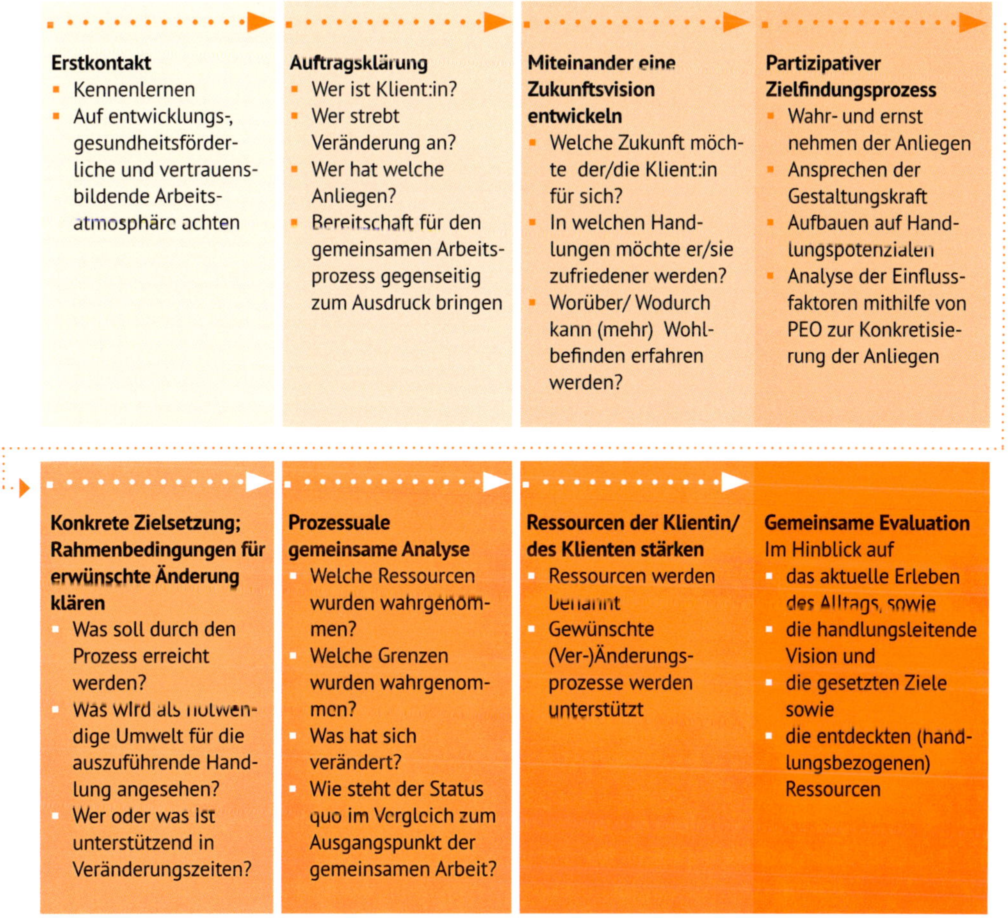

Abb. 1: KRAH®-basierter Coaching-Prozess (Costa & Scholz-Schwärzler 2023)

Durch dieses Vorgehen wird deutlich, dass Ergotherapeut:innen, die KRAH®-basiertes Coaching anbieten, schon zu Beginn der gemeinsamen Zeit ihren Klient:innen Zeit und (auch gedanklichen) Raum geben, um sich über ihre (handlungs- und partizipationsbezogenen) Wünsche für eine resiliente, lebenswerte und sinnerfüllte Zukunft bewusst zu werden. Dabei wird auf Handlungsmöglichkeiten im Alltag der Klient:innen Bezug genommen, wodurch (gesellschaftliche) Teilhabe und Aspekte der Betätigungsgerechtigkeit (Hocking & Costa 2013) sowie Betätigungsgesundheit zunächst gedanklich, im Späteren auch in und durch konkretes Tun gestärkt werden können.

Merke

Der KRAH®-Ansatz bietet Ergotherapeut:innen Anhaltspunkte für ihre Interventionen inkl. Gesprächsführung und somit auch für den gesamten Coaching-Prozess

- sowohl über die Parameter *Klientenzentrierung, Ressourcenorientierung, Alltagsorientierung/Alltagsrelevanz und Handlungsorientierung*
- als auch über die Ausrichtung in Bezug auf
  - partizipatives Vorgehen;
  - systemischen Zugang;
  - dialogisches Vorgehen im gesamten Prozess;
  - Salutogenese;
  - Resilienz-Stärkung;
  - Eröffnung von Verwirklichungschancen;
  - Fazilitieren gesundheitsförderlicher transformativer Prozesse unter Berücksichtigung von Person, Umwelt(en) und Handlung(en);
  - Angebot einer realistischen, handhabbaren, mit Sinn erfüllenden und (damit) optimistischen Perspektive auf die unmittelbare Gegenwart und die weitere Zukunft;
  - Identifikation und Stärkung von Handlungspotenzialen;
  - Sinnfindung und Sinngebung in der Auseinandersetzung mit der eigenen Handlungsbiographie;
  - Entwicklungsorientierung und Anerkennung systemisch-dynamischer Wirkfaktoren;
  - Handlungsperformanzanalyse als fachlicher Hintergrund;
  - prozessuale Evaluation der gemeinsamen Arbeit mit bedarfsorientierter, situativer Anpassung ursprünglich gesetzter Ziele und geplanter Interventionen.

Im KRAH®-basierten ergotherapeutischen Prozess bringen Ergotherapeut:innen auch **weitere berufliche Kernkompetenzen** (DVE 2020; Peterko et al. 2019a) **bedarfsorientiert** ein; gerade im Gesundheitsversorgungskontext bieten sie als *Gesundheitsfürsprecher:in* oder *Change Agent* (Frank et al. 2015) entsprechende Interventionen an, die auf der/den zukunftsfokussierten, klientenzentrierten Zielsetzung(en) aus den Coaching-Gesprächen basieren.

Ergotherapeut:innen unterstützen die Reflexion der Einzelnen nach dem Erleben sinnvoller Handlungen (auch) mithilfe von weiteren Impulsen. Dabei können Coaching-Techniken wie z. B. die des *Reframing* angeboten werden, um weitere Perspektiven, z. B. auf eine Situation, eine Handlung, ein Problem, ein Handlungserleben oder -bedürfnis, zu ermöglichen. Hierbei lädt der/die Ergotherapeut:in im KRAH®-basierten Coaching das Gegenüber durch Fragestellungen ein, bekannte Denk- und Interpretationsmuster zu reflektieren und bei Bedarf zu wandeln, um neue Sichtweisen zu ermöglichen.

Beispielhaft könnte es sein, dass aus der von einem Elternteil geschilderten Situation „(...) das Kind sei ständig in Bewegung und könne kaum stillsitzen (...)“ in der bzw. durch die gemeinsame Arbeit ein *„Ihr Kind scheint Freude an der Bewegung und viel Energie zu haben.“* wird. Diese Perspektive könnte die vorhandenen Ressourcen für die und im Dialog mit den Eltern aufzeigen und ihre Beziehung mit ihrem Kind stärken.

Handlungsmuster und -gewohnheiten sowie Handlungsinteressen und -rollen im Rahmen des KRAH®-basierten ergotherapeutischen Prozesses wahrnehmen und darauf eingehen

Möglicherweise ist es nicht einfach, bekannte Handlungs- und Denkmuster aufzugeben; diese haben oftmals lange Zeit dafür gesorgt, dass sich Klient:innen als „Selbst“ wahrnehmen und sind möglicherweise Teil ihrer Handlungsidentität geworden.
Folgende Fragen könnten Ergotherapeut:innen für ein besseres Verständnis und eine passende Interventionsplanung helfen, wie z. B.:

- Woran denkt dieser Mensch? Was interessiert ihn/sie/das Bezugssystem wirklich und wahrhaftig?
- Was ist bedeutsam für ihn und/oder sein Umfeld und was sinnstiftend?
- Was weiß ich schon über ihre/seine Handlungsmotivation(en)?

Während eines Coaching-Gesprächs können Handlungswünsche und -möglichkeiten im Alltag entdeckt und Klient:innen ermutigt werden, diesen Wünschen auch zu folgen. Durch eine darauf folgende positive handlungsbezogene Selbst-Erfahrung im konkreten Tun (positive Selbstwirksamkeitserfahrung) können Klient:innen Vertrauen fassen, weitere Kompetenzen hinsichtlich Problemlösung und Einsatz ihrer Gestaltungskraft (Urheberschaft, Agency) zu erschließen.
In solchen Entwicklungs- und Wachstumsprozessen gelingt es beinahe wie von selbst, das eigene Denken, das eigene Mindset durch oben beschriebene Erfahrungen zu transformieren, was sich in einem gestärkten Selbst im Alltag der Menschen widerspiegeln kann.

Merke

Positive Selbstwirksamkeitserlebnisse können Handlungsmuster und -gewohnheiten verändern; dabei kann neu Erlerntes Einzug finden in das eigene Denken und Tun. KRAH®-basiertes Arbeiten ermöglicht es, bisherige Denk- und Handlungsmuster zu erkennen, zu reflektieren und durch konkretes Handeln und Reflektieren Neues zu erkennen und zu lernen.

Haltung/Einstellung von Ergotherapeut:innen im KRAH®-basierten Arbeiten inkl. Coaching

Tab. 1: Eine KRAH®-basierte Haltung für Coaching- und Beratungsgespräche einnehmen – Empfehlungen für KRAH®-basiertes Coaching (Costa & Scholz-Schwärzler 2023)

Klientenzentrierung
„Es geht um Sie/Dich" ▪ Ich lasse mich auf die Klientin/den Klienten und ihre Lebenswelt ein. ▪ Ich bin an der Klientin/am Klienten und ihrer/seiner Lebenswelt interessiert. ▪ Ich erkenne zusammen mit ihm/ihr die individuellen Nöte, Erfahrungen, Bedürfnisse auch im Hinblick auf gewünschten oder notwendigen Wandel/Veränderung. ▪ Ich achte und unterstütze die Klientin/den Klienten in der Priorisierung der persönlich relevanten Themenbereiche und Zielsetzungen. ▪ Ich tue das, was möglich ist und sein kann, achte und respektiere die Klientin/den Klienten als Gegenüber und Expert:in in meinem Professionellen Reasoning und Handeln. ▪ Gemeinsam gehen wir auf Handlungsbedürfnisse in Verbindung mit Handlungskompetenzen und Handlungsmöglichkeiten ein. ▪ Je nach Bedarf ist es im KRAH®-basierten Coaching mit dem Einverständnis der/des die Ergotherapie selbst aufsuchenden Klientin/Klienten auch möglich, weitere Angehörige des Systems (Eltern, Arbeitgeber:in, Kolleg:innen, ...) einzubeziehen.
Ressourcenorientierung
„Was ist da? Was ist möglich?" ▪ Ich gehe mit der Person zusammen auf die Suche nach jenen Ressourcen, auf die (zurzeit, aus der Handlungsbiographie) zurückgegriffen werden kann, um gesundheitsförderliche, zukunftsgerichtete Lösungen zu (er-)finden bzw. zu entwickeln. ▪ Ich stärke die Klientin/den Klienten im Erkennen und Nutzen dieser Ressourcen. Dabei hilft u. a. deren Benennen durch die Ergotherapeutin/den Ergotherapeuten. ▪ Ich erkenne die Klientin/den Klienten nicht nur mit der eigenen Expertise an, sondern ich integriere ihre Expertise – ihre eigenen Ressourcen – auch ganz bewusst in den gemeinsamen Prozess.

Alltagsorientierung und Alltagsrelevanz

„Was gehört zum persönlichen Alltag und zu den alltäglichen Handlungen (Handlungsbedürfnissen, -gewohnheiten, -routinen, -rollen, -aufgaben) meines Gegenübers?“

- Gemeinsam mit der Klientin/dem Klienten (und, falls passend und nötig, ihrem/seinem sozialen Kontext) erkunden Ergotherapeut:innen den Alltag der Klientin/des Klienten in den jeweiligen Lebensumwelten.
- Zusammen mit der Klientin/dem Klienten werden Themen aus dem persönlichen Alltag in den Mittelpunkt der gemeinsamen Zielsetzung und Interventionsplanung gesetzt.
- Als Ergotherapeut:in biete ich therapeutische Angebote an, die einen direkten oder indirekten Bezug zum Alltag meines Gegenübers haben, bzw. für diesen Relevanz haben.
- Ergotherapeut:innen verbinden die einzelnen Bausteine der Therapie mit dem jeweiligen Alltag (so dass Generalisierung und Transfer angestrebt werden können – vgl. Kap. Costa & Hartmann, S. 38ff).

Handlungsorientierung

„Was befähigt …? Was hindert …? Was gelingt im und durch das eigene (Nicht-)Tun/Handeln?“

- Ergotherapeutische Kernkompetenz ist das Wahrnehmen von Handlungspotenzialen und Handlungsbedingungen, mit und in denen ein Mensch lebt.
- Mithilfe von Handlungsperformanzanalysen coachen Ergotherapeut:innen auch in konkreten Handlungssituationen – nicht nur im Gespräch – ihre Klient:innen zum Erreichen größtmöglicher Handlungsperformanz und positiver handlungsbezogener Erfahrungen der eigenen Gestaltungskraft (Selbstwirksamkeit).
- Als Ergotherapeut:in biete ich sinnstiftende Handlungen als therapeutisches Mittel und gemeinsames Ziel an.

Ergotherapeut:innen, die im gemeinsamen Coaching-Prozess mit dem Gegenüber bewusst eine KRAH®-basierte Vorgehensweise wählen, können dadurch Anhaltspunkte für die Gestaltung einer salutogenen Beziehung bekommen.

Allen Ergotherapeut:innen, die KRAH®-orientiertes ergotherapeutisches Coaching anbieten wollen, wünschen wir viel Freude im gemeinsamen Tun, sich Ausprobieren und In-Beziehung-Gehen mit dem Gegenüber und freuen uns über Rückmeldungen, Austausch und Diskussion!

Tab. 2: Formulierungsbeispiele für einzelne KRAH®-basierte Prozessschritte, die das eigene Tun mit den Klient:innen unterstützen können (Scholz-Schwärzler & Costa 2023):

Schritte im KRAH®-basierten ergotherapeutischen (Coaching-) Prozess	Beispiele	KRAH®-basierte Beispiele, hier aus Perspektive eines Dialogs *von Ergotherapeut:in und Kind/ Jugendlicher/Jugendlichem formuliert*
Bereitschaft einholen	KRAH®-basiert zu arbeiten bedeutet, dass der/die Klient:in zur aktiven Teilnahme am Coaching-Prozess ermutigt wird. Die Wichtigkeit der aktiven Teilnahme wird herausgestellt und das Commitment eingeholt.	Ich kann mir sehr gut vorstellen mit Dir zu arbeiten. Wenn Du Dir das auch gut vorstellen kannst, dann würde ich Dich jetzt noch darauf hinweisen wollen, dass der gemeinsame Prozess von uns beiden Initiative erwartet. Das heißt also, Du machst aktiv mit und ich auch, bist Du dabei?
Auftragsklärung	Ergotherapeut:innen als KRAH®-basierte Coaches und die zu coachende(n) Person(en), z. B. Kinder, Jugendliche, Eltern, Klient:innen, Angehörige/Zugehörige, stimmen sich gemeinsam ab. In diesem Schritt klären die Prozessbeteiligten ab, was sie voneinander und/oder von der geplanten neuen Situation erwarten. Sollte der Auftrag nicht beiderseits erfüllbar/annehmbar/möglich erscheinen, kann der Prozess auch hier, mit dem Wissen zu einem späteren Zeitpunkt nochmal eintreten/an der weiteren Auftragsklärung ansetzen zu können, enden.	Wenn Du an Deinen Alltag denkst: Was gelingt Dir schon so, wie Du es Dir vorstellst/wünschst? Angenommen unsere Arbeit miteinander war für Dich hilfreich: Wie und woran würdest Du das merken? Was wäre für Dich anders, wenn Du heute und hier für Dich Hilfreiches erfahren würdest?
Gemeinsame Evaluation	Eine bewusste, zielgerichtete Handlungsperformanzanalyse kann hier hilfreiche Unterstützung sein, um z. B. Wirkzusammenhänge zu verdeutlichen. Was unterstützt? Was hemmt? Der KRAH®-Ansatz ermöglicht dem ET-Coach bereits hier auf bestehende Kompetenzen des Gegenübers hinzuweisen und diese gemeinsam zu analysieren. Sich der eigenen Kompetenzen bewusster zu werden und auf diese dann im Alltag zurückgreifen zu können, kann neben einem Aufbau an Repertoire und Handlungsfreiheiten auch das Selbst stärken.	Heute geht es darum, dass wir uns gemeinsam Dein Video von der Hausaufgabensituation zu Hause ansehen. Vor dem gemeinsamen Ansehen des Videos: ▪ Was denkst Du, was sehen wir gleich? ▪ Was denkst Du was passiert (ist)? ▪ Was denkt die Mama/der Papa *(falls passend)*? In der Situation: ▪ Was siehst Du? Was war hilfreich? Was war störend? ▪ Was denkst Du, sieht die Mama? ▪ Was meinst Du, sehe ich?

Schritte im KRAH®-basierten ergotherapeutischen (Coaching-) Prozess	**Beispiele**	**KRAH®-basierte Beispiele, hier aus Perspektive eines Dialogs *von Ergotherapeut:in und Kind/ Jugendlicher/Jugendlichem formuliert***
Gemeinsame Evaluation	Was ist schon gelungen? In welchem Moment (wann?) ist welches Verhalten (was?) förderlich (wozu?)?	Nach der Situation: ▪ Wenn Du ab morgen die Hausaufgaben wieder mit Leichtigkeit erledigen wirst: Was denkst Du, könntest Du verändern, dass es noch einfacher für Dich ist? ▪ Wenn Du Dir einen idealen Arbeitsplatz vorstellst, wie würde der aussehen? ▪ Was müsste passieren, damit Du gern an Deinen Aufgaben arbeitest?
Ressourcen der Klientin/ des Klienten stärken	Das Gegenüber wird hier vom KRAH®-basiert arbeitenden Coach ermutigt, Ressourcen zu entdecken und/oder weiter ressourcenorientiert mit sich und seinen Möglichkeiten im Alltag zu handeln. Eltern und deren Kinder können z. B. in dieser Phase auch bei der (Wieder-) Entdeckung von Beziehungsqualitäten begleitet und in ihren Wünschen und Bedürfnissen ernst und wahrgenommen werden. Das Benennen von bereits gelingenden Aktionen, Handlungen ist in diesem Schritt elementar und kann Lust und Mut machen, mehrere dieser Erfahrungen machen zu wollen. Das Gegenüber soll das Gefühl vermittelt bekommen, angenommen, verstanden und respektiert zu werden. „Ich sehe Dich." „Ich höre Dich." „Es geht um Dich."	▪ Ich habe gesehen, wie Du, als Du nicht mehr weiterwusstest, Deine Mama um Hilfe gefragt hast, ▪ und (zur Mama:) Ich hab' gesehen, dass Sie gleich darauf reagiert haben und es so wenig Raum für Unsicherheiten gegeben hat. ▪ Wenn ich Deine Schätze benennen darf, sind das ... ▪ An Ihrem Kind schätze ich besonders ... ▪ Sie als Eltern bringen sich so bestärkend und liebevoll ein, wenn Sie ... ▪ Miteinander haben Sie in der Familie so viele Fähigkeiten und Möglichkeiten, die Sie diesen Weg auf gelingende Weise meistern lassen.

Der KRAH®-Ansatz in der ergotherapeutischen Gesundheitsförderung

Ursula M. Costa, Melanie Kriegseisen-Peruzzi, Sabine Stadler

Gesundheit ist als ein wesentlicher Bestandteil des alltäglichen Lebens zu verstehen und nicht als vorrangiges Lebensziel (WHO 1986). Gesundheit steht auch nach Huber et al. (2016) für ein positives Konzept, das die Bedeutung sozialer und individueller Ressourcen für die Gesundheit ebenso betont wie körperliche Fähigkeiten. Ergotherapeut:innen adressieren und stärken Betätigungsgesundheit (Costa 2014a), integrieren sämtliche Fähigkeitskomponenten einer Person, ihre Ressourcen und Herausforderungen in der Auseinandersetzung mit den jeweiligen Lebensumwelten und berücksichtigen Handlungsrollen sowie Handlungsbedürfnisse und -wünsche (Ranka & Chapparo 2011).
Mit ihrer fachlich einschlägigen Expertise bringen Ergotherapeut:innen eine handlungsorientierte Perspektive in einen interprofessionellen gesundheitsfördernden Ansatz ein (DACHS 2007).
Aus Sicht der Ergotherapie bedeutet Gesundheitsförderung einen Prozess, in dessen Rahmen sowohl Einzelpersonen als auch Gruppen befähigt werden, selbstbestimmt und unter Berücksichtigung ihrer Ressourcen, Bedürfnisse und Wünsche zur Stärkung ihrer Gesundheit im jeweiligen Lebens- und Alltagskontext beizutragen. Insofern adressieren Ergotherapeut:innen entsprechende Ressourcen sowie Barrieren auf Mikro- wie Meso-Ebene. Ergotherapeutische Gesundheitsförderung richtet sich nicht nur an Einzelpersonen, Gruppen und Organisationen, sondern zudem auch an das Gesundheitssystem sowie an alle politischen und gesellschaftlichen Bereiche auf Makro-Ebene. Die unterschiedlichen Rollen und Kernkompetenzen, die Ergotherapeut:innen settingorientiert und klientenzentriert einbringen, ermöglichen auch in der Gesundheitsförderung zielgerichtetes Handeln.

Merke

Je nach Situation und Setting kommen unterschiedliche Kernkompetenzen von Ergotherapeut:innen zum Einsatz (Peterko et al. 2019a):

- Expert:in für Handlung/Betätigung
- Professionsangehörige:r
- Kommunikator:in
- Lehrende:r und Lernende:r
- Teamarbeiter:in
- Gesundheitsfürsprecher:in
- Manager:in

Im KRAH®-basierten Arbeiten ist partizipatives, klientenzentriertes und kontextsensibles Vorgehen essenziell (Costa 2014a; b). Die jeweiligen Maßnahmen, Mittel und Methoden werden insbesondere in der Gesundheitsförderung MIT und nicht FÜR Klient:innen entwickelt und umgesetzt. Das Hauptaugenmerk bei der Planung und

Entwicklung von ergotherapeutischen Interventionen liegt auf der partnerschaftlichen Zusammenarbeit zwischen Personen(gruppen) und Ergotherapeut:innen. KRAH®-basierte Gesundheitsförderung integriert vier für ergotherapeutische Good/Best Practice charakteristische Aspekte in einer Synthese, die systemische Zugänge, den Capability Approach, entwicklungsorientiertes Arbeiten, Stärkung der Resilienz in Verbindung mit einer salutogenen Perspektive, wie in den Einführungskapiteln veranschaulicht, verbindet. Diese werden im Folgenden ausgeführt:

Klientenzentrierung: Den Mittelpunkt der ergotherapeutischen Arbeit bilden die Menschen: Individuen, Gruppen, Gemeinschaften und Organisationen (s. auch Christiansen et al. 2015). In einem partizipativen Vorgehen können sie ihre Wünsche, Bedürfnisse und Erwartungen hinsichtlich Handlung, Gesundheit und Partizipation artikulieren und priorisieren. Voraussetzung für ergotherapeutische, KRAH®-basierte Gesundheitsförderung ist die Erteilung eines Auftrags zur Begleitung im Gesundheitsförderungsprozess. Miteinander werden relevante Ziele erarbeitet, die jeweiligen Klient:innen beteiligen sich aktiv an der Planung und Durchführung zielgerichteter Maßnahmen und evaluieren die Ergebnisse in Bezug auf die für die Betätigungsgesundheit der einzelnen Person, der Gruppe beziehungsweise der Organisation gesetzten Ziele und Erfolge.

Merke

Klient:innen ergotherapeutischer, KRAH®-basierter Gesundheitsförderung finden sich auf unterschiedlichen Ebenen auf Mikro-, Meso- und Makrolevel und sind beispielsweise:

- Einzelpersonen (+ deren Community)
- Gruppen von Personen (+ deren Community)
- Institutionen
- Gemeinden
- Stakeholder
- Arbeitgeber:innen
- Entscheidungsträger:innen

...

Ressourcenorientierung: Die Handlungspotenziale, Talente und Stärken der eigenen Person, Gruppe oder Organisation (an-) zu erkennen und in Beziehung zu setzen mit bestehenden, gewünschten oder antizipierten Handlungsmöglichkeiten sowie Umweltfaktoren ist ein entscheidender Bestandteil ergotherapeutischer KRAH®-basierter Gesundheitsförderung. Das Zusammenspiel unterschiedlicher Aspekte der Umwelt, der eigenen Person oder Gruppe und des konkreten Tuns als Grundlage für sinnstiftendes bedeutungsvolles Handeln auszumachen ermöglicht es allen Beteiligten, sich aktiv am Prozess zu beteiligen. Im Falle von vorbestehenden gesundheitsbezogenen Themenstellungen oder Einschränkungen bringen sich Betroffene mit ihren verbleibenden Kompetenzen und Erfahrungen ein und stärken so ihre gesunden Anteile. Das Expert:innentum einzelner Personen ebenso wie das Erfahrungswissen von Gruppen und Organisationen kann so als Ressource in den Gesundheitsförderungsprozess einfließen und für die Stärkung der individuellen Gesundheit und ebenso, im Sinne von Community Health, für den Zuwachs an Gesundheitskompetenz einer Gruppe, Organisation, Institution, Gemeinde oder Gemeinschaft genutzt werden.

Alltagsorientierung: Der Alltag ist jener Kontext, in dem Gesundheit verankert ist (WHO 1986), sei es der individuelle Alltag einer einzelnen Person (und der Menschen, mit denen sie lebt), einer umschriebenen Gruppe oder einer Organisation. Den Alltag mit seinen Handlungsmöglichkeiten und -anforderungen zu reflektieren, gesundheitsrelevantes Unterstützungs-, aber auch Veränderungspotenzial zu erkennen und alltägliche Abläufe gesundheitsförderlich zu verändern ist ein Charakteristikum ergotherapeutischer, KRAH®-basierter Gesundheitsförderung. Ergotherapeut:innen begleiten dabei sowohl bei der (Wieder-)Herstellung von unterstützenden Handlungsmustern (Gewohnheiten, Routinen, Ritualen) als auch in Übergangssituationen (Betätigungstransitionen), in denen sich alltägliche Handlungsrollen verändern, neue Handlungsrollen entwickelt und eingenommen bzw. alte Handlungsrollen abgelegt und aufgegeben werden müssen (Costa et al. 2018b; Jonsson 2014).
Betätigungsbalance als Schlüssel für subjektives Wohlbefinden wird u. a. durch eine (zeitliche) Ausgewogenheit von subjektiv stärkenden, sinnstiftenden und notwendigen Alltagshandlungen hergestellt. Die Definition und Auswahl dieser Handlungen im Rahmen der ergotherapeutischen Gesundheitsförderung ergibt sich mithilfe einschlägiger Assessments wie beispielsweise Handlungsperformanz- und Umweltanalysen, Betätigungsprofile, Analysen der Alltagsanforderungen an das Individuum und seine sozialen Bezugssysteme, aus den notwendigen Alltagsabläufen und Rollenverteilungen innerhalb einer Organisation bzw. aus den Anforderungen an eine Population (Backman 2014).

Handlungsorientierung: Handlung im Sinne des konkreten, sinnstiftenden, bedeutungsvollen Tuns ist zentrales Mittel und Orientierung in der ergotherapeutischen Arbeit. Dies gilt auch für die ergotherapeutische, KRAH®-basierte Gesundheitsförderung. Welche Handlungen und Aktivitäten in den ergotherapeutisch begleiteten Gesundheitsförderungsprozess miteinbezogen werden, entscheidet sich in der reflektierenden Auseinandersetzung der beteiligten Personen, Gruppen und Organisationen und wird partizipativ in Orientierung am Lebens- und Arbeitskontext erarbeitet und definiert. Das individuelle, gruppen- bzw. organisationsbezogene Erleben und Reflektieren des (gemeinsamen) Tuns und seiner Bedeutung für die Gesundheit aller Beteiligten ist grundlegender Bestandteil der ergotherapeutischen Gesundheitsförderung (Costa et al. 2018b; Costa et al. 2021).

Empfehlung

Empfehlungen im Prozess der Umsetzung KRAH®-basierter Gesundheitsförderung

- Wer ist mein Klient/meine Klientin?
- Welche Umweltfaktoren spielen eine wesentliche Rolle?
- In welchem Kontext lebt/arbeitet er/sie? (z. B. Kultur, Arbeitsstelle, öffentlicher Raum, wirtschaftliche Situation, politischer Kontext)
- Wer ist die relevante Community/das soziale Bezugssystem/der/die wichtige(n) Mensch(en)/Bezugsperson(en) für die/den Jeweilige:n? (z. B. Eltern,

Kinder, Peer Group, betreuende Angehörige, formelle und informelle Pflegepersonen, Pädagog:innen, Kolleg:innen, Arbeitgeber:innen)
- Was sind gemeinsame Zielsetzungen? (insbesondere: Klient:in, Ergotherapeut:in, soziale Umgebung, Kostenträger, Community)
- Wie ist der Alltag aktuell gestaltet?
- Welche Handlungen sind dabei relevant? (insbesondere im Hinblick auf Handlungsgewohnheiten, Handlungsroutinen, Betätigungsbalance, Handlungsinteressen, Handlungsrollen)
- Welche Vision und welche Werte leiten die gemeinsame gesundheitsförderliche Arbeit? (wie z. B. Betätigungsgerechtigkeit, gesundheitsförderliche Lebens- und Arbeitsbedingungen für alle)

In den folgenden Beiträgen wird ergotherapeutische KRAH®-basierte Gesundheitsförderung und -stärkung anhand von Beispielen illustriert.

KRAH®-basierte Zugänge und Erfahrungen bei der Durchführung von „LEBENSFREUDE – im Alltag tun, was gut tut®" im psychosozialen Bereich mit Klient:innen aus dem erweiterten Maßnahmenvollzug

Ursula M. Costa & Magdalena Schlögl

„LEBENSFREUDE – im Alltag tun, was gut tut®" basiert als ergotherapeutisches Programm zur Stärkung von Betätigungsgesundheit auf dem KRAH®-Ansatz. Dieser fachbereichs- und Setting-übergreifende ergotherapeutische Ansatz (Costa 2011a) ist orientierungsgebend für die Programmkonzeption, -durchführung und -evaluation. In diesem Programm zur Stärkung von Gesundheits- und Lebenskompetenzen wird auf die theoretische Verankerung des KRAH®-Ansatzes hinsichtlich Salutogenese, Resilienz, Stärkung, Entwicklungsorientierung und systemischem und transformativem Zugang eingegangen (Costa 2011a; b; 2014a; b; vgl. Kap. Costa, S. 17ff., 29f).

Der KRAH®-Ansatz ist ein systemischer Ansatz. Menschen werden in ihrem Kontext wahrgenommen – als eigenes System, aber auch als Teil anderer Systeme. Im systemischen Arbeiten ist es wesentlich, zu Beginn einer Intervention (Beratung, Therapie, Coaching) eine sorgfältige Auftragsklärung durchzuführen (Costa 2011a; 2014a; b). Für das KRAH®-basierte Programm „LEBENSFREUDE – im Alltag tun, was gut tut®" war und ist es demzufolge wichtig und für den Erfolg ausschlaggebend, zielgruppenorientiert zu klären, wer im jeweiligen systemischen Zusammenhang welches Anliegen, welchen Wunsch, welche Erwartung, welchen Auftrag an uns als Ergotherapeut:innen (und ebenso als Forschungs- und Entwicklungsteam) hat (Costa et al. 2017; 2020b; 2021).

Im Jahr 2020 wurden die einzelnen Module des ergotherapeutischen Gesundheitsförderungsprogramms „LEBENSFREUDE – im Alltag tun, was gut tut®", die ursprünglich für die Arbeit mit Senior:innen entwickelt wurden, für die Durchführung des Programms mit Menschen mit psychischen Gesundheitseinschränkungen vom Studiengang Ergotherapie der fh gesundheit (Tirol) adaptiert und erweitert (Costa et al. 2017; 2020b; 2021). In Kooperation mit dem Zentrum für Soziale Arbeit & Soziale Dienstleistungen Gemeinnützige GmbH (ZeSa) wurde das Gesundheitsförderungsprogramm 2020/2021 in einer Projektphase vom FH-Studiengang Ergotherapie der fh gesundheit erstmals mit von ZeSa begleiteten Klient:innen (Menschen mit psychischen Gesundheitseinschränkungen im erweiterten Maßnahmenvollzug) pilotiert, wissenschaftlich begleitet und evaluiert.

Das Programm **„LEBENSFREUDE – im Alltag tun, was gut tut®"** beruht auf ergotherapeutisch-handlungswissenschaftlichen Zugängen zur Stärkung von Gesundheit. Es bezieht sich auf die Bedürfnisse und Lebensbedingungen von Menschen in Transitionsprozessen, z. B. durch den Übergang von der Erwerbsarbeit in die Arbeits-

losigkeit, den Übergang aus dem Maßnahmenvollzug in ein Leben in Freiheit unter Einhaltung bestimmter Weisungen; durch Wohnortwechsel, Veränderung der Gesundheitssituation oder weitreichendere Änderungen der Lebenssituation.
Durch die Teilnahme an „LEBENSFREUDE – im Alltag tun, was gut tut®“ werden die Gruppenteilnehmer:innen in ihrer selbstbestimmten, kontextbezogenen Lebensgestaltung unterstützt, in ihren alltags- und handlungsbezogenen Gesundheitskompetenzen gefördert sowie in ihrer Gesundheit, Partizipation und ihrem subjektiven Wohlbefinden gestärkt (Costa et al. 2017; 2020a; b; 2021).

Im Zusammenhang mit der hier beschriebenen Klientel zählen zum System u. a.:

- Menschen, bei denen in der Vergangenheit eine psychische Erkrankung diagnostiziert wurde
- Menschen, die gerichtlich verurteilt wurden
- Einrichtung(en), die mit diesen Klient:innen arbeiten
- Ergotherapeut:innen
- Mitarbeiter:innen aus dem Bereich Soziale Arbeit (oder andere Zuweisende und Multiplikator:innen)
- evtl. nahe Angehörige/Bezugspersonen
- unsere Gesellschaft

Im Kontext des Kooperationsprojekts des Studiengangs Ergotherapie und Handlungswissenschaft der fh gesundheit mit ZeSa (2020/2021) galt es, überschneidende und einander ergänzende Anliegen und Zielvorstellungen der unterschiedlichen Systempartner:innen wahrzunehmen und den Auftrag im Vorfeld abzustimmen:
Den Impuls gab ein informelles Gespräch von damals Masterstudierenden (Linda Jungwirth und Julia Rabitsch) an der fh gesundheit im Bereich Ergotherapie und Handlungswissenschaft und der Koordinatorin dieser Nichtregierungsorganisation (NGO). Aus den lebendigen Schilderungen zum Programm „LEBENSFREUDE – im Alltag tun, was gut tut®“ für Senior:innen entstanden die Idee und der Wunsch, dieses ergotherapeutische Programm zur Stärkung von Gesundheits- und Lebenskompetenzen auch für die Klientel von ZeSa anzubieten. Nach Rücksprache mit der Projektleitung von „LEBENSFREUDE – im Alltag tun, was gut tut®“ wurde ein Commitment zur Kooperation, zum Transfer und zur wissenschaftlich begleiteten Pilotierung dieses Programms für Klient:innen von ZeSa vereinbart. Anliegen der NGO war und ist es, Klient:innen in ihren Lebens- und Gesundheitskompetenzen zu stärken und sie darin zu unterstützen, ihren Platz in der Gesellschaft neu zu finden (ZeSa 2014).

Die *Anliegen* der Klient:innen wurden, wie in der Durchführung von „LEBENSFREUDE – im Alltag tun, was gut tut®“ üblich, in der Phase der Auftragsklärung in Einzelgesprächen vor Beginn der Gruppentreffen erhoben. Den Gesprächen ging eine Informationsveranstaltung „LEBENSFREUDE – im Alltag tun, was gut tut®“ voraus, die einen handlungsorientierten und lebendigen Einblick in den Inhalt des Programms gab, um die Neugierde der Teilnehmer:innen zu wecken und ihre Motivation zum gemeinsamen Arbeiten in der Gruppe zu fördern. Das Kennenlernen des Programms und möglicher Ziele der gemeinsamen Arbeit sowie die Abgleichung der Ziele mit den Wünschen und Erwartungen der jeweiligen Teilnehmer:innen sind Voraussetzungen, um die Inhalte des Programms gut ins alltägliche Leben integrieren zu können (Costa et al. 2017; 2020b; 2021).

Seitens der *Gesellschaft* ist der Auftrag hier komplexer zu sehen. In jedem Fall hat das Programm aus ergotherapeutischer Sicht das Potenzial, Menschen, die aus verschiedenen Gründen in o. a. Situationen gekommen sind, in ihren Selbst-, Handlungs- und Gesundheitskompetenzen auch in psychosozialer Hinsicht zu stärken. Menschen, die nach Widrigkeiten in ihrem Leben wieder neu Fuß fassen, die eine neue vertrauensvolle Beziehung zu sich selbst und anderen Menschen aufbauen, werden in ihrer Resilienz gestärkt. Die bisherigen Ergebnisse stimmen hoffnungsvoll, dass mit „LEBENSFREUDE – im Alltag tun, was gut tut®" auch ein präventiver Beitrag – in jedem Fall aber ein Beitrag zu neuer Handlungsidentität – geleistet werden kann (Costa et al. 2017; 2020a; b; 2021).
Das KRAH®-basierte Vorgehen nimmt die Anliegen, Ziele, Wünsche der Klient:innen im **Hinhören, Wahr- und Ernstnehmen** auf und beantwortet sie mit von Beginn an abgestimmten Interventionen. Prozessual wurden allerdings, für den KRAH®-Ansatz typisch, diese Anliegen immer wieder neu eruiert und die Interventionen und Handlungsangebote entsprechend angepasst: ergotherapeutisches „Kunsthandwerk".

Klientenzentrierung

Klientenzentrierung bedeutet, auf die individuelle Lebenssituation und -umwelt, die Handlungsinteressen und -potenziale sowie Ressourcen der einzelnen Teilnehmer:innen einzugehen und sie in der Durchführung dieses Gesundheitsförderungsprogramms stets zu beachten. Dabei steht die einzelne teilnehmende Person mit ihren individuellen Zielen, Wünschen und Handlungen im Mittelpunkt des Programms (Costa 2011a; 2014a; b).
KRAH®-basierte Interventionen orientieren sich an den Interessen, Fähigkeiten, Bedürfnissen und Prioritäten der Klient:innen (Costa 2011a; 2014b). Klientenzentrierung stellt eine wesentliche Grundhaltung bei der Moderation von „LEBENSFREUDE – im Alltag tun, was gut tut®" dar (Costa et al. 2017; 2020a; b; 2021).

Erst- und Abschlussgespräche im Einzelsetting sowie bei Bedarf Einzel-Gesprächsangebote im Verlauf des Programms sind fester Bestandteil von „LEBENSFREUDE – im Alltag tun, was gut tut®", um klientenzentriertes Arbeiten zu gewährleisten. Das Erstgespräch bietet Raum für vertrauliche Mitteilungen, die im Gruppensetting nicht angesprochen werden könnten, und Gelegenheit, um Erwartungen, Bedürfnisse, Herausforderungen, Ziele und Wünsche miteinander zu besprechen und zu erarbeiten. Damit Teilnehmer:innen das Programm gut für sich nutzen können und im alltäglichen Leben davon profitieren, ist im KRAH®-basierten Arbeiten ein kollaborativer Zielsetzungsprozess für eine nachhaltige gemeinsame Arbeit Voraussetzung. Das konkrete Angebot wird dabei erklärt und mit den individuellen Wünschen und Zielen der Teilnehmer:innen im Zuge der Auftragsklärung abgestimmt (Costa et al. 2017; 2020a; b; 2021).

Die Inhalte der „LEBENSFREUDE – im Alltag tun, was gut tut®"-Module sind auf die jeweiligen Lebenssituationen *(kontextsensibel)* und Bedürfnisse der Teilnehmer:innen *(klientenzentriert)* abgestimmt. Der Ablauf der Gruppentreffen, die gemeinsamen Aktivitäten und Reflexionsfragen sowie die Sprache sind an die jeweilige Gruppe anzupassen, um einen klientenzentrierten Gruppenprozess sicherzustellen und die Wünsche, Anliegen, Themen der einzelnen Personen entsprechend aufzugreifen. Die Teilnehmer:innen werden im Sinne der Klientenzentrierung und *Partizipation* in die Gestaltung des Programms miteinbezogen, indem sie *Wahlmöglichkeiten* im Hinblick auf *handlungsorientierte* Vertiefungs- und Wahlmodule erfahren und bei der Vorbereitung einzelner Aktivitäten – wie z. B. einen gemeinsamen Ausflug planen oder gemeinsam kochen – *mitbestimmen, mitreden* und *mitgestalten*.
Der gemeinsame Gruppenaustausch und die Reflexion über das eigene Handeln im Alltag, welche in jedem „LEBENSFREUDE – im Alltag tun, was gut tut®"-Modul stattfinden, ermöglichen das Identifizieren persönlicher Ziele für Gesundheit und Alltagsgestaltung. Durch die gemeinsame Moderation von zwei Ergotherapeut:innen bei einer Teilnehmer:innen-Anzahl von sechs bis acht Personen kann auch im Gruppensetting klientenzentriert auf die individuellen Themen, Erwartungen, Bedürfnisse und Beiträge der Teilnehmer:innen eingegangen und auf jede einzelne Person Bezug genommen werden. Bei der Zusammenfassung des jeweiligen Gruppentreffens durch die Moderator:innen wird anhand der am Flipchart notierten Wortmeldungen der Teilnehmer:innen ein direkter, individueller Alltagstransfer geschaffen.
Nach Abschluss der gemeinsamen Gruppentreffen findet in diesem KRAH®-basierten Programm erneut ein Einzelgespräch statt, in dessen Rahmen eventuell noch Offengebliebenes thematisiert und im Sinne der Nachhaltigkeit des Erlebten und Erfahrenen weitere Schritte miteinander erkannt und besprochen werden können (Costa et al. 2017; 2020a; b; 2021).

Ressourcenorientierung

Die ressourcenorientierte Gestaltung des Programms „LEBENSFREUDE – im Alltag tun, was gut tut®" bewirkt durch das bewusste Erkennen und Erleben eigener psychosozialer und handlungsbezogener Kompetenzen und Handlungsmöglichkeiten eine Stärkung der Teilnehmer:innen im individuellen Lebensalltag. Ressourcen hinsichtlich verschiedener Umweltaspekte, der eigenen Person und des eigenen Handelns werden als Grundlage gesehen, die eigene Lebens- und Gesundheitssituation aktiv zu beeinflussen, zu verändern oder zu festigen. Die Orientierung an den Ressourcen des jeweiligen Lebensumfelds der Teilnehmer:innen ist sowohl für die Vorbereitung als auch für die Nachhaltigkeit des Programms und der einzelnen Module bedeutsam; so kann man sich als Ergotherapeut:in konkret auch auf andere Kurs-, Handlungs- und Partizipationsmöglichkeiten in der nahen Lebens(um)welt der Teilnehmer:innen beziehen (Costa et al. 2017; 2020a; 2021).

Im Programm „LEBENSFREUDE – im Alltag tun, was gut tut®" wird gemeinsam Bewusstsein für die Ressourcen und Stärken sowohl der Gruppe als auch der einzelnen Teilnehmer:innen geschaffen. Die individuellen Ressourcen der Teilnehmer:innen

werden im Gruppensetting wahrgenommen, aufgegriffen und im Rahmen von Gruppenaktivitäten erlebbar (Costa et al. 2017; 2020a; b; 2021). Ressourcenorientierung bedeutet, wie oben beschrieben, die Ressourcen der Teilnehmer:innen im gesamten Programm zu stärken sowie die daraus resultierenden Handlungspotenziale für die Teilnehmer:innen während der Reflexionen sichtbar/spürbar werden zu lassen (Costa 2011a; Costa et al. 2018a; b).
Zudem meint Ressourcenorientierung in „LEBENSFREUDE – im Alltag tun, was gut tut®" auch das bewusste Aufgreifen von Ressourcen für einen gelingenden Peer-Support (Pavlu & Ripper 2015; Costa et al. 2018a). Beispielsweise im Modul „Meine Handlungsmöglichkeiten: Interessen, Stärken, Wünsche" werden die Teilnehmer:innen dazu eingeladen, gegenseitig die beim Gegenüber wahrgenommenen Ressourcen auf einem Kärtchen zu notieren. Im Zuge der wissenschaftlichen Evaluierung der „ZeSa-Gruppe" stellte sich heraus, dass sich die Teilnehmer:innen dieser Gruppe nach Durchführung des Programms mit ihren Ressourcen besser kannten und wussten, an wen sie sich mit bestimmten Fragen/Themen wenden können. Zudem fühlten sie sich in ihrem Selbstbewusstsein und in ihrer Handlungsidentität gestärkt (Costa et al. 2021).

Alltagsorientierung und Alltagsrelevanz

Die Orientierung am Alltag, als wesentlicher Ort und Bezugskontext des Lebens der Teilnehmer:innen, ist für Ergotherapeut:innen essenziell und unterstützt den nachhaltigen, wirksamen Transfer der Programminhalte und -erfahrungen von „LEBENSFREUDE – im Alltag tun, was gut tut®" (Costa 2011a; 2021).

Ergotherapeut:innen, die das Programm „LEBENSFREUDE – im Alltag tun, was gut tut®" anbieten, berücksichtigen hinsichtlich der konkreten Programminhalte, Reflexions- und Handlungsangebote die Lebensumstände und den individuellen Alltag der Teilnehmer:innen. Das Erleben von Freude und sinnvollen Handlungen im Alltag sowie das bewusste Gestalten und Auswählen von Aktivitäten, die Partizipation ermöglichen und Gesundheit positiv beeinflussen, gelten in diesem Programm als wesentlich (Costa et al. 2017; 2020a; b; 2021).

Ein Alltagstransfer der im Gruppensetting erarbeiteten Inhalte wird einerseits durch die „LEBENSFREUDE – im Alltag tun, was gut tut®"-Mappe geschaffen, die jeder Teilnehmer/jede Teilnehmerin zum Sammeln und Einordnen von Texten, Materialien, Bildern u. a. m. in der Zeit der Programmdurchführung erhält. Gerade durch dieses Übergangsobjekt (von den Gruppentreffen in den Alltag und retour) lassen sich Erfahrungen und Impulse aus den Gruppentreffen in der persönlichen Lebenswelt verankern. Andererseits wird der Transfer aus dem und in den Alltag der jeweiligen Teilnehmer:innen durch gemeinsame themenbezogene Austausch- und Reflexionsangebote ermöglicht (Costa et al. 2017; 2020a; 2021).
In den Gruppentreffen von „LEBENSFREUDE – im Alltag tun, was gut tut®" wird auf die direkte Lebens(um)welt der Teilnehmer:innen eingegangen. Handlungsinteressen, Handlungsmöglichkeiten und -angebote, die für die Teilnehmer:innen relevant

sind, werden aufgegriffen und können, in Präsenz und auch im Fall eines Online-Formats, in der unmittelbaren Wohn- bzw. Lebensumgebung gemeinsam erlebbar werden (Costa et al. 2021; Schlögl 2022).

Aus dem Ergebnisbericht des Pilotprojekts von U. Costa (2021) im Rahmen der Kooperation zwischen der fh gesundheit (Tirol) und ZeSa lassen sich u. a. folgende Rückmeldungen zu Alltagsorientierung und Alltagsrelevanz aus Sicht der Teilnehmer:innen ableiten:

„Die Teilnehmer:innen der ZeSa-Gruppe berichteten in den Abschlussgesprächen, dass sie ihren Alltag bewusster und entsprechend ihren Handlungsmöglichkeiten selbstständiger gestalten können und dies wiederum einen Einfluss auf ihre Betätigungsbalance habe. Sie seien sich durch das Programm bewusst geworden, welche Handlungen ihnen in ihrem individuellen Alltag guttun, und dies wirke sich wiederum auf ihre Gesundheit aus. Eine Teilnehmerin äußerte, dass ihr die Handlung „Tee trinken“ in herausfordernden Situationen Kraft gebe und ihre Gesundheit und ihr Wohlbefinden stärke. Die Teilnehmer:innen gaben eine höhere subjektive Zufriedenheit hinsichtlich ihres individuellen Betätigungsprofils an. Das Bewusstsein für gesundheitsfördernde Handlungen in ihrem Alltag ist gestiegen.“

Merke

Aus den Rückmeldungen der Teilnehmer:innen kann geschlossen werden, dass dieses KRAH®-basierte Programm positive Wirkungen auf Gesundheits- und Lebenskompetenzen hat, insbesondere auch auf das Bewusstsein hinsichtlich der Zusammenhänge des eigenen Tuns und der damit verbundenen Lebensqualität und Gesundheit (Betätigungsgesundheit) (Costa et al. 2021).

Handlungsorientierung

Sinnstiftende Handlung wird im KRAH®-Ansatz als ein die Gesundheit förderndes Mittel und ergotherapeutisches Ziel gesehen (Costa 2011a, 2014a; b; vgl. Kap. Costa, S. 17ff, S. 29ff). Handlungsorientierung bedeutet im Rahmen von „LEBENSFREUDE – im Alltag tun, was gut tut®“ Handlungsinteressen, Handlungsmöglichkeiten und Handlungswünsche der Teilnehmer:innen im gesamten Programmverlauf miteinzubeziehen, die Teilnehmer:innen in ihren Handlungspotenzialen zu stärken und gemeinsam mit ihnen und in Bezugnahme auf ihre konkrete Lebensumwelt Handlungsräume zu eröffnen. Durch das gemeinsame Tun werden die Klient:innen in ihrer Gesundheit, Partizipation, Lebensqualität und in ihrem Wohlbefinden gestärkt. Die professionell begleitete Reflexion des eigenen Handelns und das konkrete Erleben des (gemeinsamen) Tuns im Gruppensetting und darüber hinaus sind essenzielle Bestandteile des Programms. Die Modulinhalte beziehen sich auf die aktuellen und potenziell neuen Handlungsrollen sowie die Handlungsidentität der Teilnehmer:innen; sie können sich angesichts von Wohnumfeld, sozialen Beziehungen, Aufgaben und des individuellen Gesundheitszustands verändern. Das Betätigungsprofil wird zur Identifizierung von Handlungsinteressen, -möglichkeiten und -wünschen im Alltag, als Instrument zur Befunderhebung, Zielfindung, Intervention und (prozessualen) Evaluation eingesetzt. Dabei kann u. a. auf eine gesundheitsförderliche *Betätigungsbalance* (Orchestrierung von Tätigkeiten, die notwendig bzw. Freude bringend, die von anderen erwünscht oder selbst gewählt sind) geachtet werden (Costa 2012; Costa et al. 2017; 2020b; 2021).

Im Zuge der wissenschaftlichen Evaluierung aller bisher durchgeführten Gruppen stellte sich heraus, dass sich die Teilnehmer:innen nach der Programmdurchführung von „LEBENSFREUDE – im Alltag tun, was gut tut®" insbesondere an all das erinnerten, was sie konkret im Rahmen der Gruppentreffen GETAN hatten – an ihre Handlungserfahrungen. Ebenso bezogen sie sich wiederholt auf alle handlungsbezogenen Veränderungen in ihrem Lebensalltag, die durch die Teilnahme am Programm angestoßen wurden (Costa et al. 2017; 2018a; 2020b; 2021).

Merke

„Die Teilnehmer:innen identifizierten gemeinsame (Handlungs-)Interessen und -Erfahrungen, wodurch sich das Gruppenzugehörigkeitsgefühl verstärkte. Sie berichteten, dass sie sich durch das Programm bewusster wurden, welche bereits bestehenden Handlungen ihnen guttun und Freude bereiten. Sie integrierten diese Handlungen verstärkt und achtsamer in ihren Alltag. Die Teilnehmer:innen verfügten nach Abschluss des Programms über eine Liste von Handlungen, die ihnen guttun und sie in schwierigen Situationen stärken. Sie beschrieben, dass sie sich in der Durchführung dieser Handlungen auf positive Weise als selbstwirksam erlebten." (Costa et al. 2021)

Fazit & Ausblick

In einem ergotherapeutischen Gesundheitsförderungsprogramm, wie dem hier beschriebenen, kann der KRAH®-Ansatz in der Arbeit mit unterschiedlichen Zielgruppen als Referenzrahmen für Konzeption, Durchführung und Evaluation genutzt werden.

Anwendung der KRAH®-Kriterien im Arbeitsfeld „Handtherapie"

Barbara Kittinger-Wietek

Im ergotherapeutischen Arbeitsbereich „Handtherapie" stellen Verletzungen der oberen Extremität, insbesondere der Hand, den größten Anteil an Zuweisungsgründen dar. Überschneidungen mit der Physiotherapie, die ebenfalls in diesem Arbeitsfeld tätig ist, gibt es hier häufig.

In der Ergotherapie spielt die **Handlung** die zentrale Rolle. Handlungen und Aktivitäten sind im KRAH®-basierten ergotherapeutischen Prozess sowohl Mittel der Befunderhebung und Therapie als auch Therapieziele.
Die Ausrichtung der Therapie nach den KRAH®-Kriterien als typisches Merkmal ergotherapeutischer Arbeitsweise im gesamten ergotherapeutischen Prozess ermöglicht eine ganzheitliche Erfassung und Behandlung unserer Klient:innen. Im folgenden Abschnitt soll gezeigt werden, wie die Kriterien in diesem Arbeitsfeld umgesetzt werden können.

1 Paradigmenwechsel in der Handtherapie

In der Handtherapie ist die Ergotherapie fokussiert auf Körperstrukturen und Körperfunktionen des oberen Quadranten des menschlichen Körpers und deren Rehabilitation. Die anatomischen Strukturen sind sehr komplex, die betreffenden Diagnosen verlangen daher ein sehr breites therapeutisches Basiswissen. Dazu gehören geeignete Maßnahmen zur Befunderhebung, spezielle Behandlungsmethoden und fundiertes fachspezifisches Wissen über die jeweiligen Diagnosen und Operationstechniken.
Unverzichtbar sind zudem die Fähigkeiten, dieses Wissen und die Erkenntnisse aus Befundung und Aktivitätsanalysen zu vernetzen, den Status, die Bedürfnisse und die Verfassung der Klient:innen zu erfassen und entsprechend geeignete biopsychosoziale Therapieansätze anzuwenden.

In der Ergotherapie im handtherapeutischen Bereich besteht das Ziel der Behandlung darin, die Fähigkeiten von Menschen mit Problemstellungen im Bereich der oberen Extremität (wieder) zu erlangen, die Klient:innen in ihren individuellen Lebenssituationen benötigen, um handlungsfähig zu sein. Therapieziel ist also das Erreichen bzw. (Mit-)Ermöglichen der entsprechenden Funktionen und Aktivitäten, die für selbstständiges Handeln und Partizipation nötig sind.

In vielen Ergotherapie-Abteilungen für Handtherapie liegt die Betonung bei der Durchführung der therapeutischen Maßnahmen noch immer auf dem relativ defizitorientierten biomedizinischen Behandlungsansatz, bei dem der Fokus hauptsächlich auf Wiederherstellung von Strukturen und Funktionen gerichtet ist.

Christine Chen (2011), die das Assessment „Manual Ability Measure-36" entwickelt hat, beschreibt dieses Phänomen folgendermaßen: *„Wo auch immer ich arbeitete, fast immer evaluierte ich die Fähigkeitskomponenten der Hände meiner Klient:innen. Ich merkte aber schnell, dass es nicht unbedingt die Veränderung des Bewegungsausmaßes von Handgelenk und Fingern oder ein bis zwei Kilo Verbesserung der Handkraft war, was für die Klient:innen die meiste Bedeutung hatte, sondern ob sie in der Lage waren, bedeutungsvolle Tätigkeiten auszuführen. Tätigkeiten, die sie täglich durchführten, die sie glücklich machten (z. B. ein Hobby), und/oder Aktivitäten, die ihnen ermöglichten, der oder die zu sein, die sie waren (z. B. ein Kind, ein Elternteil, eine Ehefrau, ein Arbeiter etc.). In anderen Worten wollten sie vor allem ihre Handlungsrollen wieder ausfüllen und fähig sein, jene Handlungen durchzuführen, die dafür notwendig und für sie bedeutungsvoll waren. Aber zu dieser Zeit waren wir Ergotherapeut:innen hauptsächlich darauf bedacht, die Fähigkeitskomponenten unserer Klient:innen zu evaluieren und nicht ihre handlungsorientierten Probleme."* (Chen 2011, S. 12)

Chen war damit im Bereich Handtherapie ihrer Zeit voraus. Mit dem Ziel, ein ressourcenorientiertes anstelle eines defizitorientierten Assessment-Instruments zu entwickeln, begann sie 1999 mit der Entwicklung des MAM-16 (mit 16 Items) und des MAM-36 (mit 36 Items) als erstes handlungsorientiertes Assessment in diesem Bereich. Inzwischen gibt es bereits eine ganze Reihe von Assessments, die ebenfalls den Kriterien der Alltags- und Handlungsorientierung entsprechen (vgl. Kap. Schönthaler, S. 94ff). Dennoch ist der Prozess der Umstellung nach Auffassung der Autorin im deutschsprachigen Raum noch immer nicht abgeschlossen und sollte durch die Umsetzung des KRAH®-Ansatzes in der ergotherapeutischen Behandlung traumatologischer und orthopädischer Klient:innen weiter vorangetrieben werden.

Es ist nicht mehr zeitgemäß, in der Handtherapie das Hauptaugenmerk der Behandlung lediglich auf die bestmögliche Wiederherstellung von Strukturen und Funktionen zu legen und das Übertragen der in der Therapie erarbeiteten Fähigkeiten in Alltag und Handlungen den Klient:innen selbst zu überlassen.
Diese Vorgehensweise birgt das Risiko, dass der Transfer nicht gelingt und wichtige Bedürfnisse und Ressourcen nicht erkannt werden (vgl. Kap. Costa & Hartmann, S. 38ff). Wenn die Integration in Alltag und Handlung nicht optimal erfolgt, ist die Klientenzufriedenheit verständlicherweise in der Folge nicht hoch genug.

2 Umsetzung der KRAH®-Kriterien in der Handtherapie

Klientenzentrierung in der Handtherapie bedeutet, die Therapie respektvoll und verantwortungsbewusst zu gestalten und auf die individuellen Vorlieben und Bedürfnisse der Klient:innen einzugehen. Es wird darauf geachtet, dass die Werte der Klient:innen alle klinischen Entscheidungen leiten, unter Berücksichtigung ihrer individuellen Wünsche, Erwartungen, Schwierigkeiten und Ressourcen.

Klientenzentrierung äußert sich vor allem in den folgenden Bereichen (vgl. Kap. Costa, S. 17ff; 29ff):

1. **Gemeinsame Entscheidungen** (partizipatives Vorgehen entsprechend dem KRAH®-Ansatz): Ausrichtung der Therapie auf für Klient:innen bedeutungsvolle (sinnvolle) Themen fördert die Compliance und das Selbstverantwortungsgefühl für die eigene Situation. Selbstgesteckte Therapieziele fördern die Motivation zur Mitarbeit.
2. **Information:** KRAH®-basiertes Arbeiten stärkt die Gesundheitskompetenz. Aufgeklärte Klient:innen kennen ihre Diagnose und Prognose. Sie verstehen ihre Krankheitsmechanismen, Behandlungsmöglichkeiten und gesundheitsfördernden Faktoren. Sie kennen auch die Restriktionen, aber sie möchten nicht nur erfahren, was sie NICHT tun dürfen, sondern wollen wissen, was sie TROTZDEM machen können und dürfen, bzw. WIE sie es machen können und dürfen. Sie können Verantwortung für ihren Fortschritt übernehmen, da sie in der Lage sind, selbst zu bewerten, was (ihre) Verhaltensweisen bewirken. Dieses Wissen trägt zu einer zuversichtlichen Einstellung, Motivation und Eigenverantwortung bei. Es ermöglicht ihnen, ihre Alltagstätigkeiten und -aktivitäten besser bewältigen zu können und ihre Zukunftsaussichten und die zu erwartenden Einschränkungen realistisch einzuschätzen.
3. **Evaluationen aus Klientenperspektive:** Klient:innen werden in die Evaluation einbezogen (z. B. über Selbsteinschätzungsbögen); die Therapieziele werden miteinander gesucht und gesetzt (z. B. mittels GAS „Goal Attainment Scaling" oder der PSFS „Patient Specific Functional Scale").
4. **Emotionale Unterstützung:** Klientenzentrierung heißt auch, die persönliche Situation der Klient:innen zu erkennen und im Bedarfsfall Unterstützung anzubieten.
5. **Ermöglichen sinnvoller Handlungen:** Klient:innen wollen die für sie bedeutungsvollen Tätigkeiten so schnell wie möglich (wieder) selbstbestimmt und unabhängig durchführen können. Diese Tätigkeiten werden in der (KRAH®-basierten) Therapie angebahnt oder adaptiert und können in der therapiefreien Zeit nach vorheriger therapeutischer Anleitung in den Alltag transferiert werden.

Ressourcenorientierung ist der Schlüssel zum Behandlungserfolg bei handlungsorientierten Therapiezielen. Es erfordert Kreativität und gute analytische Fähigkeiten, um funktionierende und passende Lösungsstrategien zu finden. In der Handtherapie liegt die Lösung häufig nicht nur in der Wiederherstellung von Strukturen und Funktionen. Insbesondere bei Gesundheitsproblemen, wo das nicht mehr möglich ist (z. B. im Fall von Gelenkversteifungen oder Amputationen von Gliedmaßen), sind Adaptierung der Umgebung oder der Handlung wesentliche Behandlungsansätze, die in diesem Fall zum Einsatz kommen können und sollen.
Nicht zu vergessen sind Kooperation und Koordination (vgl. Peterko et al. 2019b). Im Bedarfsfall ist die Zusammenarbeit im interdisziplinären Team in die Therapie einzubeziehen. Unterstützung durch andere Berufsgruppen oder auch Angehörige bzw. wichtige Personen aus dem Umfeld der Klient:innen können wertvolle Ressourcen darstellen.

Alltagsorientierung ist auch in der Handtherapie am besten durch Hausbesuche und Arbeitsplatzanalysen vor Ort zu erreichen. In der persönlichen Umgebung treten Probleme zutage, die in einem künstlichen Therapiesetting möglicherweise übersehen werden. Bei Problemen, die hauptsächlich Strukturen und Funktionen betreffen, kommen Alltagsthemen unter Umständen nicht von selbst zur Sprache, wenn der oder die Ergotherapeut:in nicht explizit darauf eingeht. Gezielte Befragung und der Einsatz entsprechender Assessments können hier Abhilfe schaffen (vgl. Kap. Schönthaler, S. 94ff; Kap. Costa, S. 17ff; Kap. Costa, S. 29ff; Kap. Costa, S. 80ff).

Handlungsorientierung ist in der Handtherapie grundsätzlich sehr gut einzuhalten, wenn entsprechende Befundungs- und Therapiemittel gewählt werden. Das Assessment der Wahl ist die Handlungsperformanzanalyse – durch Beobachtung bei der Durchführung einer Handlung werden Schwierigkeiten identifiziert und Behandlungsansätze gefunden, diese zu beheben oder zu umgehen (Zusatzmaterial im Downloadbereich; Costa et al. 2023).

Beispiel

Reflexionsbeispiel:
Ein junger Mann befindet sich nach Exartikulation der rechten Schulter im Rehabilitationszentrum. Er empfindet die neue Armprothese als schmerzhaft, umständlich und lästig, da sie ihm „im Weg ist", er sie „nicht im Griff hat" und überall damit hängen bleibt. Er ist überzeugt, dass er im Alltag viel besser ohne die Prothese zurechtkommen würde, und lehnt daher die Prothese ab.

Fragestellungen:

- Ist es klientenzentriert, den jungen Mann zu bestärken, Selbstständigkeit ohne die Prothese anzustreben?
- Welche Ressourcen könnten genutzt werden, um die Situation des Klienten zu verbessern?
- Welche Behandlungsstrategie sichert das maximale Ausmaß an Selbstständigkeit und Handlungsfähigkeit im Alltag?

Anhand dieses Beispiels zeigt sich, dass falsch verstandene Klientenzentrierung dazu führen könnte, dass der Klient bestärkt wird, Selbstständigkeit ohne Prothese anzustreben. Dafür bräuchte der Klient keine therapeutische Hilfe. Therapeut:innen haben die Aufgabe, ihren Klient:innen alle Chancen für echte Verbesserung ihrer Gesundheitssituation zu erschließen. Sie lassen sich auf das Erleben ihrer Klient:innen ein, versuchen dieses mithilfe zahlreicher Hypothesen näher zu verstehen. Sie erfassen die schwierige psychische Lage, in der sich Klient:innen posttraumatisch befinden können. Sie erkennen, dass das Gefühl der Lästigkeit und das Hängenbleiben mit der Prothese bei diesem Klienten sehr wahrscheinlich eine Folge des Verlusts des Körperschemas ist. Sie haben einen Überblick über die Funktionen, die die Prothese kompensieren kann, und die Einschränkungen, die Einhändigkeit bedeuten würde. Sie wissen, wie man Klient:innen motiviert und welche fachlichen Informationen sie brauchen, um eine Entscheidung für sich treffen zu können. Sie wissen, wie man das Prothesentraining erfolgversprechend durchführen kann.

Information, Motivation und Fokussierung auf die Ressourcen können dazu führen, dass der Klient die Prothese „in den Griff bekommt“ und sein Handlungsspielraum durch das Ermöglichen beidhändiger Tätigkeiten mittels Prothese enorm zunimmt.

Fazit:
Klientenzentrierung bedeutet nicht, den Wünschen der Klient:innen – ohne Dialog und Vermitteln von Fachwissen für eine reflektierte Entscheidung – unreflektiert zu entsprechen (vgl. Kap. Costa, S. 17ff).
Ressourcenorientierung ist in der Handrehabilitation wesentlich wichtiger, als oft angenommen wird.

Erfolgreiche Therapie definiert sich durch einen Rückgang von Schwierigkeiten in Alltag und Handlungsfähigkeit.

3 Basis für KRAH®-Orientierung in der Handtherapie

Um den KRAH®-Kriterien im Rahmen ergotherapeutischer Behandlung von Klient:innen mit traumatologischen oder orthopädischen Problemen gerecht werden zu können, ist die Umsetzung dieser Kriterien in allen Schritten des ergotherapeutischen Prozesses zu beachten (vgl. Kap. Costa, S. 80ff).
Damit das gelingen kann, sollte der Behandlung ein geeignetes ganzheitliches Modell des Menschen (und seiner Handlungsumgebung) zugrunde liegen.

Orientiert sich die ergotherapeutische Arbeit in der Handtherapie an dem für den KRAH®-Ansatz grundlegenden PEO-Modell und werden die für diese drei Bestandteile der Handlungsperformanz bestehenden Möglichkeiten und Schwierigkeiten erkannt, berücksichtigt und genützt, dann ist eine KRAH®-Ausrichtung der Therapie auf ideale Weise umsetzbar.

Anwendungsbeispiel für das PEO-Modell: Diagnose „Tennisellenbogen“
Befundung nach PEO bedeutet:
Strukturen und Funktionen der Person werden auf verursachende Faktoren (z. B. muskuläre Dysbalance) untersucht.
Die Handlungen, bei denen die Beschwerden auftreten (z. B. Tennis spielen oder Unkraut stechen), werden analysiert und auf ungünstige Bewegungen untersucht.
Die Umgebung (der Tennisschläger oder das Werkzeug) werden auf verursachende Faktoren untersucht (Griffdicke, Proportionen). Ebenso werden die Zeiteinteilung und andere belastende Umstände erhoben.

KRAH®-basierte Zieldefinition nach PEO:
Beinhaltet Therapieziele für potenziell alle drei Bereiche (Person, Umwelt, Handlung) mit den jeweils identifizierten verursachenden Faktoren.
KRAH®-basierte Behandlung nach PEO bedeutet:
Es wird auf alle relevanten Aspekte mit den entsprechend passenden therapeutischen Interventionen eingegangen.
Person: z. B. die Muskulatur wird entsprechend dem Befund gekräftigt/detonisiert, die intra- und intermuskulären koordinativen Fähigkeiten werden trainiert. Entzündungshemmende Maßnahmen verbessern den Zustand der betroffenen Gewebe.
Umgebungsfaktoren: z. B. Schienenversorgung: Eine Epikondylitisbandage wirkt als Umgebungsfaktor von außen ein, Veränderung von Hebelarm, Griffdicke, Polsterung der Werkzeuge kann die Belastung reduzieren, auch die Zeiteinteilung gehört in diese Kategorie.
Handlung: z. B. Ändern der Greifform oder des Bewegungsmusters in relevanten Tätigkeiten.

Die für das KRAH®-basierte Arbeiten grundlegende Nutzung des PEO (Person-Environment-Occupation)-Modells (Costa 2014a; b) hilft also bereits in der Befunderhebungsphase bei der Identifikation krank machender Ursachen (potenziell aus allen drei Bereichen) und bildet die Grundlage der Klientenzentrierung, Ressourcenorientierung, Alltags- und Handlungsorientierung in Bezug auf die Therapieziele und Behandlungsansätze.

Zusätzlich ist die Verbindung mit einem weiteren ergotherapeutischen Modell wie beispielsweise dem OPMA (Occupational Performance Model Australia) hilfreich, um die verschiedenen Lebensbereiche und die für Klient:innen jeweils bedeutsamen Handlungsrollen im Auge zu behalten und die Zielthemen in der Therapie entsprechend individualisiert auszuwählen.

4 KRAH®-basiert arbeiten: „Bottom-up“ UND „Top-down-Ansatz” im ergotherapeutischen Prozess (Costa 2014a; b)

Ein defizitorientierter Therapieansatz mit Betonung der Erfassung und Behandlung aller strukturellen und funktionellen Einschränkungen („Bottom-up-Ansatz“) führt potenziell zu Frustration und Unzufriedenheit seitens der Klient:innen. Es kann sogar zu Behandlungsfehlern führen, wenn rein symptomatisch diagnostiziert und behandelt und die Komplexität des Krankheitsbildes nicht verstanden und beachtet wird.

Merke

Die für KRAH®-basiertes Arbeiten typische Verbindung von „Bottom-up“ UND „Top-down“ kann auch in der Physiatrie im gesamten ergotherapeutischen Prozess umgesetzt werden.

Wie anhand der Befundung veranschaulicht, beinhaltet die Vorgehensweise beim **„Bottom-up"**-Ansatz zuerst ein genaues Assessment einerseits der Strukturen (z. B. Muskulatur, Gelenke, Haut/Narben), andererseits spezifischer Fähigkeitskomponenten dieser Strukturen.
Routinemäßig erhobene Fähigkeitskomponenten sind meist Bewegungsausmaß (aktiv, passiv, meist unter Verwendung der Neutral-Null-Methode) und Kraft bei der Anwendung von einigen wenigen Greifformen.
Im Bedarfsfall stehen spezielle Assessments zur Beurteilung der sensiblen Funktionen, der Durchblutungs- und Ödemsituation, der Narben sowie verschiedene Methoden der Schmerzdokumentation zur Verfügung.
Feinmotorische Fähigkeiten und Geschicklichkeit werden häufig immer noch unter Zuhilfenahme von Testungen mit abstrahierten Handlungen mit Zeitmessung als Qualitätskontrolle erhoben (z. B. Moberg Pick-Up-Test).

Der umgekehrte Ansatz, um mit der Befunderhebung zu beginnen, wäre **„Top-down"**. Hier werden zuallererst die handlungs- und partizipationsorientierten Alltagsprobleme der Klient:innen erhoben. Somit können klientenzentrierte, alltags- und handlungsorientierte Therapieziele formuliert und in der Folge über gezielte Aktivitätsanalysen der betroffenen Tätigkeiten die jeweiligen Behandlungsstrategien ausgewählt werden.

Darüber hinaus gibt es mittlerweile eine Vielzahl an Fragebögen, die sich auch durch Alltags- und Handlungsorientierung auszeichnen, indem Fähigkeit und Qualität der Durchführung verschiedener ausgewählter Alltagshandlungen abgefragt werden (z. B. DASH, Sollermann Hand Function Test, Michigan Hand Questionnaire, ...).
Diese Assessments sind trotzdem nur Hilfsmittel zur Bewertung und Quantifizierung von Fähigkeiten, um die Ergebnisse besser messbar und vergleichbar zu machen.

Es ist nicht zu unterschätzen, wie stark die Art der Befunderhebungsmittel die Erwartungshaltung der Klient:innen an die Therapie prägt. Costa (2016a) schreibt dazu, dass Befunderhebung selbst auch eine Form von Intervention ist. Wenn zuallererst ein Goniometer angelegt wird, werden Klient:innen eher nach ihrem in Zahlen ausgedrückten Fortschritt beim Bewegungsausmaß fragen, egal ob sie von der Verbesserung des Bewegungsausmaßes z. B. um 10° einen konkreten Nutzen ziehen können.

Befundung im Sinne der KRAH®-Kriterien sollte also (auch) dem „Top-down"-Ansatz folgen. Die so formulierten Therapieziele entsprechen dann den KRAH®-Kriterien und die Zielerreichung ist deutlich erlebbar und für das Alltagsleben unmittelbar verwertbar.

Im therapeutischen Prozess liegt der Schlüssel zum Erfolg daher nicht nur in der gezielten Wahl der Behandlungsmethoden, sondern auch in der Auswahl der Assessmentmethoden und in der Art der Zielfindung (vgl. Kap. Costa, S. 80ff).

Reflexionsbeispiel zur Befundung:
Eine Klientin kommt nach Ellbogentrümmerfraktur rechts mit einem Streckdefizit von ca. 50° in die Therapie. Während des vorangegangenen Aufenthalts in einer Rehabilitationseinrichtung wurden Streck- und Beugedefizit regelmäßig mit dem Goniometer gemessen. Die Klientin ist sehr unzufrieden mit ihrem Bewegungsausmaß. Sie hat eine extrem starke Spannung in den myofaszialen Geweben, die das eigentlich bessere Bewegungsausmaß in den Ellbogengelenken laufend blockiert. Anstatt den Fokus auf die Verbesserung der Durchführung von ihren Alltagshandlungen zu legen, will sie, dass das Bewegungsausmaß ständig abgemessen wird. So verlagert sich der Therapiefokus auf strapaziöse Dehnungsbehandlungen mit anschließenden frustrierenden Messungen, anstatt auf die Verbesserung der Durchführung von Alltagshandlungen und Tätigkeiten, wie z. B. jene der Körperhygiene oder Haarstyling, Haushaltstätigkeiten wie Kochen und Backen oder sportliche Betätigungen wie Radfahren und Klettern und andere für die Klientin bedeutungsvolle Betätigungen.

Wie kann man den Blickwinkel der Klientin ändern und sie motivieren, alltags- und handlungszentriert zu denken?
Die PSFS (Patient Specific Functional Scale) ist ein sehr geeignetes Assessment-Instrument, um sowohl jene Aktivitäten zu identifizieren, die nicht oder nur schwer möglich sind, als auch die Fortschritte im Therapieverlauf zu evaluieren, zu bewerten und zu dokumentieren.
Dabei listen die Klient:innen selbst Alltagstätigkeiten auf, die nicht oder erschwert durchführbar sind. Diese werden auf einer Skala von 0 bis 10 („unmöglich durchführbar“ bis „durchführbar wie vor der Verletzung oder dem Problem“) bewertet. Im Verlauf der Therapie werden diese Bewertungen in regelmäßigen Abständen wiederholt.

Die häufigsten Probleme, die Klient:innen bei der Durchführung von Alltagshandlungen identifizieren, betreffen das Essen mit Messer und Gabel, das Heben, Tragen und Halten schwerer Gegenstände, das Schneiden von Dingen und das Öffnen verschiedener Behältnisse. Beim Ankleiden betreffen die Probleme vor allem das Binden von Schuhen, das Zuknöpfen sowie das Bedienen von Reißverschlüssen.

Absolut unverzichtbar sind also Aktivitätsanalysen der betroffenen Aktivitäten, um keine Ursachen für erlebte Schwierigkeiten zu übersehen. Handlungsorientierte Assessments inkl. Rollenchecklisten sind dabei ergänzend empfehlenswert.

Anwendungsbeispiel:
Ein junger Mann mit starker Hypermobilität und damit einhergehenden Instabilitäten in allen Gelenken kommt zur Therapie, da er seinen Beruf als Maschinenbauer nicht mehr ausüben kann. Er demonstriert seine Instabilität und klagt über das Knacksen und ein Gefühl der Schwäche in allen Muskeln und Gelenken sowie einschießende Schmerzen.

Zur Evaluation werden ihm die Rollencheckliste und der PSFS mitgegeben. Er füllt diese zu Hause sehr gründlich aus. Sofort können so seine konkreten Alltags- und Handlungsprobleme identifiziert werden. Es kann davon ausgegangen werden, dass die auf diesem Weg erhobenen Probleme für den Klienten die höchste Priorität haben. Also werden diese als Allererstes gezielt analysiert und mit dem passenden Therapieansatz behandelt, bevor mit weiteren Methoden mögliche zusätzliche Probleme erhoben und behandelt werden.

5 Festlegen der Therapieziele unter Berücksichtigung der KRAH®-Kriterien

In der heutigen Zeit ist das Behandlungsteam inklusive der betroffenen Klient:innen mehr denn je gezwungen, Ziele klar zu formulieren, sehr gezielt auf diese einzugehen und ökonomisch und effektiv zu arbeiten. Zu beobachten sind immer mehr Einschränkungen bei der Kostenübernahme; dies betrifft sowohl die Anzahl der Therapieeinheiten als auch deren Dauer. Die Therapieziele sind darzulegen, deren Erreichung muss dokumentiert und transparent gemacht werden.

Um für Klient:innen die Rückkehr in das Arbeitsleben und in eine selbstständige Lebensführung bei möglichst erhaltener Lebensqualität zu erzielen, müssen deshalb häufig Abstriche gemacht werden. Unter Umständen sind mit den verfügbaren Mitteln nicht mehr alle erwünschten Therapieziele erreichbar.
Im ergotherapeutischen Prozess ist daher auch die Festlegung der Therapieziele sehr sorgfältig und nach den KRAH®-Kriterien zu gestalten.

6 So gelingt die Umsetzung der KRAH®-Kriterien in der Handtherapie

Es ist sehr naheliegend, KRAH®-orientiert zu denken und zu behandeln, wenn Klient:innen mit konkreten Handlungsproblemen kommen. Häufig sind Klient:innen aber sehr auf ihre offensichtlichen momentanen funktionellen Einschränkungen konzentriert. Sie müssen dann speziell danach gefragt werden, bei welchen Alltagstätigkeiten sie auf welche Weise eingeschränkt sind.
Erst, wenn die **Assessments** entsprechend angepasst, die **Therapieziele** alltags- und handlungsorientiert sind und die behandelnden Therapeut:innen in ihrer Betrachtung der Klient:innen nicht nur das Gesundheitsproblem mit den einhergehenden Einbußen bei Strukturen und derer Funktionen in den Vordergrund stellen, sondern die **Handlungsperformanz unter Berücksichtigung der Aspekte der Person, der Handlung und der jeweiligen Umgebung** bedenken, erst dann werden die **Interventionen** ebenfalls dem KRAH®-Ansatz entsprechen. Unter diesen Umständen ist eine KRAH®-basierte „Handtherapie" gut umsetzbar und empfehlenswert.

Menschen mit Handverletzungen in der Ergotherapie – Der KRAH®-Ansatz als Orientierung im Fachbereich Physiatrie

Christina Haid

Die Hand, als eines der komplexesten Gebilde des menschlichen Körpers, findet ihre Bedeutung nicht nur in ihrer Funktion als Greif- und Manipulationsorgan, sondern auch in ihrer einzigartigen Sinnes- und Sprachfähigkeit. Wir erhalten, ordnen und verarbeiten mit ihrer Hilfe Informationen aus der Umwelt und finden in Berührungen, Gesten, Zeichnungen oder Musik eine Form des Ausdruckes. Von welcher Bedeutung unsere Hände im Alltag tatsächlich sind, wird uns meist erst dann bewusst, wenn unsere Handlungsfähigkeit aufgrund einer Funktionsstörung der Hand beeinträchtigt ist. Menschen mit Verletzungen oder Erkrankungen der Hände werden dabei nicht nur in der Durchführung von für sie bedeutungsvollen Handlungen eingeschränkt. Aufgrund der Abhängigkeit von der Hilfe anderer, anhaltender Schmerzen, Einschränkungen in der Arbeitsfähigkeit oder anfallenden Behandlungskosten werden häufig auch negative Auswirkungen auf die Stimmung, auf zwischenmenschliche Beziehungen oder auf die finanzielle Lage wahrgenommen (Bialocerkowski 2002, S. 429ff.).

Um einen Einblick in die Vielfalt und Bedeutung der ergotherapeutischen Arbeit im Bereich der Physiatrie zu geben, entstand 2021 am FH-Bachelor-Studiengang Ergotherapie der fh gesundheit (Tirol) eine Bachelorarbeit mit folgendem Titel: „Ergotherapeutische Interventionen zur Erhaltung der Handlungsfähigkeit nach Entfernung der proximalen Handwurzelreihe“ (Haid 2021). Basierend auf einer systematischen Literaturrecherche wurden ausgewählte Studien und weitere thematisch relevante Literaturquellen entsprechend der früh-postoperativen, postoperativen und spät-postoperativen Nachbehandlungsphase miteinander in Beziehung gesetzt. Die Ergebnisse legen dar, dass Ergotherapeut:innen mit ihrem klientenzentrierten, ressourcen-, alltags- und handlungsorientierten (KRAH®-basierten) (Costa 2014a; b) Zugang einen wichtigen Beitrag leisten, um die komplexen Zusammenhänge einer Handverletzung und der Lebensqualität zu erfassen und dabei Handlungsfähigkeit im individuellen Lebenskontext zu ermöglichen.

KRAH®-basierte Analyse der Handlungsfähigkeit und ihrer Einflussfaktoren

Verletzungen und Operationen der Hand können die Ausführung von **Handlungen** in allen Lebensbereichen beeinträchtigen (Bialocerkowski 2002, S. 429ff.; Prosser et al. 2007, S. 241). Eine dadurch entstehende Diskrepanz zwischen den aktuellen Fähigkeiten von Klient:innen und dem Kontext, in dem sie teilhaben, wirkt u. a. auf Handlungsrollen, Handlungsmöglichkeiten und Handlungsroutinen. Neben der Erhebung von Erwartungen und Problemen auf Körperfunktions- und Körperstrukturebene wird in der ergotherapeutischen Diagnostik der individuelle **Alltag** einschließlich Gewohnheiten, Interessen und Erfahrungen berücksichtigt (DACHS 2007, S. 19). Im Laufe KRAH®-basierter Befunderhebung und Interventionsplanung werden Handlungsbiographie und Berufs-, Familien- und Wohnsituation sowie weitere Informationen zu sinnstiftenden Handlungen in den Lebensbereichen Selbstversorgung, Produktivität, Freizeit und Erholung eingeholt und mitbedacht. Eine Hilfestellung, um **Wechselwirkungen zwischen Individuum, Handlungen und der individuellen Umwelt** strukturiert erfassen sowie Ressourcen und Schwierigkeiten identifizieren zu können, stellen zahlreiche ergotherapeutische Modelle und Assessments dar. Diese können beispielsweise für die Analyse von Handlungsausführungen oder die Erhebung von Gewohnheiten und Handlungsrollen unterstützend eingesetzt werden. Dabei beziehen Ergotherapeut:innen im KRAH®-basierten Arbeiten, abhängig vom persönlichen Kontext und von den Wünschen der Klient:innen, auch Angehörige in die Erfassung der Ausgangssituation mit ein und erkennen diese, neben den Betroffenen selbst, als weitere wichtige Ressource an. Eine vertrauensvolle therapeutische Beziehung sowie ausreichend Zeit für Fragen, Bedenken und Wünsche aller Beteiligten stärken Motivation, Kooperationsbereitschaft und Eigenverantwortlichkeit sowie das Verständnis für anstehende Behandlungsmaßnahmen (Chan & Spencer 2004, S. 137; Costa 2014a; b).

Abhängig von der Belastbarkeit der verletzten Strukturen sollte im Sinne der Alltagsorientierung und Alltagsrelevanz, wie im KRAH®-Ansatz beschrieben, bei alldem eine **alltagsrelevante Abklärung** nicht vernachlässigt werden, je nach Möglichkeiten, anhand von täglichen Gebrauchsgegenständen, in alltagsorientierten Übungsräumlichkeiten oder direkt zu Hause bei den Klient:innen. Bedarfsweise werden gemeinsam mit Arbeitnehmer:innen und Arbeitgeber:innen Informationen über berufliche Anforderungen eingeholt und *Arbeitsplatzanalysen* durchgeführt, um **partizipativ** entsprechende Lösungsansätze zu erarbeiten. Weitere für die Therapie relevante Informationen werden durch funktionsorientierte Messinstrumente erfasst, die entsprechend der Ausgangssituation ausgewählt und interpretiert werden.

Zielfindung und -setzung im ergotherapeutischen Prozess im Sinne des KRAH®-Ansatzes

Nachdem in der Befunderhebung *Einschränkungen und Ressourcen* sowie deren Einfluss auf die Handlungsfähigkeit erfasst wurden, folgen die Zielfindung, -definition und -setzung im KRAH®-basierten Arbeiten gemeinsam mit der Klientin/dem Klienten. Dabei werden sowohl die erhobenen Informationen als auch die **alltagsrelevanten Anliegen und Erwartungen** von Klient:innen und Angehörigen miteinbezogen und die Ziele für die Ergotherapie unter Berücksichtigung der Rahmenbedingungen definiert. Um die anschließenden ergotherapeutischen Interventionen für die Klient:innen sinnvoll gestalten sowie den Behandlungsbeginn und -verlauf an die individuellen Bedürfnisse anpassen zu können, ist im KRAH®-basierten Arbeiten eine fortlaufende Befunderhebung und Evaluation notwendig (vgl. Kap. Costa, S. 80ff). Bei entsprechender Dokumentation können außerdem während des Interventionszeitraumes und bei Therapieabschluss Ergebnisse im Hinblick auf die Alltagssituation der Klientin/des Klienten gemeinsam evaluiert und Veränderungen, Fortschritte sowie eingesetzte Mittel und Methoden besprochen werden (DACHS 2007, S. 23) (vgl. Kap. Costa, S. 80ff; Kap. Belleflamme, S. 99ff).

Partizipatives Vorgehen als Charakteristikum KRAH®-basierter Praxis

Sowohl im Rahmen der ergotherapeutischen Diagnostik als auch im weiteren Therapieverlauf spielen eine ausführliche Aufklärung und Instruktion sowie die **aktive Mitgestaltung aller Beteiligten** eine maßgebliche Rolle für den Behandlungserfolg. Angepasst an Lebenssituation, Alter, kognitive und sprachliche Fähigkeiten werden Informationen über Anatomie, Verletzung, Operation und weiterführende Behandlungen vermittelt. Um Therapieinhalte zu vertiefen, die Sicherheit im Alltag und das Vertrauen in die verletzte Hand zu stärken, wird neben Aufklärungsblättern ein übersichtliches und in den Alltag integrierbares Heimübungsprogramm individuell zusammengestellt und regelmäßig angepasst. Mit dem Ziel, die Klient:innen allmählich an Alltagshandlungen heranzuführen, die für sie aktuell noch schwierig sind, wird beim Übungsprogramm von Anfang an über die Körperfunktionsebene hinausgegangen: Übungen werden im KRAH®-basierten Arbeiten möglichst alltagsorientiert und -relevant sowie für die Klient:innen sinnvoll gestaltet, um die Betroffenen durch **positive Erfahrungen ihrer Selbstwirksamkeit** in ihrer Handlungsfähigkeit zu stärken. Auch Bamford & Walker (2010, S. 55ff.) bestätigen, dass handlungsorientierte Aktivitäten nachhaltiger in den Alltag integriert werden als isolierte Bewegungs- oder Kräftigungsübungen. Darüber hinaus kombinieren Ergotherapeut:innen funktionelle Übungen mit Alltagsgegenständen, um den **Transfer der Therapieinhalte in den Alltag** zusätzlich zu erleichtern (vgl. Kap. Costa & Hartmann, S. 38ff). Dabei können beispielsweise beim muskulären Stabilisationstraining auch Wasser- und Wärmflaschen, Murmeln, Luftballone sowie diverse Bälle eingesetzt werden (Fischer 2020, S. 28).

Key Message
Übungen werden möglichst alltagsorientiert und -relevant sowie für die Klient:innen sinnvoll gestaltet, um die Betroffenen durch positive Erfahrungen ihrer Selbstwirksamkeit in ihrer Handlungsfähigkeit zu stärken.

Gewohnte Alltagshandlungen können auch indirekt in die ergotherapeutische Behandlung von Verletzungen oder Erkrankungen der Hände eingebaut werden (vgl. Kap. Kittinger-Wietek, S. 125ff). Dass die wiederholte *Vorstellung bzw. Beobachtung einer Bewegung* das motorisch-neuronale System auch ohne aktive Ausführung trainiert, wird beispielsweise im Rahmen des imaginären Trainings genutzt: Klient:innen wählen eine für sie bedeutungsvolle Handlung aus und stellen sich damit verbundene Bewegungsabläufe, Sinneswahrnehmungen und Emotionen vor. Die gesunde Hand kann dabei auch Teile von Alltagshandlungen aktiv vor einem Spiegel durchführen, um durch die Illusion von zwei gesunden Extremitäten die kortikale Aktivierung zu unterstützen. Auch beim propriozeptiven Training können Handlungssequenzen passiv, assistiv oder aktiv ausgeführt werden, während sich die Klient:innen vor allem auf die Wahrnehmung der Bewegung konzentrieren (Einsiedel et al. 2011, S. 288ff.; Moseley 2004, S. 192ff.; Newsom et al. 2003, S. 257).

Nachhaltige Alltagsrelevanz und Alltagswirksamkeit durch KRAH®-Basierung

Mit zunehmender Belastbarkeit der verletzten Strukturen folgt der langsame Übergang zum Aufbau von Kraft und Ausdauer, dabei liegt der Fokus auf zielgerichteten Alltagsaktivitäten und berufsspezifischen Tätigkeiten. Diese werden als therapeutisches Mittel eingesetzt, um die Handlungsfähigkeit und Teilhabe der Klient:innen auch außerhalb des Therapiesettings sicherzustellen. Ausgewählte Handlungen werden dabei weitestmöglich in der Therapie simuliert und erprobt sowie in **konkrete Transferangebote** eingebaut. Beispielsweise kann das Heben und Tragen eines Wäschekorbes oder das Eindrehen von Schrauben in der Therapie beübt werden, um gezielt erforderliche Fähigkeiten und Fertigkeiten zu fördern. Aber auch funktionelle Spiele oder handwerkliche und kreative Tätigkeiten können je nach Handlungsinteressen der Klient:innen im therapeutischen Setting Platz finden. Zeitgleich werden die Betroffenen auf Ausweichbewegungen und Fehlhaltungen hingewiesen und für ergonomische Gelenkpositionen und Arbeitsweisen sensibilisiert (Völlinger & Partecke 2003, S. 384). Sind längerfristige Funktionseinschränkungen erkennbar, können Kompensationsstrategien, Adaptierungen und Hilfsmittel ausprobiert sowie bedarfsweise Umschulungen bzw. Berufswechsel thematisiert werden (Hirsch & Zobel 2016, S. 211ff.). Um des Weiteren eine optimale Umgebung für die Rückkehr an den Arbeitsplatz zu gestalten, kann die Zusammenarbeit mit Arbeitgeber:innen eine große Ressource darstellen. Auf Grundlage einer ausführlichen Befunderhebung und speziell der Arbeitsplatzanalyse werden Arbeitsabläufe unter realitätsnahen Bedingungen erprobt und Umweltbedingungen im Hinblick auf spezifische Anforderungen individuell und klientenzentriert angepasst.

> **Key Message**
> Zielgerichtete Alltagsaktivitäten und berufsspezifische Tätigkeiten werden als therapeutisches Mittel eingesetzt, um die Handlungsfähigkeit und Teilhabe der Klient:innen auch außerhalb des Therapiesettings sicherzustellen.

Durch eine dauerhaft reduzierte Handfunktion können neben Handlungsabläufen auch **Handlungsrollen, Handlungsmuster und -gewohnheiten** eingeschränkt sein. Um dieser Herausforderung zu begegnen, werden gemeinsam mit Klient:innen Strategien erarbeitet, die den Umgang mit der reduzierten Handfunktion im Alltag erleichtern. Für die Aufrechterhaltung von Handlungsrollen, Handlungsmustern und -gewohnheiten kann die Umgestaltung alltäglicher Abläufe und Strukturen, z. B. in Form einer adaptierten Aufgabeneinteilung oder eines angepassten Zeit- und Pausenmanagements, hilfreich sein. Dabei kann es erforderlich sein, Tätigkeiten zu priorisieren, um die vorrangigen durchführen zu können und dementsprechend unwichtigere Aufgaben aufzuteilen, zu reduzieren oder nach Möglichkeit an andere Personen abzugeben. Je nach Anliegen, Schwierigkeiten und Ressourcen gilt es, sich für die Betroffenen in deren sozialem Umfeld einzusetzen sowie diese miteinzubeziehen, zu informieren, zu coachen und auch deren Bedürfnisse und Anregungen teilhaben zu lassen (Cederlund et al. 2010, S. 3; Hirsch & Zobel 2016, S. 211ff.; Bialocerkowski 2002, S. 435; Schier & Chan 2007, S. 57ff.) (vgl. Kap. Costa & Scholz-Schwärzler, S. 102ff; Kap. Kittinger-Wietek, S. 125ff).

KRAH®-basiertes Arbeiten: Top-down UND Bottom-up

Da sich beeinträchtigte Körperfunktionen und -strukturen, wie Wunden, Narben, Ödeme oder Schmerzen, hinderlich auf eine für den individuellen Alltag ausreichende Handfunktion auswirken, sind **ergänzend zu den handlungs- und alltagsorientierten Methoden auch Interventionen auf der Körperfunktionsebene** erforderlich. Diese werden unter Berücksichtigung der individuellen Heilungsverläufe ausgewählt und entsprechend den aktuellen Bedürfnissen der Betroffenen angepasst. Dabei werden vorhandene Lösungsansätze und Bewältigungsstrategien der Klient:innen beachtet und in der Therapie gemeinsam eruiert, welche Maßnahmen speziell für die Betroffenen positive Veränderungen bewirken.

Zusammenfassung

Im gesamten Verlauf der ergotherapeutischen Nachbehandlungs- und Prozessphasen mit Klient:innen mit Handverletzungen finden sich durchgehend klientenzentrierte, ressourcen-, alltags- und handlungsorientierte (KRAH®) Aspekte wieder. Anhand der dargestellten Ergebnisse der diesem Beitrag zugrunde liegenden Bachelorarbeit wurde deutlich, dass Ergotherapeut:innen mithilfe des KRAH®-Ansatzes einen **ganzheitlichen Blick** in ihr Denken und Handeln integrieren, um die Handlungsfähigkeit ihrer Klient:innen zu erhalten. Betroffene werden dabei nicht nur bei der Durchführung von für sie relevanten, sinnstiftenden Tätigkeiten gestärkt, sondern auch im Prozess begleitet, worin sie Erwartungen an sich selbst und (Alltags-)Handlungen sowie Umweltbedingungen an ihre Handfunktion neu anpassen.

In Summe liegt das enorme Potenzial der KRAH®-basierten Denkweise in der Ermöglichung von positiven, handlungsbezogenen **Selbstwirksamkeitserfahrungen,** während gleichzeitig Heilungsprozesse von verletzten Strukturen weitestmöglich unterstützt werden. Indem Klient:innen von Anfang an aktiv an der Therapie teilhaben und auf lebendige Weise mitwirken, werden sie in der Überzeugung gestärkt, durch eigenes Handeln Herausforderungen bewältigen zu können (vgl. Kap. Costa & Haug, S. 41ff; 47ff). Dafür ist es notwendig, sie hinsichtlich Vorgehensweisen, anatomischer Grundlagen sowie Methoden und Mittel der Ergotherapie aufzuklären und zu instruieren, die Therapie sinnvoll und klientenzentriert zu gestalten sowie individuell relevante und handhabbare Handlungen auszuwählen.

KRAH® – Praxisanwendung im Arbeitsfeld Neurologie

Birgit Nienhusmeier

Die Planung, Durchführung und Reflexion von therapeutischen Prozessen sind auch im Arbeitsfeld Neurologie wesentliche Aspekte ergotherapeutischen Vorgehens. Um zu einheitlich definierten Kriterien zur Beschreibung der ergotherapeutischen Arbeitsweise im genannten Arbeitsfeld beizutragen und Kolleginnen zu deren Perspektive zu befragen, setzte sich die Verfasserin dieses Buchkapitels im Rahmen ihrer Masterarbeit „*Best Practice in der Ergotherapie im Arbeitsfeld Neurologie in Tirol. Eine Analyse anhand der KRAH®-Kriterien*" damit auseinander, ob die KRAH®-Kriterien im Sinne ergotherapeutischer ‚*best practice*' umgesetzt werden (Nienhusmeier 2015, S. 3).
Diese Forschungsarbeit beruht auf Praxiserfahrungen von Ergotherapeut:innen mit dem Ziel, deren Arbeitsweise in Bezug auf Erstkontakt und Zielsetzung zu untersuchen und zu erheben, wie therapeutische Schlussfolgerungen gezogen und therapeutische Entscheidungen getroffen werden.

Konkret wurden folgende Fragestellungen formuliert:

- Wie treffen Ergotherapeut:innen im Arbeitsfeld Neurologie in Tirol in ambulanten und akuten Settings therapeutische Entscheidungen im Zuge des Erstkontaktes und der Zielsetzung?
- Welche Überlegungen begleiten Ergotherapeut:innen dabei?
- Ist der Bezug zu den KRAH®-Kriterien bzw. zu deren Implementierung festzustellen?

Den Forschungsprozess initiierte die Annahme, dass ein verinnerlichtes und systematisches Vorgehen Ergotherapeut:innen beim Treffen von Entscheidungen und Vorgehensweisen leitet (Nienhusmeier 2015, S. 20). Zur Beantwortung der Forschungsfragen wurden Daten im Rahmen einer Fokusgruppe (Krueger & Casey 2009) erhoben. Der semi-strukturierte Interview-Leitfaden orientierte sich am ergotherapeutischen Prozess (Nienhusmeier 2015, S. 21-22) (vgl. Kap. Costa, S. 80ff). Die Daten wurden in einem ersten Analyseschritt offen kodiert (Flick 2012), anschließend erfolgte die Bildung übergeordneter Kategorien. Die daraus resultierenden Kernaussagen wurden in einem weiteren Schritt anhand der KRAH®-Kriterien und der sechs Formen des klinischen/professionellen Reasonings (scientific, interaktiv, konditional, narrativ, pragmatisch und ethisch) deduktiv analysiert (Nienhusmeier 2015, S. 3).

Die Ergebnisse zeigen, dass alle an der Studie beteiligten Ergotherapeut:innen in den Prozessschritten *Erstkontakt* und *Zielsetzung* die KRAH®-Kriterien und sämtliche Formen des klinischen/professionellen Reasonings einfließen lassen (Nienhusmeier 2015, S. 3 und S. 50).

Nachfolgend wird die Arbeit nach dem KRAH®-Ansatz in der ambulant-neurologischen Praxis anhand eines Fallbeispiels verdeutlicht.

Erkenntnisse für die ergotherapeutische Praxis im Arbeitsfeld Neurologie

Als ambulant tätige Ergotherapeutin in der neurologischen Nachsorge (im Rahmen von Hausbesuchen) nützt die Autorin dieses Kapitels die KRAH®-Kriterien als orientierenden, gedanklichen Begleiter im Kontakt mit Klient:innen. Die damit kontinuierlich stattfindende Reflexion anhand der KRAH®-Kriterien gewährleistet, das eigene therapeutische Denken und Handeln kritisch zu betrachten, zu benennen, anzupassen und zu dokumentieren (vgl. Nienhusmeier 2015, S. 7).
Anhand eines Praxisbeispiels wird die Anwendung eines KRAH®-orientierten Dokumentationsbogens (Tab. 1) als Arbeitshilfe dargestellt. Neben der Erhebung der Handlungsanliegen der Klientin sind auch die wesentlichen Schritte des ergotherapeutischen Prozesses abgebildet (Erhebung, Anliegen/Wünsche/Ziele, Interventionen und Evaluation). Im Dokumentationsbogen nicht direkt ersichtlich sind die Anwendung entsprechender Assessments und die Ausformulierung der gesetzten Ziele, die von der Autorin separat festgehalten werden. Erfahrungswerte der Praxisanwenderin zeigen, dass KRAH®-orientierte Dokumentation das Professionelle Reasoning unterstützt und ergotherapeutisches Handeln auch im Sinne ergotherapeutischer Kernkompetenzen (Peterko et al. 2019b) ermöglicht. Dies wiederum formt und stärkt die eigene berufliche Identität. Die Verknüpfung mit anderen gängigen ergotherapeutischen Theorie-Praxis-Modellen oder interdisziplinären Gesundheitsmodellen (vgl. ICF [DIMDI 2005]) bildet einen fachlich fundierten Bezugsrahmen.

Praxisbeispiel

Die nachfolgende Beschreibung der Situation mit einer Klientin, einschließlich Befunderhebung und Erfassung der Anliegen der Klientin, bezieht sich auf die Informationen aus dem **Erstkontakt** im Januar 2018. Dieser wurde anhand des biopsychosozialen Modells der ICF (DIMDI 2005) strukturiert und sowohl von der Klientin, deren Angehörigen als auch von der Therapeutin als Förderfaktor (+) bzw. als Barriere (–) beim Erstkontakt eingeschätzt.
Diese Informationen aus dem Erstkontakt bilden die Basis für die KRAH®-orientierte Dokumentation (vgl. Tab. 1) und unterstützen die Fokussierung während des gesamten Therapieprozesses in Bezug auf Klientenzentrierung, Ressourcenorientierung, Alltagsorientierung, Alltagsrelevanz und Handlungsorientierung.

Infarkt der A. cerebri media rechts 09/2017; armbetonte spastische Hemiparese links

Körperfunktionen und -strukturen

- leichte visuelle Vernachlässigung des linken Halbraumes
- reduzierte Aufmerksamkeit
- spastische Hemiparese links armbetont

\+ Funktionen des Sprechens vorhanden

Aktivitäten

Mobilität:

\+ selbstständig gehfähig (ohne Hilfsmittel)
\- Autofahren nicht möglich
\- kein aktiver Arm-/Handgebrauch links möglich
\+ linke Hand dient z. T. als passive „Haltehand“ (z. B. Tube fixieren)

Selbstversorgung:

\+ Klientin ist bei bADLs zum Teil selbstständig (z. B. Duschen); sie benötigt beim Schließen der Hose, Schuhe binden und BH-Anziehen Hilfe
\+ Klientin übernimmt im Bereich der Haushaltsführung (Kochen, Einkaufen, Reinigung) Teilschritte
→ „einhändige Bewältigung“

Kommunikation:

\+ verbale Kommunikation uneingeschränkt möglich
\- Nutzung des Smartphones einhändig erschwert
\- PC-Nutzung als Kommunikationsmittel (E-Mails schreiben) einhändig erschwert

Bedeutende Lebensbereiche:

\- Klientin erlebt Limitationen im Alltag (etwas schneiden, Lagerung des linken Armes während des Arbeitens am PC)
→ Wunsch nach Strategien zur Bewältigung

Teilhabe (Partizipation)

- Angestellte in einem Graphikbetrieb in Teilzeit (20 Std.) als Webdesignerin
- Arbeit bedeutet der Klientin viel
- Unterstützung im Alltag durch Familie und Freunde

Anliegen und Ziele der Klientin beim Erstkontakt:

Die Klientin möchte wieder ihre Rollen als Mutter, Hausfrau, Partnerin, Webdesignerin (Homeoffice) aufnehmen

Sie möchte im Sommer 2018 wieder schrittweise mit der Arbeit beginnen (+ Homeoffice-Arbeit)

Kontextfaktoren

Umweltbezogene Faktoren

Lebt mit Ehemann und zwei Kindern (16-jähriger Sohn und 19-jährige Tochter) in einem Reihenhaus mit kleinem Garten in Stadtnähe
EG: Küche, Wohnzimmer, Arbeitszimmer; WC, Bad mit Badewanne und Dusche (nicht barrierefrei); Terrasse und Garten
OG: Schlafzimmer, Zimmer der Kinder; WC

Anpassungen am PC-Arbeitsplatz (Bürostuhl, Arbeitsabläufe, Zeiteinteilung)

\+ Ehemann und vor allem die Tochter unterstützen die Klientin im Alltag
\+ Freundinnen unterstützen im Alltag (Essen bringen, Reinigungsarbeiten)

Personenbezogene Faktoren

53 Jahre
Beschreibt sich als begeisterungsfähig, motiviert und lässt sich von den Auswirkungen des Ereignisses nicht einschränken und „will wieder selbstständiger werden“

Interessen: Lesen, Garten (Kräuter und Blumen), Frauengruppe, Reisen mit der Familie

Händigkeit: rechts

Abb. 1: Erstgesprächsinformation ICF-basiert

Tab. 1: KRAH®-Dokumentation (Erhebung, Anliegen/Wünsche, Ziele, Interventionen, Evaluation)

		Januar/Februar 2018	März 2018
KLIENT(IN)	Bedürfnisse, Ziele, Ideen, Zukunfts-visionen	*„Wieder etwas im Haus tun können ist das Wichtigste für mich."*	*„Mahlzeit selbst aufschneiden geht nicht."*
KLIENT(IN)	**Betätigungsprofil** (Tages- und Wochenprofil)	**ET:** Konkretisieren der Tätigkeiten (→ Wäsche zusammenlegen, Bügeln, PC/Laptop bedienen)	*„Möchte gerne wieder ein Restaurant besuchen."*
RESSOURCEN	Was ist da? Was ist möglich?	*„Ich bin motiviert und will Veränderung." „Kann mich alleine duschen und abtrocknen – bin beim Stehen in der Dusche unsicher."*	
RESSOURCEN	Was stärkt? Was ist förderlich?	*„Zuhause-Sein tut mir gut – gibt mir einen Tagesablauf vor und meine Familie ist da." „Freue mich auf das Frühjahr, wenn ich den Garten bepflanzen kann."*	
ALLTAG	Was ist zum jetzigen Zeitpunkt im Alltag wichtig und bedeutungsvoll?	*„Ganz ohne Hilfe anziehen können. Es ist mir unangenehm, Hilfe bei den Kindern einzufordern."* *„E-Mail schreiben wäre wichtig für mich. Möchte einer Mitpatientin gerne schreiben."*	
HANDLUNG	Was befähigt? Was gelingt? Was hindert?	*„Es geht alles zu langsam und ich brauche mehr Zeit. Bin dann manchmal hektisch." „Ich finde manchmal Lebensmittel im Kühlschrank oder am Tisch – das Suchen strengt mich an und macht müde." „Unterstützung der Familie und die Besuche meiner Freundinnen sind sehr wichtig."*	*„Linke Hand kann nicht eingesetzt werden."*
HANDLUNG	**Geplante/ durchgeführte Interventionen**	**ET:** Haltegriff zur Probe für die Dusche; schrittweises Vorgehen für relevante Handlungen erarbeiten und erproben (Chaining); Suchstrategien erarbeiten und einschleifen	**ET:** Bisheriges Vorgehen besprechen und neue Strategien entwickeln und ausprobieren; (Hilfsmittel) bezogen auf Duschen, ADLs
	Bemerkungen Reflexion/ Evaluation		

April 2018	Mai 2018
Wissen und praktischer Umgang mit PC vorhanden – lediglich die einhändige Bedienung ist limitierend	Selbstständiges Duschen und Anziehen möglich; Schnürschuhe wurden ersetzt
„PC-Bedienung und Lagerung meines linken Armes angehen"	*„Wunsch, das Kräuterbeet zu bepflanzen"*
Eigenes Büro mit PC-Arbeitsplatz mit verstellbarem Bürostuhl ist vorhanden	Klare Vorstellung der Klientin, wie das Beet bepflanzt werden soll; Bedenken der Klientin, ob das Arbeiten am Boden möglich ist
ET: Lagerungsmöglichkeiten für linken Arm ausprobieren; Einstellung der Sitzhöhe/ Armstützen; **ET:** Kleine Tastatur für einhändiges Tippen	**ET:** Alternative Möglichkeiten besprechen (z. B. Anpassung in Form eines Hochbeetes)
Erproben der Anpassungen am Arbeitsplatz	Klientin und Familie setzen das gemeinsame Projekt „Hochbeet" um

Zusammenfassung und Ausblick

Das in diesem Kapitel vorgestellte KRAH®-basierte Dokumentationsdokument aus dem Arbeitsfeld der ambulanten neurologischen Ergotherapie umfasst sämtliche relevanten Schritte des ergotherapeutischen Prozesses, gewährleistet den Fokus auf den Lebensalltag der betroffenen Personen (inkl. Angehörige) und bildet parallel die zeitliche Dimension ab, in der Entwicklungsschritte stattfinden. Dies wiederum sichert einen transparenten ergotherapeutischen Prozess und erleichtert die Kommunikation mit Klient:innen sowie Angehörigen in Bezug auf Zielfindung und Planung des weiteren gemeinsamen Vorgehens.
Die nachfolgenden orientierenden Beispielfragen (Nienhusmeier & Costa 2022) (Tab. 2) können bei der Anwendung des Dokumentationsbogens im Alltagskontext hilfreich sein und stellen Klient:innen und deren Lebenskontext in den Mittelpunkt.

Tab. 2: Beispielfragen (Nienhusmeier & Costa 2022)

KRAH®-Kriterien	Beispielfragen an Therapeut:innen
Klientenzentrierung	▪ Kenne ich den Lebenskontext/die Lebensgeschichte (Lebensumwelt, Angehörige) meiner Klient:innen? ▪ Was ist meinen Klient:innen wichtig? Was möchten sie tun? ▪ Erkenne ich deren Anliegen und Bedürfnisse im Lebensalltag? ▪ Kenne ich Ideen, Strategien und Zukunftspläne meiner Klient:innen? ▪ Verstehe ich deren aktuelles Erleben aufgrund des Gesundheitsproblems/der aktuellen Gesundheitssituation? ▪ Kenne ich die Situation der Angehörigen?
Ressourcenorientierung	▪ Was können meine Klient:innen (mit Blick auf alle Dimensionen der ICF)? ▪ Was ist möglich? ▪ Was macht Freude und motiviert? ▪ Was/wer ist förderlich für den Lern- und Veränderungsprozess?
Alltagsorientierung Alltagsrelevanz	▪ Was ist zum jetzigen Zeitpunkt im Alltag wichtig? (Setting ist dabei zu berücksichtigen) ▪ Welche Aktivitäten/Lebensbereiche haben für Klient:innen bzw. Angehörige eine unmittelbare Relevanz?
Handlungsorientierung	▪ Welche Alltagshandlungen werden von Klient:innen als sinn- und bedeutungsvoll erlebt und haben Bezug zum Lebenskontext? ▪ Was gelingt und wie gelingt es? – FÖRDERFAKTOREN ▪ Was hindert und wie hindert es? – BARRIEREN

Der Dokumentationsbogen und die dazugehörigen Reflexionsfragen sind in der ergotherapeutischen Praxis nun frei verfügbar. Anknüpfend an die beschriebenen Studienergebnisse wäre es spannend zu untersuchen, wie Klient:innen mit neurologischen Problemstellungen (einschließlich ihrer Angehörigen) KRAH®-basiertes Arbeiten erleben (Nienhusmeier 2015, S. 53).

KRAH®-Praxisanwendung mit Senior:innen im Arbeitsfeld Geriatrie

Melanie Kriegseisen-Peruzzi

Ältere Menschen blicken auf mehrere Jahrzehnte Lebenserfahrung zurück. Damit verbunden ist ein großer Fundus an Handlungswissen, Handlungsmustern und Handlungserfahrung. Gleichzeitig stehen die letzten Lebensjahre für alle Beteiligten immer auch in Verbindung mit der Gewissheit, dass das Leben endlich ist.
Für klientenzentriertes Arbeiten ist die Auseinandersetzung mit einer reichen Handlungsgeschichte ebenso wie mit den Bedürfnissen, die sich im Angesicht der eigenen Endlichkeit ergeben, grundlegend. Bei der Begleitung von Menschen mit neurokognitiven Einschränkungen ist es unter Umständen nicht mehr oder nur mehr lückenhaft möglich, die relevanten Informationen im sprachlichen Austausch mit den Betroffenen einzuholen. Ein gezielter Austausch mit den ihnen nahestehenden Personen ist daher umso wichtiger.
Angehörige und Betreuungspersonen werden damit zu einer essenziellen Ressource in vielerlei Hinsicht. Um diese Ressource zu stärken, ist von ergotherapeutischer Seite eine Einbindung dieser Personen auch im Sinne von Beratung und/oder Schulung notwendig. So können alltagsrelevante Maßnahmen erkannt und ergriffen und der betroffene Mensch sowie seine Betreuungspersonen in ihrer Handlungsperformanz gestärkt werden.
Das Beobachten von Reaktionen in unterschiedlichen Alltagssituationen liefert zusätzliche wichtige Informationen zu Anliegen der beteiligten Personen (Klientenzentrierung), zur Alltagsrelevanz der ergotherapeutischen Interventionen und zu aktuellen Handlungsmöglichkeiten (vgl- Kap. Costa, S. 17ff).

Aus der Fülle der in der geriatrischen Praxis zu behandelnden gesundheitlichen Themenstellungen wurde mit Blick auf die demographische Entwicklung und die für die kommenden Jahre prognostizierte Zunahme von neurokognitiven Erkrankungen bei Menschen im höheren Lebensalter das Praxisbeispiel von Frau Mayer, einer betagten Frau mit Alzheimer-Erkrankung, gewählt

Im Falle von Morbus Alzheimer muss ein progredienter Verlauf mit tödlichem Ausgang angenommen werden. Den betroffenen Menschen mit seinen Bedürfnissen und Neigungen zu erfassen, die Ressourcen des betroffenen Menschen wie auch seiner Bezugspersonen ebenso wie die bestehenden Ressourcen im Sinne sozialer und sonstiger Umweltfaktoren einzubeziehen, den Alltag bis zum Schluss lebbar und handhabbar zu erhalten und somit Lebensqualität bis in das palliative Stadium der Erkrankung zu unterstützen, ist Aufgabe und Ziel der Ergotherapie.

Beispiel

Frau Mayer, 82 Jahre alt, wohnhaft im eigenen, gemeinsam mit ihrem Ehemann in den 1960er Jahren erbauten Einfamilienhaus in einer ländlichen Marktgemeinde, wird vom behandelnden Hausarzt mit der Diagnose „Demenz vom Typ Alzheimer" zur mobilen Ergotherapie überwiesen. Die Kontaktaufnahme erfolgt über die Tochter, die bereits am Telefon darauf hinweist, dass die Mutter ein „schwieriger Fall" sei. Die Tochter erklärt weiter, dass sie selbst voll berufstätig und fünffache Großmutter sei, wobei sie ihre Arbeitszeiten so gestalte, dass sie mehrere Enkel an zwei unterschiedlichen Wochentagen nachmittags betreuen könne. Die Betreuung der verwitweten Mutter erfolge seit Langem konstant über zwei Mitarbeiterinnen einer 24-Stunden-Betreuungsagentur. Als Tochter sei ihr wichtig, dass diese beiden „tollen Damen ihrer Mutter nicht weglaufen". Sie selbst werde von ihrer Mutter nur mehr auf Jugendfotos als Tochter erkannt, die Beziehung der Mutter zu den Betreuerinnen sei dafür eine sehr enge. Das schmerze sie zwar einerseits, andererseits sei sie froh, dass ihre Mutter so gut versorgt sei, sie könne das alles alleine niemals leisten.

Der Erstkontakt zwischen Ergotherapeutin und Frau Mayer erfolgt nach einer Terminvereinbarung mit der Betreuungskraft im Haus und ergibt unter Verwendung des Ergotherapeutischen Assessments (Akkad et al. 2023) folgende Datenlage:

Frau Mayer ist seit drei Jahren verwitwet, auch ihr Mann war an Morbus Alzheimer erkrankt und starb an den Folgen der Erkrankung. Frau Mayer wuchs in ihrem Wohnort auf und lernte ihren nur wenig älteren Mann bereits im Schulalter kennen. Die Ehe wurde geschlossen, als sie 23 Jahre alt war. Die Ehe verlief „ruhig und harmonisch", wobei Frau Mayer als der „lebhaftere Teil" in der Beziehung beschrieben wird. Neben ihrer Teilzeitbeschäftigung als Verkäuferin im örtlichen Spiel- und Sportwarengeschäft arbeitete sie gerne im eigenen Garten, wobei sie für die Blumen „zuständig" war; ihr Mann zog Gemüse und züchtete Kaninchen und Tauben. Zudem war das Ehepaar gut in die unmittelbare Nachbarschaft eingebunden. Infolge mehrerer Todesfälle und Hausverkäufe in der unmittelbaren Nähe und durch die lange Erkrankung ihres Mannes reduzierten sich die Beziehungen in der unmittelbaren Umgebung auf ein Minimum. Die Tochter ist das jüngere der zwei Kinder des Ehepaares, der Sohn verunglückte in den 1980er Jahren bei einem Motorradunfall mit Fahrerflucht. Die Beziehung zu ihrer Tochter wird von dieser ebenso wie von der Betreuerin als liebevoll beschrieben. Im Verlauf der Erkrankung zog sich die Klientin jedoch merklich zurück, inzwischen erkennt sie weder ihre Tochter noch ihre Enkelkinder. Frau Mayer war ihr ganzes Leben lang „sehr gesund", aber seit fünf Jahren macht sich die neurokognitive Einschränkung bemerkbar, die im vergangenen Jahr besonders schnell fortschritt. Die beiden Betreuerinnen, die im zweiwöchentlichen Wechsel arbeiten, sind nach Angaben der befragten Betreuerin ein „jahrelang eingespieltes Team" (die beiden Frauen sind Tante und Nichte), das bereits in dieser Konstellation Herrn Mayer bis zu dessen Tod betreute. Die Beziehung zur Familie ist gut, es sei für beide Frauen sofort klar gewesen, auch Frau Mayer „zu übernehmen", als die Agentur sich auf Ersuchen der Tochter bei ihnen gemeldet habe.

Frau Mayer trägt ein Hörgerät, das sie sich von der Betreuerin einsetzen lässt, und nutzt beim Betrachten von Fotos und Bildern eine Lesebrille. Als Hilfsmittel stehen ihr ein Standardrollstuhl und ein Toilettenstuhl zur Verfügung. Das ebenerdige Badezimmer mit Toilette wurde noch zu Lebzeiten des Ehemannes barrierefrei umgebaut.

Frau Mayer wird liegend, mit erhöhtem Oberkörper, gestützt durch diverse Lagerungsmaterialien, im höhenverstellbaren Pflegebett angetroffen. Sie wird von der Betreuerin mit dem Vornamen und „Du" angesprochen, reagiert auf die Ansprache durch die vertraute Person zugewandt und adäquat, wobei sie den Anschein erweckt, auf Satzebene Verständnisschwierigkeiten zu haben. Kurze verbale Äußerungen werden offenbar verstanden, prägnanten Anleitungen versucht sie nachzukommen.
Sie empfängt die Ergotherapeutin mit den Worten: „Dich kenne ich nicht, wer bist denn du?" Da die Ergotherapeutin ebenfalls aus Frau Mayers Wohnort stammt und ihre Familie Frau Mayer von jeher bekannt ist, stellt sie sich als zugehörig zu ihrer Ursprungsfamilie vor, mit dem Auftrag, nachzusehen, wie es Frau Mayer gehe. Diese Vorstellung wird von Frau Mayer freundlich akzeptiert. Sie erkundigt sich nach einzelnen Familienmitgliedern, mit denen sie gut bekannt war, die Ergotherapeutin vermeidet den Hinweis, dass alle nachgefragten Personen bereits seit mehreren Jahren verstorben sind. Auf dem Nachttisch steht das Teenagerfoto eines Mädchens, auf Nachfrage der Ergotherapeutin gibt Frau Mayer an, das sei ihre Tochter, die Betreuerin bestätigt dies. Auf die Aufforderung der Ergotherapeutin, sich doch kurz mit ihrer Hilfe an der Bettkante aufzusetzen, reagiert Frau Mayer unmittelbar und mit unkoordinierten Bewegungsabfolgen, die adäquate Sequenzierung von Handlungsteilschritten ist nicht möglich, sie wird ungehalten und beginnt zu schimpfen. Die Ergotherapeutin greift, Frau Mayers Bewegungen führend, ein. Nach kurzem Widerstand lässt Frau Mayer dies zu und sitzt, an die hinter ihr im Bett kniende Ergotherapeutin gelehnt, mit deutlicher Retropulsion an der Bettkante. Der freie Sitz ist nicht möglich. Frau Mayer äußert an die Betreuerin gewandt den Wunsch, sich in den Rollstuhl zu setzen. Der Transfer mit der Betreuerin gestaltet sich sehr schwierig, Frau Mayer ist ängstlich, schreit und beschuldigt die Betreuerin, sie „umzuwerfen". Die Ergotherapeutin übernimmt in Absprache mit der Betreuerin und leitet einen 90°-Transfer mit maximaler Unterstützung und Führung ein, der mit deutlicher Gewichtsübernahme durch die Ergotherapeutin sicher und weitgehend angstfrei gelingt. Frau Mayer wird zum Kaffeetrinken in die Küche gebracht, die Ergotherapeutin unterhält sich währenddessen etwas abseits und in Sichtweite der Klientin mit der Betreuerin. Diese bestätigt, dass alle Transfers nur noch unter höchster körperlicher Anstrengung auf Betreuerinnenseite möglich, teilweise sogar gänzlich unmöglich seien. Auch das längere Sitzen im Rollstuhl sei kaum mehr möglich. Frau Mayer rutsche so weit nach vorne, dass für sie schon nach wenigen Minuten die Gefahr bestehe, aus dem Rollstuhl zu fallen. Das Essen sei deutlich erschwert, die Klientin äußere zwar Hungergefühl, esse aber dann sehr wenig, „weil es nicht schmeckt", auch nehme sie tagsüber nur etwa 400 ml Flüssigkeit zu sich. Nachts sei sie sehr viel wach, sie singe dann und brauche immer wieder Ansprache. Für die Betreue-

rinnen sei das anstrengend, da Frau Mayer seit mehreren Wochen auch keine Mittagsruhe mehr halte und damit auch für die Betreuerinnen keine geregelten Ruhe- und Erholungszeiten mehr gegeben seien. Durch die jahrelange gute und mittlerweile enge Beziehung zur Familie wollten aber weder sie noch ihre Nichte die Betreuung aufgeben, für Frau Mayer wäre es „eine Katastrophe", wenn plötzlich jemand käme, den sie nicht kenne und der mit ihrer Geschichte und ihren Vorlieben nicht vertraut wäre und womöglich noch sprachliche Barrieren hätte. Die Betreuerin hat dabei Tränen in den Augen.
Die Ergotherapeutin und die Betreuerin trinken mit Frau Mayer gemeinsam eine Tasse Kaffee. Schluckfunktion und Lippenschluss Frau Mayers sind bei Verwendung einer Schnabeltasse leicht eingeschränkt, sie räuspert sich vermehrt und muss zweimal husten, die Betreuerin klopft ihr dabei unterstützend auf den Rücken und muss mehrfach den Mundbereich reinigen. Ihre Sitzposition verändert sich laufend und muss innerhalb von 15 Minuten mehrmals korrigiert werden. Im Anschluss transferiert die Ergotherapeutin Frau Mayer zurück in das Bett und positioniert sie mit erhöhtem Oberkörper und leicht flektierter unterer Extremität.
Ein abschließendes Gespräch lässt keinen Rückschluss auf explizite Wünsche, Anliegen oder Ziele der Klientin hinsichtlich der geplanten ergotherapeutischen Behandlung zu. Die Klientin verabschiedet sich freundlich mit einem Lächeln und spontanen Grüßen an Familienangehörige der Ergotherapeutin und äußert den Wunsch, die „freundliche junge Frau" möge sie doch wieder einmal besuchen.
Die Betreuerin wünscht sich „Hilfen", damit sie und ihre Nichte Frau Mayer – wie schon deren Ehemann – hier im Haus bis zu ihrem Tod betreuen können.

Die Alltags- und Betreuungssituation von Frau Mayer und ihren Betreuerinnen, die im KRAH®-Ansatz ebenfalls als mögliche Klientinnen gelten, stellt an die Ergotherapie folgende Herausforderung:
Im Sinne des handlungsorientierten Top-down-Ansatzes steht im Vordergrund, die unterschiedlichen Aktivitäten und Handlungen, die Frau Mayer im Sinne der Partizipation und Lebensqualität unterstützen, unmittelbar und durchgängig im ergotherapeutischen Prozess wie auch im Betreuungsalltag umzusetzen.
Durch die bestehenden sensomotorischen und kognitiven Einschränkungen ist, im KRAH®-basierten Arbeiten üblich, eine gleichzeitige Bottom-up-Herangehensweise notwendig, um beispielsweise eine Aspiration von Flüssigkeiten zu verhindern.

Der KRAH®-Ansatz beruft sich in seiner zugrunde liegenden Sicht von Handlung auf ergotherapeutische Grundgedanken, wie sie im Person-Environment-Occupation-Model (PEO) dargestellt sind (vgl. Kap. Costa, S. 29ff; Kap. Kittinger-Wietek, S. 125ff). Die Analyse der beim Erstbefund erhobenen Daten erfolgt im Folgenden innerhalb der KRAH®-Kriterien nach diesem Schema. Im Hinblick auf die geplante Therapie ergibt sich nach dem KRAH®-Ansatz für die Ergotherapeutin daher folgendes Bild:

Klientenzentrierung:

- Frau Mayer lässt erkennen, dass sie am Kontakt mit der Ergotherapeutin grundsätzlich interessiert ist.
- Frau Mayer fühlt sich in den eigenen vier Wänden wohl. Eine Verlegung in eine Langzeitpflegeeinrichtung könnte sie kognitiv und in Folge sozio-emotional nicht oder nur unzureichend verarbeiten. Sowohl die Tochter als auch die Betreuerinnen sind der Ansicht, dass ein vollständiger Umgebungswechsel Frau Mayers Zustand deutlich verschlechtern würde.
- Frau Mayers Betreuerinnen, die mit ihren Anliegen im KRAH®-basierten Arbeiten – die bestmögliche Versorgung im Rahmen von Beratung und Schulung betreffend – als Klientinnen der Ergotherapie gesehen werden, wünschen sich Unterstützung beim Aufbau der notwendigen Kompetenzen für die Bewältigung der folgenden Alltagsanforderungen: Transfers, Nahrungsaufnahme, Positionierung, Tag-Nacht-Rhythmus.

Ressourcenorientierung:

- Personbezogen: Frau Mayer verfügt auf kognitiver Ebene über Ressourcen und erinnert sich an Details aus ihrer Biographie. Sie ist grundsätzlich freundlich und zugewandt, zum Ort (eigenes Haus) und hinsichtlich des Betreuungskontexts zumindest teilweise zur Situation und den beteiligten Betreuerinnen orientiert. Sie übernimmt relevante Teilhandlungen im Bereich der Nahrungs- und Flüssigkeitsaufnahme und kann Angst und Unbehagen auf für das soziale Umfeld annehmbare und nachvollziehbare Weise artikulieren. Bei stabilen Organfunktionen und altersgemäßem aktiven und passiven Bewegungsausmaß kann Frau Mayer mit umfassender taktil-kinästhetischer Anleitung in Versorgungssituationen mit Unterstützung partizipieren.
- Umweltbezogen: Frau Mayer verfügt in finanzieller und organisatorischer Hinsicht durch die umfassende und umsichtige Unterstützung ihrer Tochter, die sie als solche nicht mehr erkennt, über eine wichtige Ressource. Die Tochter zeigt umfassendes Verständnis für die Erkrankung ihrer Mutter und die daraus resultierenden Bedürfnisse und ist durch zusätzliches ergotherapeutisches Coaching in der Lage, Betreuung, Therapie, Finanzielles, die Abwicklung mit der Trägerinstitution der 24-h-Betreuung, Krankentransporte, Arztbesuche und andere Unterstützungsmöglichkeiten entsprechend zu organisieren.

  Die beiden Betreuerinnen sprechen fließend Deutsch und verstehen auch Frau Mayers lokalen Dialekt. Sie kennen die Familie Mayer bereits seit Jahren und gehen auf die Bedürfnisse und biographischen Eigenheiten der Klientin bereitwillig und einfühlsam ein. Von Betreuerinnenseite besteht der Wunsch, Frau Mayer bis zu ihrem Tod zu begleiten, gleichzeitig sind beide Betreuerinnen offen für unterschiedliche Unterstützungsangebote, Alltagsstrategien und technische Hilfsmittel.

  Die Ergotherapeutin ist mit Teilen der Biographie der Klientin gut vertraut und kennt in Bezug auf die Handlungsbiographie (Occupational History) einige Handlungsmöglichkeiten und -kontexte der Klientin. Die soziokulturelle Umwelt Frau Mayers ist damit stabil, kongruent und unterstützend. Die Klientin ist mit den betreuenden Personen sozio-emotional verbunden.

Das Haus ist zumindest im Erdgeschoss weitgehend barrierefrei gestaltet, sinnvolle technische Hilfsmittel können aus finanzieller Sicht jederzeit angeschafft werden. Gewohnte Einrichtungs- und Dekorationsgegenstände, Haushaltsgeräte, Reinigungsmittel sowie Gewürze bei der Essenszubereitung werden von den Betreuerinnen konsequent beibehalten. Das physikalisch-sensorische Umfeld ist für Frau Mayer daher weitgehend stabil.

- Handlungsbezogen: Durch die bekannten Handlungsmuster (Gewohnheiten, Routinen, Rituale) im Alltag kann Frau Mayer im Rahmen ihrer persönlichen Möglichkeiten in Alltagshandlungen wie der Nahrungsaufnahme oder teilweise im Bereich der Körperpflege (Haare kämmen, Gesicht mit dem Waschlappen waschen) im Rahmen von relevanten Handlungsschritten oder Teilschritten geführt oder verbal angeleitet partizipieren.

Alltagsorientierung/Alltagsrelevanz:

- Personbezogen: Frau Mayer äußert von sich aus keine Wünsche hinsichtlich einer Verbesserung ihrer Alltagssituation. Die oben beschriebenen Beobachtungen während der Befundsituation legen den Schluss nahe, dass für ein positives Erleben des Alltags eine Verbesserung der Transfers der Nahrungs-/Flüssigkeitsaufnahme zuträglich sein könnte.
- Umweltbezogen: Vonseiten der Betreuerin wird klar, dass die Erleichterung der Transfersituation im Sinne der täglichen Mobilisation und der vom gesamten sozialen Umfeld gewünschten Partizipation im gewohnten Alltag im Vordergrund steht.
- Handlungsbezogen: Die Bewegungsübergänge und Transfers sind die Voraussetzung für die noch gelingenden Alltagshandlungen/-aktivitäten und die Partizipation der Klientin. Das Kaffeetrinken am Esstisch scheint für Frau Mayer eine gewohnte Alltagsroutine zu sein, der aufrechte Sitz am Tisch ist zudem der physiologische Ausgangspunkt für sicheres Schlucken. Eine stabile Positionierung im Rollstuhl am Tisch unterstützt diese Handlungen.

Handlungsorientierung:

- Personbezogen: Frau Mayer kann keine Angaben zu Problemen bei der Ausführung von Handlungen machen, Gleiches gilt für konkrete Handlungswünsche. Das oben genannte Kaffeetrinken als Handlungsmuster im Sinne einer Routine scheint für Frau Mayer in der eigenen Biographie verankert und damit eine für sie wichtige Handlung zu sein. Die Transfersituationen im Alltag lassen den Schluss zu, dass Frau Mayer grundsätzlich den Wunsch hat, aus dem Bett „aufzustehen" und in unterschiedlichen, ihr vertrauten räumlichen Kontexten mit ihren verbliebenen Handlungsmöglichkeiten aktiv zu sein.
- Umweltbezogen: Vonseiten des sozialen Umfeldes besteht der Wunsch, Frau Mayer so lange wie möglich „sie selbst sein zu lassen" und ihre verbleibenden Handlungsmöglichkeiten nutzen zu können. So bildet das Kaffeetrinken für die Betreuerinnen beispielsweise eine viel genutzte Möglichkeit, sich mit Frau Mayer über haushaltsbezogene Themen oder biographische Begebenheiten zu unterhalten und als Betreuungspersonen auf die unterschiedlichen zeitlichen Kontexte, zwischen denen Frau Mayer wechselt, einzugehen. Frau Mayer kann

so in unterschiedlichen Handlungsrollen entsprechend ihren kognitiven Fähigkeiten partizipieren. Die gleichzeitig ermöglichte kognitive Aktivierung und die Ventilation des Respirationstraktes sind positive Nebeneffekte.

- Handlungsbezogen: Die aktuell verfügbaren Handlungsmöglichkeiten von Frau Mayer sind deutlich eingeschränkt, notwendige Voraussetzungen für die Ausführung von Handlungen (Transfers, Bewegungsübergänge) sind auf kognitiver Ebene durch Einschränkungen beim Antizipieren bzw. beim Nachvollziehen relevanter Bewegungsabfolgen und Handlungsteilschritte massiv erschwert oder nur fragmentarisch abrufbar. Frau Mayers Reaktionen im Zuge der Transfers mit ihrer Betreuerin lassen auf deutliche handlungsrelevante Einschränkungen im Bereich der exekutiven Funktionen und der Theory of Mind (ToM – Fähigkeit, die Intentionen des Gegenübers nachzuvollziehen und entsprechend zu reagieren) schließen. Auf sensomotorischer Ebene ist die Aufnahme von Flüssigkeit und Nahrung eingeschränkt, ebenso das Beibehalten einer sitzenden Position im Standardrollstuhl.

Auf Basis dieser Datenlage werden zwischen Betreuerin, Tochter und Ergotherapeutin folgende vorläufige Ziele für die ergotherapeutische Intervention formuliert:

- Frau Mayer führt Bewegungsübergänge und Transfers angeleitet durch eine geschulte Hilfsperson unter Zuhilfenahme eines technischen Hilfsmittels angstfrei und in für sie nachvollziehbarem Tempo durch. Zeitrahmen: im unmittelbaren Anschluss an die Hilfsmittelerprobung und -versorgung.
- Frau Mayer sitzt im Multifunktionsrollstuhl über einen Zeitraum von bis zu 30 Minuten in einer stabilen Position. Zeitrahmen: im unmittelbaren Anschluss an die Rollstuhlversorgung.
- Frau Mayer nimmt die von ärztlicher Seite empfohlene tägliche Flüssigkeitsmenge in angepasster Konsistenz (bei Bedarf Hinzuziehung eines Logopäden/einer Logopädin) mit Unterstützung ihrer auf die Zubereitung geschulten Betreuerin zu sich. Zeitrahmen: im unmittelbaren Anschluss an die Konsistenzerprobung und die Schulung der Betreuerin.

Bereits zwei Tage später wird eine elektrisch unterstützte Transferhilfe angeschafft, in deren Anwendung die Ergotherapeutin die Betreuerin und die Tochter unterweist. Auf Empfehlung verordnet die überweisende Hausärztin über die Gesundheitskasse (Kranken-/Sozialversicherung) der Klientin einen Multifunktionsrollstuhl, der ebenfalls innerhalb von zwei Tagen von Mitarbeiter:innen der Gesundheitskasse angeliefert wird. Transfer und Positionierung mit den beiden neuen Hilfsmitteln werden zusammen mit der Ergotherapeutin erarbeitet und geübt. Ein von der Tochter in der örtlichen Apotheke besorgtes rezeptfreies Verdickungsmittel ermöglicht bei einem erprobten und schriftlich notierten Dosierungsverhältnis aspirationsfreies Schlucken. Bei trotzdem auftretenden Problemen oder einer Verschlechterung der Schluckfunktion verweist die Ergotherapeutin auf die Hinzuziehung einer spezialisierten Logopädin, die auch Hausbesuche macht, und hinterlässt auch deren Visitenkarte.

Die Belastungssituation der Betreuungskräfte und der Klientin (Transfers, Positionierung, Aspirationsgefahr) verlangt zeitnahe, spürbare Veränderungen im Alltag. Dadurch werden sehr knapp aufeinanderfolgende Therapieeinheiten benötigt. Nach drei Terminen innerhalb einer Woche sind die Ziele für Betreuerin und Tochter zufriedenstellend erreicht:

- Der Transfer mit der elektrisch unterstützten Transferhilfe ist für die Klientin weitgehend angstfrei und für die Betreuungspersonen weitgehend belastungsfrei möglich. Dieses wichtige Anliegen und gleichzeitiger „Therapieauftrag" der Klientin und ihrer Betreuerinnen, die im KRAH®-basierten Vorgehen als Klientinnen mitberücksichtigt werden, wurde von der Ergotherapeutin mit positivem Ergebnis bearbeitet.
- Die Klientin wirkt im Multifunktionsrollstuhl zufrieden, sie zeigt keine Abwehrreaktionen, beteiligt sich an unterschiedlichen Aktivitäten am Tisch und trinkt ihren Kaffee wie gewohnt täglich mit der Betreuerin am Küchentisch. Die sitzende Position kann Frau Mayer über einen Zeitraum von 30 bis 45 Minuten halten, teilweise macht sie im Multifunktionsrollstuhl Schlafpausen bei nach hinten gekippter Sitzschale. Die Tochter kümmert sich nach diesem Erfolg um eine Rollstuhlrampe für den Hauseingangsbereich, damit Frau Mayer bei schönem Wetter täglich einige Zeit in ihrem Garten verbringen kann.
- Das Schlucken gelingt durch die Anpassung der Konsistenz und die unterstützende, stabile Positionierung weitgehend problemfrei.

Die Übergabe der neuen Betreuungshandlungen im Rahmen des in der Folgewoche fälligen Betreuerinnenwechsels erfolgt reibungslos durch Betreuerin und Tochter, die von der Ergotherapeutin bei Bedarf angebotene Unterstützung muss nicht in Anspruch genommen werden.
Die ärztliche Überweisung für die Ergotherapie wird daher bis auf Weiteres ruhend gestellt, um bei Bedarf die Ergotherapie unbürokratisch wieder aufnehmen zu können.

Dieses Fallbeispiel macht deutlich, wie Orientierung am KRAH®-Ansatz in sämtlichen ergotherapeutischen Prozessschritten im Arbeitsfeld Geriatrie implementierbar ist.

CO-OP und KRAH® – bisherige Erfahrungen in Wissenschaft und Praxis

Petra Hartmann

Die kanadischen Ergotherapeutinnen Helene Polatajko, Angela Mandich und Kolleg:innen entwickelten den CO-OP-Ansatz in den 1990er Jahren speziell für Kinder mit UEMF (Umschriebene Entwicklungsstörungen der motorischen Funktionen) (Polatajko & Mandich 2008). Mittlerweile wird der Ansatz auch bei Kindern mit Autismus, Cerebralparese und ADHS (Aufmerksamkeitsdefizit-/Hyperaktivitätsstörung) sowie bei Erwachsenen nach Schlaganfall oder Schädel-Hirn-Trauma erfolgreich eingesetzt (Dawson et al. 2017; Scammell et al. 2016). In der Praxis sind Ergotherapeut:innen im pädiatrischen Fachbereich sehr häufig mit der Diagnose UEMF-F82 konfrontiert. Diese hat beträchtliche Konsequenzen für das tägliche Leben der betroffenen Kinder und Jugendlichen (Blank 2012; Salamon 2016) sowie deren Familien. Die Recherche nach KRAH®-bezogenen ergotherapeutischen Interventionen, welche zusätzlich in den deutsch-österreichisch-schweizerischen Versorgungsleitlinien für Kinder mit UEMF (AWMF Nr. 022/017 2020) empfohlen werden, lässt den CO-OP-Ansatz als vielversprechende Intervention vermuten.

Nach einer kurzen Darstellung der Grundlagen des CO-OP-Ansatzes mit ergänzenden Querverbindungen zum KRAH®-Ansatz wird in diesem Kapitel anhand von zwei Kindern mit UEMF, für welche als ergotherapeutische Intervention der CO-OP-Ansatz gewählt wurde, erörtert, inwieweit die vier der im Akronym des KRAH®-Ansatzes beschriebenen Charakteristika ergotherapeutischer Best Practice im Therapieprozess wiederzufinden sind. Sofern nicht anders angegeben, beziehen sich in diesem Kapitel die Angaben zum CO-OP-Ansatz auf Polatajko und Mandich (2008). Die Darstellungen haben keinerlei Anspruch auf Vollständigkeit, da in diesem Kapitel weder der CO-OP- noch der KRAH®-Ansatz in seiner Gesamtheit und Komplexität dargestellt werden kann.

1 Grundlagen des CO-OP-Ansatzes

Die Abkürzung CO-OP steht für „Cognitive Orientation to daily Occupational Performance“, auf Deutsch: „**Kognitive Orientierung auf die alltägliche Handlungsperformanz**“. Die Autorinnen bezeichnen den Ansatz als eine *„klientenzentrierte, ausführungsbasierte Problemlösungsmethode, die den Erwerb von Fertigkeiten mithilfe von Strategieanwendung und geleiteter Entdeckung ermöglicht“* (Polatajko & Mandich 2008, S. 2). Aufgrund neuer wissenschaftlicher Erkenntnisse zum motorischen Lernen und der Forderung des Gesundheitssystems nach zeitlich begrenzter, effizienter Therapie war es für die kanadischen Autorinnen unabdingbar, einen neuen Therapieansatz zu entwickeln. Dabei legten sie den Fokus insbesondere darauf, dass die Verbesserung der Handlungsperformanz nachweisbar ist, dass sich der Ansatz an der Internationalen Klassifikation der Funktionsfähigkeit, Behinderung und Gesundheit

(ICF) orientiert und dass das Bedürfnis der Kinder „Erfolg zu haben" berücksichtigt wird (Polatajko et al. 2012). Bereits in diesen grundlegenden Überlegungen finden sich Parallelen mit dem KRAH®-Ansatz, der als ergotherapeutische Best Practice vorsieht, Klient:innen positive Erfahrungen und Erfolgserlebnisse, welche sie der eigenen Urheberschaft (agency) zuschreiben können, zu ermöglichen. Dadurch werden positive handlungsbezogene Selbstwirksamkeitserfahrungen gemacht und der Kohärenzsinn gestärkt (Costa 2014a) (vgl. Kap. Costa & Haug, S. 47ff).

Der CO-OP-Ansatz ist ein Konzept, bei dem die Veränderung in der Handlungsperformanz und nicht verbesserte Körperfunktionen im Vordergrund stehen (Romein & Trees 2016).

Im CO-OP-Ansatz wird eine Top-down-Vorgehensweise empfohlen, indem Fertigkeiten, die für die Ausführung der Tätigkeit benötigt werden, direkt erarbeitet und geübt werden. Um beispielsweise die Schnürsenkel zu fassen, werden nicht zuerst der Spitzgriff und die Kraftdosierung mit anderen Materialien trainiert, sondern es werden direkt anhand der Tätigkeit „Schuhe binden" Strategien erarbeitet, wie die Schnürsenkel am geschicktesten gefasst und geführt werden, um das Ziel zu erreichen. Im KRAH®-Ansatz werden Top-down und Bottom-up im Eingehen auf die betreffende Person und Situation und die jeweilige Notwendigkeit miteinander kombiniert (Costa 2011a) (vgl. Kap. Costa, S. 29ff).

Bezüglich des Erwerbs von motorischen Fertigkeiten wendet sich der CO-OP-Ansatz einer lernorientierten Sicht zu und vereinigt die aktuellen Erkenntnisse zur Motorik und zum Strategieeinsatz sowie die Erkenntnis, dass neue Aufgaben im direkten Kontakt und im Wechselspiel zwischen Person, Umwelt und Aufgabe bewältigt werden (Albers 2013). Auch hier findet sich eine Gemeinsamkeit mit dem KRAH®-Ansatz, der sich auf das PEO-Modell als grundlegendes ergotherapeutisches Theorie-Praxis-Modell und auf jeweils aktuelle Erkenntnisse der Neurowissenschaften bezieht (Costa 2014a) (vgl. Kap. Costa, S. 29ff; Kap. Kittinger-Wietek, S. 125ff.).

Eine weitere wichtige Parallele sind Alltagsorientierung und Alltagsrelevanz. Die Arbeit nach dem CO-OP-Ansatz basiert auf drei Alltagszielen. Dabei wird besonders darauf geachtet, dass mindestens zwei Ziele vom Kind selbst gewählt werden und ein Ziel von den Eltern oder anderen wichtigen Bezugspersonen kommt. Die auch hier praktizierte Klientenzentrierung, die dem KRAH®-basierten Arbeiten entspricht, stellt ein grundlegendes Element im CO-OP-Ansatz dar; nur durch sie ist gewährleistet, dass die vereinbarten Ziele eine hohe Relevanz in der realen Welt des Kindes spielen („Alltagsrelevanz" im KRAH®-Ansatz [s. d.]), dass die Aktivitäten im Alltag auch tatsächlich genutzt werden und somit ein Transfer in den Alltag des Kindes überhaupt möglich ist. Im KRAH®-Ansatz wird zudem besonders auf eine der Zielsetzung vorangehende Auftragsklärung geachtet (s. Kap. Costa, S. 80ff); der gesamte ergotherapeutische Prozess ist im KRAH®-Ansatz von einer systemischen Denkweise geprägt, in der Klient:innen, deren Angehörige und weitere Bezugspersonen miteinbezogen werden (Costa 2014a) (vgl. Kap. Costa, S. 29ff.)

Gemeinsam mit den Klient:innen werden beim Arbeiten nach dem CO-OP-Ansatz Lösungsmöglichkeiten für Alltagsaufgaben erarbeitet sowie dem Kind und seinen Bezugspersonen allgemeine Lernstrategien vermittelt, wie es neue Fertigkeiten erlernen und in den Alltag transferieren kann (Albers 2013; Polatajko et al. 2012).

Ein wichtiges und bewusst eingesetztes Element dafür ist die geleitete Entdeckung: Die Klient:innen werden durch gezielte Fragen im Problemlöseprozess begleitet und dadurch befähigt, eine Lösung selbst zu finden und diese Idee erfolgreich umzusetzen (vgl. Kap. Costa & Scholz-Schwärzler, S. 102ff. Dies stärkt ihr Selbstvertrauen, der Erfolg bleibt länger im Gedächtnis und die erfolgreiche Strategie wird potenziell wieder im Alltag angewendet (Albers 2013; Hartmann & Schönthaler 2020; Polatajko & Mandich 2008) – ebenfalls eine Parallele zum KRAH®-basierten Arbeiten, in dem positive Erfahrungen der Selbstwirksamkeit im Tun zentral sind.

Hat das Kind bzw. die Bezugsperson z. B. beim Schuhebinden verstanden, wie verschiedene Materialien oder unterschiedliche Körperstellungen über das Gelingen entscheiden können und wie dem Kind ein strukturierter „Schritt für Schritt"-Lernprozess hilft, die Tätigkeit mit Freude, Zuversicht und Neugierde zu erlernen, können sie auch andere Alltagsprobleme mit einem geschärften Blick analysieren und die erlernten Problemlösungsmethoden anwenden. Der CO-OP-Ansatz unterscheidet zwischen *Generalisierung* und *Transfer* und definiert beides ergänzend zum Fertigkeitserwerb und zur Strategieanwendung als klares Ziel, welches im Therapiekonzept verankert und somit fixer Bestandteil der Therapie ist (Houldin et al. 2018). Wird eine erlernte Fertigkeit auch in anderen Kontexten ausgeführt, wird dies im CO-OP-Ansatz als Generalisierung bezeichnet. Ein Transfer findet dann statt, wenn die globale Strategie (Ziel-Plan-Tu-Check) und aufgabenspezifische Strategien von Klient:innen selbstständig auf das Erlernen neuer Fertigkeiten übertragen werden. Dieser Alltagstransfer wird auch im KRAH®-Ansatz als entscheidendes Merkmal der Effektivität von Interventionen beschrieben (Costa 2014a; b; s. Kap. Costa & Hartmann, S. 38ff).

Damit Klient:innen vom CO-OP-Ansatz im beschriebenen Ausmaß profitieren können, sind ausreichende Sprachkompetenz und kognitive Fähigkeiten erforderlich. Sie müssen sich aktiv beteiligen können und fähig sein, auf die Therapeut:in zu reagieren. Die folgenden Praxisbeispiele sollen diese theoretischen Ausführungen verdeutlichen und die Verbindung zwischen KRAH®-basierter Arbeit und Anwendung des CO-OP-Ansatzes aufzeigen.

2 Praxisbeispiele aus KRAH®-basierter Arbeit und CO-OP Implementierung

Die hier vorgestellten Kinder sind von einer von der Kinderärztin diagnostizierten UEMF betroffen. Aus Datenschutzgründen wurden ihre Namen geändert. Die Kinder waren Teilnehmer:innen im Rahmen der im Masterstudium Master of Science in Ergotherapie und Handlungswissenschaft an der fh gesundheit (Tirol) entstandenen Masterarbeit (Hartmann 2017; Hartmann & Schönthaler 2020).

Klientenzentrierung

Max *ist 8 Jahre alt, geht in die zweite Klasse und ärgert sich sehr darüber, dass er nicht schneller und schöner schreiben kann. Das Schreiben strengt ihn sehr an und macht ihm überhaupt keinen Spaß. Seine Mutter und seine Lehrerin beobachten, dass er mit einer sehr verkrampften Stifthaltung schreibt und noch weitere Schwierigkeiten in den Aktivitäten des täglichen Lebens sowie in schulischen Leistungen hat. Die Ergotherapeutin bittet Max und seine Mutter, einen sogenannten Aktivitätstagesbogen [Anmerkung: Betätigungsprofil] auszufüllen und sich zu überlegen, ob es Aktivitäten gibt, die Max gerne besser können möchte. In der ersten Einheit ist für Max schon klar: Er möchte schneller und regelmäßiger schreiben können, er möchte Basketballkörbe treffen und er möchte besser Seilspringen können. Für seine Mutter sind alle selbstgewählten Ziele sehr begrüßenswert. Max und seine Mutter bewerten im COPM, auf einer Skala von 1 bis 10, die aktuelle Performanz und ihre Zufriedenheit der gewählten Aktivitäten.*

Ziele zu benennen ist für viele Kinder nicht so einfach wie für Max. Der CO-OP-Ansatz stellt dafür (ebenso wie auch im KRAH®-basierten Arbeiten empfohlen und mithilfe des PEGS [Perceived Efficacy and Goal Setting System] empirisch untersucht [Costa et al. 2017]) hilfreiche Werkzeuge und Techniken zur Verfügung; von den Autorinnen des CO-OP-Ansatzes werden zum Beispiel ein Aktivitätstagesbogen, die Fotokarten PACS, das PEGS oder das COPM eingesetzt.

Yvonne *ist 6;5 Jahre alt und geht seit drei Monaten in die erste Klasse einer Volksschule. Ihre Mama beschreibt sie bei der Anmeldung als ein sehr schüchternes Kind, das schnell weint, ganz leise redet und sich selbst nur sehr wenig zutraut. Mit der Schere schneiden sei sehr schwierig für sie, Ballspiele möge sie gar nicht. Ihre Lehrerin sagt, dass sie in der Schule oft sehr abwesend wirke und dass sie es nicht einschätzen kann, was sie wirklich mitbekomme. Yvonne verstehe Aufgabenstellungen nicht, lasse sich sehr schnell ablenken und habe eine sehr unvorteilhafte Stifthaltung. Insgesamt vermutet sie, dass es Yvonne an Selbstbewusstsein mangelt. Sie steht oft in der Pause allein und mag es gar nicht, wenn ein anderes Kind sieht, was sie macht.*

In der ersten Einheit lädt die Ergotherapeutin Yvonne ein, mit ihr ein Spiel namens „PEGS" zu spielen, damit sie sich gegenseitig besser kennenlernen können. Am Ende des Spiels hat Yvonne einen großen Stapel von Karten vor sich liegen, die Aktivitäten zeigen, die ihr schon gut gelingen. Sie nimmt den dicken Stapel in die Hand und zeigt ihn ganz stolz ihrer Mama. Sie freuen sich sehr darüber. Der andere Stapel zeigt Aktivitäten, die ihr noch nicht so gut gelingen. Die Therapeutin fragt Yvonne, ob hier was dabei ist, das sie gerne lernen möchte, damit ihr auch das besser gelingt. Schnell hat Yvonne ihre Auswahl getroffen. Sie möchte ihre Schuhe selbstständig binden, ein schönes Bild malen und mit der Schere besser ausschneiden können. Für die Mama und die Lehrerin ist die Verbesserung der sehr unvorteilhaften Stifthaltung ein wichtiges Ziel im Rahmen der Ergotherapie.

Im CO-OP-Protokoll wird ausdrücklich auf die Bedeutung der „selbstgewählten Ziele" hingewiesen, da nur so sichergestellt werden kann, dass das Ziel für das Kind eine große Bedeutung hat und als Türöffner für weitere Herausforderungen fungieren kann. Sowohl im CO-OP-Ansatz als auch im KRAH®-Ansatz wird bei der Zielfindung auf die Wünsche, Interessen und Bedürfnisse der Klient:innen

(Kinder, Eltern, Pädagog:innen) eingegangen und in einem partizipativen Prozess, der das Wesen des Kindes berücksichtigt, werden die Therapieziele vereinbart (Costa 2014a; b; Costa et al. 2017). Der Terminus *Klientenzentrierung* ist in dieser Hinsicht somit im CO-OP-Ansatz und im KRAH®-Ansatz übereinstimmend verwendet, auch wenn der KRAH®-Ansatz in systemischer und prozessualer Hinsicht Klientenzentrierung noch weiter fasst (vgl. Kap. Costa, S. 17ff; S. 29ff).

Ressourcenorientierung

Beispiel

Die Therapeutin lässt ***Yvonne*** *ihre selbstgewählten Aktivitäten dreimal ausführen und hält dies mit der Videokamera fest. Yvonne beurteilt dann gemeinsam mit ihrer Mama, wie ihr die Aktivitäten auf einer Skala von 1–10 jetzt schon gelingen und wie zufrieden sie mit der jeweiligen Ausführung sind. Die Therapeutin analysiert nach der Therapie die Videos noch genau und beurteilt die PQRS (Performance Quality Rating Scale) ebenfalls auf einer Skala von 1–10. Diese bildet die Baseline und hilft die genauen Zielparameter festzulegen. Daraufhin formulieren sie beispielsweise als drittes Ziel: Yvonne schneidet mit der Schere nach 10 Einheiten einen Engel mit vielen Richtungsänderungen, ohne kleine Details, genau auf einem Bleistiftstrich aus.*

Das semi-strukturierte Interview COPM (Law et al. 2015) und die auf Beobachtung gegründete Bewertungsskala PQRS (Martini et al. 2015), die zu Beginn und am Ende eines Therapieblockes durchgeführt wird, sowie die eigens für den CO-OP-Ansatz entwickelte dynamische Ausführungsanalyse (DPA) helfen der Therapeutin/dem Therapeuten die Performanz und die Veränderungen schnell und wiederholt zu messen und zu identifizieren. Im KRAH®-basierten Arbeiten werden ergotherapeutischer Best Practice zufolge Handlungsperformanzanalysen im und für den gesamten ergotherapeutischen Prozess durchgeführt (Costa 2014a; Costa et al. 2022b).

Beispiel

Max *strengt das Schreiben von vier Zeilen sehr an, er benötigt viel Zeit und die Hand tut ihm danach weh. Das Schriftbild wirkt insgesamt unruhig, die Buchstaben sind unterschiedlich groß. Im Allgemeinen weiß er, was er tun soll, sagt aber, dass er einfach den Stift nicht lockerer halten kann und nicht weiß, wie er weniger Druck auf das Papier ausüben kann. Diese Beobachtungen notiert sich die Therapeutin und im Weiteren auch die Break down Points, also wann die Ausführung scheitert, zum Basketballkorbschießen und beim Seilspringen. Während des ganzen Therapieprozesses wird die dynamische Ausführungsanalyse fortlaufend genutzt, um gemeinsam mit Max zu analysieren, welche Handlungsschritte bereits funktionieren bzw. bei welchen Max Schwierigkeiten in der Ausführung hat, und um herauszufinden, welche Strategien hilfreich für ihn sein könnten.*

Während des ganzen Therapieprozesses wird stets beachtet: Welche Ressourcen bringt das Kind bereits mit? Was kann es schon? Welches grundlegende Aufgabenwissen ist bereits vorhanden? Hat das Kind für einzelne Handlungsschritte bereits den perfekten Plan oder hilfreiche Strategien gefunden? Für welche Schritte müssen noch kognitive Strategien mithilfe von geleiteter Entdeckung unter Beachtung der Befähigungsprinzipien (enablement skills) erarbeitet werden? Gibt es Umweltvariablen, die ausgeschöpft werden können?

B eispiel

*Die Mutter von **Max** ist während der Therapiestunden anwesend und verfolgt jede Therapieeinheit sehr aufmerksam. Sie ist überrascht, wie motiviert und ausdauernd Max an genau den Fertigkeiten arbeitet, die ihm ja viel Mühe bereiten, und wie er sogar Freude am Erarbeiten von hilfreichen Plänen zur Lösung seiner Probleme hat. Gerne nimmt sie die Aufgaben mit und unterstützt Max auch zu Hause. Oft muss sie Max nur an die globale Problemlösungsstrategie „ZIEL-PLAN-TU-CHECK" erinnern und schon checkt Max seinen Plan. Sie selbst versucht im Alltag die Prinzipien der geleiteten Entdeckung zu beachten, achtet auf die Befähigungsprinzipien und kennt die globale Strategie. Die Therapeutin führt mit der Lehrerin zwei Telefongespräche, in denen sie ihr das Prinzip des CO-OP-Ansatzes vorstellt und ihr den aktuellen Stand der Therapie mitteilt. Sie besprechen die Eselsbrücken und Strategien, die Max für sich herausgefunden hat, damit auch sie diese in ihrem schulischen Kontext nach Möglichkeit einbauen kann. Wenn der Lehrerin beispielsweise auffällt, dass Max den Stift wieder sehr steil hält, flüstert die Lehrerin nun Max ins Ohr: „Schnecke raus!".*

Das CO-OP-Protokoll sieht vor, dass Eltern und andere wichtige Bezugspersonen in diesen Prozess stets mit einbezogen werden, um eine wichtige Brücke zwischen Therapiesituation und Alltag zu bilden. Generalisierung und Transfer werden stimuliert, um dem Kind zu ermöglichen, dass es zukünftig seine Performanzprobleme selbstständig lösen kann (Polatajko et al. 2012; Rolf 2013). Somit wird im CO-OP-Ansatz sowie im KRAH®-Ansatz der Ressourcenorientierung und dem Alltagstransfer eine sehr umfassende Bedeutung zugemessen. Ressourcen der Person und ihrer Umwelt werden gesucht, erkannt, gestärkt und genutzt und der Fokus auf das Mögliche, auf Stärken und Potenziale gelegt (Costa 2011a) (vgl. Kap. Costa, S. 17ff; Kap. Harrer, S. 54ff; Kap. Costa & Haug, S. 41ff; S. 47ff).

Alltagsorientierung und Alltagsrelevanz

B eispiel

***Yvonne** arbeitet in jeder Therapieeinheit mit großem Eifer an ihren Alltagszielen. Bereits nach fünf Einheiten hat sie für sich so hilfreiche Strategien entdeckt, dass ihr das Schuhebinden schon sehr gut gelingt. Lediglich eine feste Schlaufe zu binden, bereitet ihr noch Mühe. Aber auch dafür entdeckt sie schnell geeignete Strategien. Somit kann sie mit ihren Lieblingsschuhen in die Schule gehen und genießt die Bewunderung einiger ihrer Schulkamerad:innen und die Komplimente der Lehrerin, der auffällt, wie schnell sie ihre Schuhe binden kann. Sie hat so eine große Freude an ihrer neu erlernten Fertigkeit, dass sie in Freundebücher bei der Frage, „Was kannst du am besten?", ab sofort schreibt: Schuhe binden!*

Da das CO-OP-Protokoll vorsieht, dass mindestens zwei Ziele von den Kindern selbst ausgewählt werden, werden sowohl Alltagsrelevanz als auch Klientenzentrierung gewährleistet. Die Forschungsarbeiten von Ursula M. Costa und die Ergebnisse der Masterarbeit von Petra Hartmann verdeutlichen, welche essenziellen Auswirkungen diese Alltagsrelevanz auf die Motivation, Anstrengungsbereitschaft sowie auf das Selbstvertrauen und auf die Selbstwirksamkeitserwartung der Kinder hat (Costa 2014a; b; Hartmann & Schönthaler 2020; Hartmann 2017).

Handlungsorientierung

***Yvonne** hält ihren Stift sehr steil und legt ihren Daumen weit über den Zeigefinger. Dadurch wirkt ihre Stifthaltung starr und verkrampft; flüssiges Schreiben und Malen sind kaum möglich. Der Mutter und der Lehrerin ist es ein Anliegen, dass Yvonne eine vorteilhaftere Stifthaltung erlernt. Yvonne ist die Stifthaltung aber egal. Ihr ist es wichtig, dass sie auch so schöne Bilder malen kann wie ihre Freundin. Die Zielformulierung im Sinne des CO-OP-Ansatzes lautet daher: „Yvonne malt nach 10 Einheiten ein für sie zufriedenstellendes Bild mit Haus, Baum, Mensch und Pferd. Sie achtet dabei auf passende räumliche Beziehungen und Größenverhältnisse und dass alle wichtigen Details vorhanden sind." Mit ihrem Ziel „schöner malen können" vor Augen war Yvonne bereit, motiviert Strategien zu erforschen, wie sie ihren Stift vorteilhafter führen kann, und diese auch anzuwenden. Auf die Frage der Therapeutin „Wann es denn noch hilfreich sein könnte, dass sie den Stift so hält?", konnte sie selbstständig den Transfer zum Schreiben herstellen und wendete auch dort ihre neuen Strategien an.*

Das CO-OP-Protokoll gibt vor, dass die Alltagsaktivitäten, an denen gearbeitet wird, sinnvoll und bedeutsam für die Kinder sein müssen. Dieser salutogene Zugang ist auch im KRAH®-Ansatz charakteristisch (vgl. Kap. Costa & Haug, S. 41ff und S. 47ff). Da Yvonne in der für sie sinnvollen Handlung „ein Bild malen" geblieben ist, war es für sie deutlich einfacher, sich auf die Erarbeitung einer vorteilhaften Stifthaltung einzulassen und diese dann auf das Schreiben zu transferieren.

***Max** zeigte deutliche Probleme in der Kraftdosierung, sowohl beim Schreiben als auch beim Seilspringen. Im Therapieprozess entdeckte er den Unterschied, wie es sich anhört, wenn er beim Seilspringen mit viel Kraft und plump oder federnd auf dem Boden aufkommt, wenn er also wie ein „Hase" oder wie ein „Elefant" springt. Außerdem fand er es lustig, als er entdeckte, dass das, was er schrieb, auf drei Seiten lesbar war. So lauteten beispielsweise aufgabenspezifische Strategien von Max für das Schreiben: „Ich achte darauf, dass das, was ich schreibe, nur auf einer Seite sichtbar ist!" und beim Seilspringen: „Ich springe wie ein Hase!"*

Die Handlungsorientierung steht beim CO-OP-Ansatz stets im Mittelpunkt. Es werden nicht die einzelnen Funktionen analysiert, sondern es wird direkt in der Handlung darauf geachtet, welches die Break-down-Points sind, und an diesen wird gearbeitet, ohne die Zielaktivität aus den Augen zu verlieren.

3 Schlussfolgerung und tabellarische Gegenüberstellung

Wird der CO-OP-Ansatz als ergotherapeutische Intervention eingesetzt, lassen sich die vier im Akronym des KRAH®-Ansatzes enthaltenen Referenzpunkte für ergotherapeutische Best Practice im gesamten Therapieprozess an verschiedenen Stellen erkennen. CO-OP und KRAH® weisen zahlreiche Gemeinsamkeiten auf. Eine unterschiedliche Auffassung gibt es bezüglich der Top-down- und Bottom-up-Vorgehensweise. Während der KRAH®-Ansatz deren Synthese vorsieht, bleibt der CO-

OP-Ansatz klar Top-down orientiert. Tabelle 1 (Costa & Hartmann 2023) zeigt eine Gegenüberstellung der beiden Ansätze.

Tab. 1: Bezugnahme von CO-OP- und KRAH®-Ansatz (Costa & Hartmann 2023)

Kriterium	CO-OP-Ansatz	KRAH®- Ansatz
Selbstwirksamkeit	Das Bedürfnis „erfolgreich zu sein" wird berücksichtigt; die Entdeckung eines zum Erfolg führenden Plans wird in der Form angeleitet, dass Klient:innen sich den Erfolg selbst zuschreiben können, wodurch die Selbstwirksamkeitserwartung gestärkt wird.	Positive Erfahrungen der eigenen Urheberschaft ermöglichen; positive handlungsbezogene Selbstwirksamkeitserfahrungen ermöglichen, die den Kohärenzsinn, die Handlungsmotivation, Handlungsperformanz und Resilienz stärken.
Alltagsorientierung und Alltagsrelevanz	Alltagsaufgaben werden als Ziel aufgegriffen und Lösungsmöglichkeiten erarbeitet; Alltagsaktivitäten müssen für Klient:innen sinnvoll und bedeutsam sein.	Alltagsorientierung und Alltagsrelevanz in der Zielsetzung, Interventionsplanung, -durchführung, -dokumentation und Evaluation; Alltagsaktivitäten müssen für Klient:innen sinnvoll und bedeutsam sein.
Transfer in den Alltag	Generalisierung und Transfer gehören zu den übergeordneten Zielen und sind fester Bestandteil der Therapie.	Alltagstransfer ist durchgängiges Kriterium im ergotherapeutischen Prozess, wird auch als entscheidendes Outcome in Bezug auf die Erhebung der Effektivität von Interventionen betrachtet.
Klientenzentrierung	Zwei Alltagsziele soll das Kind selbst aussuchen und ein Ziel darf von Eltern oder anderen wichtigen Bezugspersonen ausgesucht werden.	Alltagsbezogene Auftragsklärung; systemisches Denken; Einbeziehung von Klient:innen, Angehörigen und weiteren Bezugspersonen; auch Eltern/Bezugspersonen können Klient:innen sein; durchgehend partizipatives, sämtliche für das Kind relevante Aspekte integrierendes Vorgehen.
Handlungs-performanzanalyse	Mittels der DPA (Dynamische Ausführungsanalyse) wird laufend analysiert und mit Klient:innen besprochen, was bereits klappt und wo der Break-down-Point liegt.	Im KRAH®-basierten Arbeiten werden ergotherapeutischer Best Practice zufolge Handlungsperformanzanalysen im und für den gesamten ergotherapeutischen Prozess durchgeführt.

Kriterium	CO-OP-Ansatz	KRAH®- Ansatz
Ressourcen-orientierung	Klient:innen werden mittels „geleiteter Entdeckung" bei der Suche nach Problemlösungen von Therapeut:innen nur angeleitet und somit befähigt, selbst hilfreiche Strategien zu entdecken und die eigenen Ressourcen zu nutzen.	Klient:innen werden als Expert:innen verstanden und ihr Potenzial und ihre Ressourcen werden wahrgenommen, rückgemeldet und gestärkt; die Intervention basiert konsequent auf den Ressourcen der Person, der jeweiligen Umgebung und der sinnstiftenden Handlung; Ressourcen beziehen sich auf die Handlungsbiographie der Klient:innen.
Bezugspersonen	Eltern und Bezugspersonen werden in den Prozess stets mit einbezogen und bilden eine wichtige Brücke zwischen Therapiesituation und Alltag.	Eltern und Bezugspersonen werden in den Therapieprozess einbezogen und in ihrer Expertise wertgeschätzt und anerkannt, somit auch als wichtige Ressource gesehen; sie sind zudem Multiplikator:innen bzw. selbst im Prozess Klient:innen.
Konzeptionelles Modell	Interaktion Person/Umwelt/Handlung wird in der Analyse und Therapie stets berücksichtigt.	Bezieht sich u. a. auf die Transaktion Mensch – Umwelt – Handlung, wie im PEO-Modell beschrieben; weitere konzeptionelle Modelle s. einführende Kapitel.
Ansatz	Betont einen Top-down-Ansatz, indem Fertigkeiten direkt erarbeitet und geübt werden; bleibt bei der Zielaktivität.	Sieht eine Kombination von Top-down- und Bottom-up-Ansatz vor.
Voraussetzungen	Erforderlich sind ausreichende Sprachkompetenz und kognitive Fähigkeiten; die Klient:innen müssen sich aktiv beteiligen können und fähig sein, auf den/die Therapeut:in zu reagieren.	KRAH®-basiertes Arbeiten verlangt von Klient:innen keine spezifischen Voraussetzungen.

KRAH®-basiertes Arbeiten für und mit Menschen mit Fluchterfahrung – Betätigungsgerechtigkeit als ergotherapeutisches Anliegen

Ursula M. Costa & Victoria Hartmann

In der Ergotherapie begegnen uns Klient:innen, die in den unterschiedlichsten Lebens-(um)welten verortet sind, mit vielfältigen Lebensumständen und Gesundheitssituationen.
Die aktuellen weltweiten Entwicklungen bringen Ergotherapeut:innen in unterschiedlichen Kontexten mit Menschen mit Fluchterfahrung in Kontakt: Im Jahr 2015 waren weltweit erstmals über 60 Millionen Menschen auf der Flucht (ION zit. in ÖIF 2015; ÖIF 2015; UNHCR zit. in ÖIF 2015); über eine Million Menschen flüchteten über Land oder See nach Europa. Damit stieg die Anzahl an Asylanträgen in den Industriestaaten deutlich an, die sogenannte „Flüchtlingskrise". Im Jahr 2021 befanden sich weltweit 89,3 Millionen Menschen aufgrund von Konflikten oder auch Verletzungen des Menschenrechts auf der Flucht (UNHCR 2022). Diese Bewegungen betreffen Lebensbedingungen und Alltagswelten jener, die flücht(et)en und potenziell auch jener, die im jeweiligen „Ankunftsland" leben. Als Expert:innen für den Alltag und für menschliche Handlung begegnen Ergotherapeut:innen (nicht nur im deutschsprachigen Raum) Menschen mit Fluchterfahrung in sämtlichen beruflichen Settings und ebenso in den unterschiedlichen medizinischen Fachbereichen wie Pädiatrie, Psychiatrie/Psychosomatik, Neurologie, Physiatrie, im Senior:innenbereich, in der Gesundheitsförderung und Prävention wie auch in der palliativen Begleitung.
In diesem Kapitel möchten wir die ergotherapeutische KRAH®-basierte Arbeit für und mit Menschen mit Fluchterfahrung anhand eines Fallbeispiels vorstellen. Es soll exemplarisch für die Fülle und Bandbreite stehen, die in der ergotherapeutischen, gesundheitsfördernden Arbeit mit und für Menschen mit Fluchterfahrungen erfahren werden könnten.

Beispiel

Geboren und aufgewachsen in Afghanistan, lebt der 25-jährige Noah derzeit in einem Flüchtlingsheim in einem österreichischen Dorf. Er ist allein nach Europa gekommen, seine Familie und Freunde hat er zurücklassen müssen. Der Heimleitung sind die Umstände seiner Flucht bekannt, in der ergotherapeutischen Arbeit spricht er diese nicht an. Die Heimleitung informiert die Ergotherapeutin, dass nach seinen Erzählungen die Fluchterfahrung wahrscheinlich traumatisierend für ihn war.
Seine Mitbewohner:innen und er erleben aufgrund ihres Status als Asylbewerber:innen vielfältige Herausforderungen in ihrem alltäglichen Leben, dabei handelt es sich in diesem Beispiel um sogenannte Betätigungsdeprivation. Ihnen ist es aufgrund gesellschaftlicher und gesetzlicher Vorgaben nur sehr erschwert möglich für sie Sinn stiftenden, bedeutungsvollen und für ihre Existenzsicherung und Betätigungsgesundheit notwendigen Handlungen nachzugehen (Costa 2012): So erlaubt es das österreichische Gesetz Asylbewerber:innen nur mit bürokratischen Hürden eine „normale Erwerbsarbeit" auszuführen; möglich sind alternativ gemeinnützige und freiwillige

Tätigkeiten. Doch all diese sind rar – Noah hat derzeit keine solche Arbeitsstelle, wünscht sich jedoch nichts mehr, als einen Job zu haben, Geld zu verdienen und die Ausgaben in seinem Leben selbst finanzieren zu können.

Am Beispiel von Noah lässt sich verdeutlichen, welche Auswirkungen das Nicht-ausführen-Können individuell sinnstiftender Handlungen – das Erleben von Betätigungsungerechtigkeit – sowie eine daraus resultierende unzufriedenstellende, gesundheitsbelastende Betätigungsbalance im Alltag bis hin zur Betätigungsdeprivation mit Auswirkungen auf Lebensqualität, Wohlbefinden und Partizipation haben können (vgl. Wetzelsberger et al. 2024).

Viele Stunden des Tages verbringt Noah aktuell mit Handyspielen, Schlafen und Sport. Er kocht außerdem gerne – allein und in Gesellschaft. Schwer fällt ihm derzeit die Gestaltung und Strukturierung seines Tages, vor allem früh aufzustehen sowie die Erledigung notwendiger Verpflichtungen wie Behördengänge oder Aufgaben, die er in der Unterkunft hat. Nach Angabe der Heimleitung wirke er häufig antriebslos und schlecht gelaunt.
Gemeinsam mit seinen Mitbewohner:innen besteht der Wunsch nach der Gestaltung des die Unterkunft umgebenden Gartens: optisch sowie im Anpflanzen von Nutzpflanzen. Die Heimleitung zieht die Ergotherapeutin hinzu und beschreibt, dass für sie unklar sei, was die Bewohner:innen an der Gestaltung des Gartens hindere. Sie vermutet, es handle sich um mangelnde Motivation, dies in Angriff zu nehmen. In Rücksprache mit den an der Gartengestaltung interessierten Bewohner:innen hat die Heimleitung bereits, gemeinsam mit freiwilligen Helfer:innen, Pflanzen organisiert.

Participatory Occupational Justice Framework

Ein hilfreiches Tool in der Arbeit mit Menschen mit Fluchterfahrung kann das Participatory Occupational Justice Framework (POJF) (Whiteford et al. 2017) sein. Es dient Ergotherapeut:innen in der Arbeit mit Klient:innen, die von Betätigungsungerechtigkeit betroffen sind, u. a. als Grundlage und Orientierung bei der Reflexion, Analyse und Erläuterung einer Situation oder des therapeutischen Vorgehens.

Das POJF bezieht sich auf Handlung, Partizipation und Alltag und sieht das Ermöglichen von notwendiger, sinnstiftender Handlung im Alltag als ergotherapeutisches Kerngeschäft (vgl. Kap. Costa, S. 17ff und S. 29ff). Auf Basis eines Empowerment-Ansatzes, der Ergotherapeut:innen auch im KRAH®-basierten Arbeiten handlungsleitend ist, soll der Kontakt und die Zusammenarbeit mit anderen Berufsgruppen gefördert werden, um so gemeinsam zu Betätigungsgerechtigkeit beizutragen; dies entspricht dem systemischen Denken und Arbeiten im Netzwerk, wie es auch für den KRAH®-Ansatz charakteristisch ist. Das Ziel des Frameworks ist es, mittels verschiedener Denk- und Handlungsanstöße Zusammenarbeit auf Augenhöhe zu fördern (Whiteford et al. 2017). Gedanken des POJF sollen in diesem Kapitel immer wieder aufgegriffen werden.

Folgende Aspekte KRAH®-basierten Arbeitens können das Professionelle Reasoning von Ergotherapeut:innen und gleichfalls die eigene Handlungsperformanz in der Umsetzung des ergotherapeutischen Prozesses in diesem Setting stärken (vgl. Kraxner et al. 2019a; b):

K – Klientenzentrierung

Im Sinne KRAH®-basierten Arbeitens sind sowohl Noah als auch die Heimleitung Klient:in – potenziell auch die Mitbewohner:innen und weitere relevante Stakeholder, wie z. B. die Leitung der NGO, die die Versorgungsstruktur (Unterkunft, Begleitung) bietet.

Gemäß KRAH®-basierter Vorgehensweise in ergotherapeutischen Prozessen führen Ergotherapeut:innen auch in diesem Setting *Auftragsklärung* durch, um klar zu erheben, **wer welchen** Auftrag hat. Dabei wird unterschieden, welchen Auftrag die Person(en) und welchen die Organisation hat/haben, und geklärt, ob dieser von einer Ergotherapeutin/einem Ergotherapeuten erfüllt werden kann – oder ob, im Sinne des Nahtstellenmanagements, andere Berufsgruppen hinzugezogen werden sollten. Dabei geht es, auch im Sinne des POJF (Whiteford et al. 2018) darum, sich gemeinsam mit Partner:innen für das miteinander gesetzte Ziel einzusetzen und das Bewusstsein von Betätigungsgerechtigkeit zu stärken und entsprechend förderliche Schritte zu setzen, wie dies auch KRAH®-basiertes Vorgehen vorsieht.

Die Umwelt der Klient:innen wird dabei (mit-)analysiert und (mit-)bedacht, was es wiederum erleichtert, kontextsensibel, wertschätzend und stets mit dem Gegenüber auf Augenhöhe an neue, aktuelle, potenziell unerwartete und sich verändernde Bedingungen heranzugehen (Costa & Jäger 2019a; b). Auch das POJF (Whiteford et al. 2018) beschreibt die Einbettung der ergotherapeutischen Arbeit in die und den (Mit-)Einbezug der Umwelt: institutionell, lokal, regional, national und global. Das gesetzte Angebot bringt nicht nur auf individueller, sondern damit verbunden auch auf Community- und gesamtgesellschaftlicher Ebene Effekte – auch im KRAH®-Ansatz beschrieben als Auswirkungen auf Mikro-, Meso-, Makro-Ebene.

Wie können Ergotherapeut:innen ihr ergotherapeutisches (und handlungswissenschaftliches) Wissen nutzen und Noah in diesem Beispiel unterstützen?

Beispiel

Die KRAH®-basierte Arbeit mit Noah könnte folgendermaßen aussehen:
Partizipativ *werden mit Noah, basierend auf einer individualisierten, handlungsorientierten Befunderhebung z. B. mithilfe eines Betätigungsprofils,* ***klientenzentrierte, ressourcenorientierte, alltagsorientierte und alltagsrelevante sowie handlungsorientierte Ziele*** *gefunden, formuliert und gesetzt – involviert sind im Sinne des KRAH®-Ansatzes neben der Ergotherapeutin und Noah auch die Heimleiterin als wichtige Bezugsperson (und ebenso potenzielle Klientin).*

Klar ist Noahs Wunsch nach sinnstiftendem Tun im Alltag – insbesondere in Form eines Berufes. Die Heimleitung ist in diesem Beispiel eine wesentliche Ressource in der sozialen Umwelt: Sie übernimmt nach dem Austausch mit der Ergotherapeutin die Kommunikation mit Einrichtungen aus Gesundheitswesen, Gartenpflege sowie Lebensmittelproduktion, um eine (gemeinnützige) Arbeitsstelle zu finden. Mit diesen Einrichtungen ist sie bereits vernetzt. Ein weiterer Wunsch Noahs und der Heimleiterin ist die Gestaltung des Gemeinschaftsgartens. Noah wünscht sich selbst angebautes Gemüse und selbst gezüchtete Kräuter, welche(s) er beim Kochen verwenden kann.

R – Ressourcenorientierung

Während des gesamten ergotherapeutischen Prozesses werden stets sämtliche Ressourcen wahrgenommen, aufgezeigt, aktiv eingebunden und gestärkt. Dazu zählen zunächst Noahs Ressourcen sowie die seiner physischen, sozialen, kulturellen, politischen Umwelt, und ebenso die Ressourcen von potenziell anderen Klient:innen inklusive deren Umwelt. Dabei werden, wie im KRAH®-basierten Arbeiten üblich, Schwierigkeiten und Herausforderungen gleichermaßen wahr- und ernst genommen.

Basierend auf der KRAH®-basierten Befunderhebung mit Noah wird deutlich, dass er seinen Angaben nach sehr kommunikativ und sozial ist, gern den Kontakt mit seinen Mitbewohner:innen sucht und auch mit seiner Familie und Freund:innen aus seiner alten Heimat kontinuierlich in Verbindung steht. Er berichtet, sich mit dem Erlernen der deutschen Sprache durch seine Schul- und Ausbildung in seinem Heimatland leicht zu tun, wo er bereits Englisch erlernt habe, und ergänzt über sich selbst, dass er durch seine offene, freundliche Art leicht in Kontakt treten könne.
Hinsichtlich des Wunsches nach Gartenarbeit ist zu Beginn der gemeinsamen Arbeit nicht klar, welche Fertigkeiten er diesbezüglich bereits mitbringt. Er schildert das Erleben einer gewissen Lethargie und fehlenden Motivation in Bezug auf das Aufstehen in der Früh sowie das Erledigen wichtiger Behördengänge.
Große Ressourcen, die Noah in Bezug auf seine Umwelt wahrnimmt, sind die gut organisierte Unterkunft und die Heimleitung, seine Mitbewohner:innen und seine Freund:innen in Österreich und weltweit, mit denen er auch hin und wieder gern wandern oder spazieren gehe.

Nach dem Kompetenzprofil der Ergotherapie (Peterko et al. 2019a; b) und den Enablement Skills (Townsend & Polatajko 2013) können Ergotherapeut:innen verschiedene Rollen einnehmen und Fähigkeiten einsetzen, um Interventionen ressourcenorientiert auszuwählen, zu gestalten und einzusetzen, wie dies auch im KRAH®-Ansatz beschrieben ist.

Im Beispiel von Noah bedeutet dies mit der Heimleiterin – eine Ressource in der sozialen Umwelt, und ebenso Klientin mit eigenen Anliegen und Bedürfnissen – in Kontakt zu treten, zu erläutern, was aus ergotherapeutischer Sicht die Problemstellung ist und welche Interventionen angeboten werden können.
Ebenso beinhaltet die Herangehensweise die potenzielle Anpassung und vielleicht Veränderung der Handlung „im Garten zu arbeiten". Durch eine umfassende Handlungsperformanzanalyse, in welcher selbstverständlich auch alle vorhandenen Ressourcen (von Person, Handlung und Umwelt) erhoben werden, können Ergotherapeut:innen die jeweilige Handlung so anpassen, dass es für Noah und auch seine

Mitbewohner:innen, die an der Gartenarbeit interessiert sind, möglich wird, dieser nachzugehen.

A – Alltagsorientierung und Alltagsrelevanz

Unsere Handlungen beeinflussen unsere (Handlungs-)Identität, umgekehrt beeinflusst unsere (Handlungs-)Identität die von uns ausgeführten Handlungen (Costa 2012).

Fluchterfahrungen und damit einhergehende betätigungsorientierte(n) Unterbrechung(en) *(occupational disruption)* (Costa 2012) in Verbindung mit einem neuen Umfeld können die Handlungsidentität von Menschen auf eine die Betätigungsgesundheit herausfordernde bzw. belastende Weise betreffen. KRAH®-basiertes Arbeiten mit Menschen mit Fluchterfahrungen macht es Ergotherapeut:innen möglich, Klient:innen mit aktuellen Erfahrungen von Betätigungsungerechtigkeit(en) zu mehr Lebensqualität, Gesundheit und Wohlbefinden im Alltag zu begleiten und dadurch ebenfalls ihre (Handlungs-)Identität zu stärken.

Hierbei orientiert sich das ergotherapeutische Angebot stets an den Lebens(um-)welten der Klientin/des Klienten und ist für diese relevant: Umgebungsfaktoren beeinflussen Handlungsmöglichkeiten und -potenziale; diese können positive wie auch negative Auswirkungen für die Einzelnen bringen. Inhalte in der ergotherapeutischen Begleitung sollen am Alltag der Klient:innen orientiert sein, für diesen relevant sein und in diesem wiederum wirken dürfen. Aus diesem Grund sind Alltagsorientierung und Alltagsrelevanz unabdingbar in der ergotherapeutischen Arbeit (Costa 2012).

Beispiel

Erst nach einigen Treffen wird deutlich, dass Noah (anders als zu Beginn angenommen) Erfahrung im Hinblick auf Gartenarbeit hat, da er auch früher, vor seiner Flucht, einen Garten angelegt hat, und dass das Hindernis der Umgang mit den Gegebenheiten der neuen Umwelt sowie das „Anfangen“ ist.

Im Sinne der Nachhaltigkeit der Intervention, also möglicher notwendiger Anpassung oder auch Beendigung der Zusammenarbeit, wird der gemeinsame Prozess wiederkehrend evaluiert – dies ist sowohl im POJF (Whiteford et al. 2018) als auch im KRAH®-Ansatz selbstverständlich und unterstützt das kontextsensible ergotherapeutische Vorgehen, das auch im Alltag der Klient:innen Wirkung zeigen darf.

Beispiel

Zur Erreichung der Ziele ist es hilfreich, Noah in seiner Handlungsbiographie und Handlungsmotivation mit einer ressourcenorientierten, klientenzentrierten Herangehensweise zu begegnen und sorgfältig zu analysieren, was ihm positive Selbstwirksamkeitserfahrungen bereiten kann.
Gemeinsam mit Ergotherapeutin und Heimleitung kann er alle für ihn relevanten Informationen zum Anbau eines Gartens, wie z. B. Witterungsverhältnisse im Frühjahr und Sommer, in der Region klären. Durch seine bereits vorhandenen Erfahrungen im Ausführen von Gartenarbeiten wird er in weiterer Folge zum Anleiter der Aktivität für

die gesamte Gruppe. Auch wachsen und gedeihen Gemüse und Kräuter unter seiner Hand gut.
Im Rahmen der Evaluation der gemeinsamen Arbeit mit Noah und der Heimleitung wird deutlich, dass es für ihn einfacher geworden ist, die Aktivität Gartenarbeit von sich aus zu initiieren. Durch seine Rolle als Anleitender motiviert er nun auch seine Mitbewohner:innen zum gemeinsamen Gießen, Jäten und Ernten. Er empfindet Freude und Flow-Erlebnisse während des Gärtnerns und berichtet, dass er kommendes Jahr wieder der initiierende Gärtner sein möchte – sofern er nach wie vor in der gleichen Einrichtung lebt. Er erlebt sich in seiner Rolle als Hobbygärtner und damit auch in seiner Handlungsidentität gestärkt.
In der aktuellen Situation sieht Noah keine Notwendigkeit, seine Tagesstruktur zu verändern – dies komme erst, wenn er einen Job gefunden hat.

H – Handlungsorientierung

Als Ergotherapeut:in, mit Klient:innen unterschiedlicher Sozialisierung und verschiedenen, individuellen Bedürfnissen arbeitend, ist es notwendig, auf die Diversität von Handlungen, Handlungsmustern, Handlungsidentität sowie die individuell sinnstiftende, gesundheitsförderliche Gestaltung des Alltags zu achten.

In der Arbeit für und mit Menschen mit Flucht- und Migrationserfahrung bedeutet KRAH®-basiertes Arbeiten u. a. das kontext- und kultursensible Einlassen auf individuelle Handlungsbedürfnisse (vgl. Costa & Jäger 2019 a; b; Ramugondo & Motimele 2017).
Dabei ist es ebenso relevant, die individuelle (Handlungs-)Biographie, mit einer möglichen Unterbrechung durch die Fluchterfahrung, mitzudenken und das ergotherapeutische Wissen über den stabilisierenden Faktor bekannter, bedeutungsvoller Handlung in Gegenwart und Zukunft anzuwenden (Hart 2023). Ausgehend von diesem und dem Bewusstsein, dass das Gegenüber in seiner/ihrer Einzigartigkeit unterschiedliche Ressourcen und Herausforderungen, (Handlungs-)Wünsche, (Handlungs-)Interessen und Ziele mitbringt, kann man als Ergotherapeut:in im gesamten ergotherapeutischen Prozess spezifisch darauf eingehen.
Mit einem solch kompromisslosen, klientenzentrierten Zugang im Sinne des KRAH®-Ansatzes bekommen Handlungsmöglichkeiten und -wünsche von Klient:innen direkte Verbindung mit Verwirklichungschancen und Partizipation (Costa 2013).

Dies wird auch im gesamten Fallbeispiel dieses Kapitels deutlich – die Gestaltung von Noahs aktuellem Alltag entspricht seinen aktuellen (Handlungs-)Bedürfnissen: keine Erwerbsarbeit, aber Verpflichtungen durch den Asylbewerberstatus; Kochen, allein und in Gesellschaft; Gartenarbeit; Freizeitgestaltung in Form von Computer- und Handyspielen und alle anderen im Alltag notwendigen Aktivitäten, wie waschen, spülen, putzen, … Und er berichtet im Zuge des Abschiedsgesprächs, dass er nun das Gefühl habe, wieder mehr am Leben teilnehmen zu können.

Ausblick

Ergotherapeut:innen sollten die weltweiten Entwicklungen im Hinblick auf Flucht oder Migration aufgrund der Klimakrise als relevantes und notwendiges Handlungsfeld im Blick behalten.
Durch den Angriff Russlands auf die Ukraine entwickelte sich 2022 eine neue humanitäre Notlage in direkter Nähe West- und Mitteleuropas. Zum Zeitpunkt der Finalisierung dieses Kapitels ist noch nicht absehbar, wie sich die Situation in Österreich entwickeln wird: Menschen, die aus der Ukraine einreisen, erhalten in Österreich sowie in der gesamten Europäischen Union Vertriebenenstatus bis März 2024. Im Gegensatz zu anderen Menschen mit Fluchterfahrung müssen sie damit kein Asylverfahren durchlaufen, haben Zugang zum Arbeitsmarkt und Anspruch auf Grundversorgung. Mit Stand Juni 2023 befinden sich über 79.000 Personen aus der Ukraine in Österreich (ÖIF 2023).
Um allen Herausforderungen adäquat, klientenzentriert, kultur- und kontextsensibel begegnen zu können, bedienen wir Ergotherapeut:innen uns unseres Professionellen Reasonings. Wir besinnen uns auf unsere Grundwerte und nutzen insbesondere unsere ethische Haltung, die auch im KRAH®-Ansatz beschrieben ist und deutlich wird, als Orientierungshilfe für therapeutische Entscheidungen (Costa & Jäger 2019 a; b). Persönliche Werte, Einstellungen und auch im beruflichen Kontext gewonnene Erfahrungen fließen in ergotherapeutische Entscheidungen mit ein. Ebenso bedienen wir uns der Grundsätze der Berufsgruppe: Respekt vor der Autonomie und der individuellen Situation der Klient:innen, Schadensvermeidung, Fürsorge, Gerechtigkeit, Verlässlichkeit, Offenheit, Loyalität und Integrität (August-Feicht et al. 2013; Ergotherapie Austria 2022; Kouloumpi et al. 2009; WFOT 2016).
All diese Grundlagen dienen uns Ergotherapeut:innen zur individuellen Entscheidungsfindung im ergotherapeutischen Prozess, um Klient:innen zu unterstützen an für sie *sinn*vollen, relevanten Handlungen teilzuhaben. Durch die konsequente Orientierung an Handlungsinteressen mit dem Ziel Handlungsmöglichkeiten zu eröffnen und *Betätigungsgerechtigkeit* (Occupational Justice) zu fördern, stehen auch konkrete Verwirklichungschancen unserer Klient:innen in direkter Verbindung mit unseren ethischen Entscheidungen (Costa 2012; WFOT 2016). Dies betrifft selbstverständlich alle Arbeitsfelder, wie auch die ergotherapeutische Arbeit für und mit Menschen mit Fluchterfahrung, auf welche in diesem Kapitel Bezug genommen wurde.

Situationen der Betätigungsungerechtigkeit sind in der ergotherapeutischen Praxis allgegenwärtig. Der WFOT gibt, u. a mit einem Positionspapier zur Ergotherapie und Menschenrechten, Berufsangehörigen klare Ideen und Handlungsstrategien, wie diese im ergotherapeutischen Alltag gelebt werden können und sollen (Costa & Jäger 2019a; b; Hocking & Costa 2013; WFOT 2019): Alle Menschen sollen demnach im Sinne der Betätigungsgerechtigkeit an und in Handlungen teilhaben, die sowohl Überleben, Gesundheit und Wohlbefinden sichern und ermöglichen; sie sollen die Möglichkeit haben, alle Handlungen frei auszuwählen, ohne Druck, Zwang oder Bedrohungen; und sie sollen in und an diesen Handlungen frei partizipieren können (WFOT 2019, S. 1). Betätigungsgerechtigkeit beleuchtet dabei den Zusammenhang zwischen Ergotherapie und einer politischen Haltung, sie tritt dafür ein, dass alle Menschen grundsätzlich ein Recht auf *sinn*volles Tun haben (Costa & Jäger 2019a; WFOT 2019).

Das Wissen über den KRAH®-Ansatz und die Anwendung dessen unterstützt uns Ergotherapeut:innen sicherlich in unserem Selbstverständnis Interventionen zu setzen und damit auch für Handlungswünsche, Ziele, Visionen und Handlungsmöglichkeiten unserer Klient:innen einstehen zu können und zu wollen. Sind wir uns zusätzlich über die Menschenrechte, die Position der Ergotherapie-Verbände dazu und grundlegendes Wissen zu Handlungswissenschaft bewusst, so haben wir für künftiges Vorgehen und Engagement wichtige und notwendige Grundlagen in unserem „Argumentations-Blumenstrauß" – und können mit diesem für gesundheitliche Chancengerechtigkeit einstehen.

Und, auch wenn Klient:innen der Ergotherapie nicht so offensichtlich, wie in diesem Beispiel Noah, von Fluchterfahrungen betroffen sind, so begegnen wir Ergotherapeut:innen als Expert:innen für Handlung, unabhängig des Arbeitsfelds und Settings, Menschen mit unterschiedlichsten Flucht- und/oder Migrationserfahrungen. Begegnen wir unseren Klient:innen im Sinne des KRAH®-Ansatzes, kann dies Menschen mit Fluchterfahrung, aber auch anderen marginalisierten Personen, Verwirklichungschancen eröffnen (Sen 2000; 2020), die zu einem guten, gelingendem Leben, Partizipation und biopsychosozialer Gesundheit führen (Costa 2013) (vgl. Kap. Costa & Ziglio, S. 67ff).

Ergotherapeut:innen, die für und mit Menschen mit Fluchterfahrung tätig sind, sei die deutschsprachige, online gratis verfügbare Broschüre „Ergotherapie mit und für Menschen mit Fluchterfahrung" von Kraxner et al. (2019a) empfohlen.

KRAH®-basierte ergotherapeutische Arbeit in digitalen und lebensweltbezogenen Kontexten

Markus Kraxner

Einführung: Zur Relevanz KRAH®-basierter ergotherapeutischer Arbeit in digitalen und lebensweltbezogenen Kontexten

Der KRAH®-Ansatz bietet die Möglichkeit einer inhaltlichen und wertorientierten Ausrichtung mit konkreten Auswirkungen auf ergotherapeutisches Handeln im Verlauf des ergotherapeutischen Prozesses (Costa 2011a) (vgl. Kap. Costa, S. 17ff; S. 80ff). **Ausgehend von der Prämisse, dass (sinnvolles/bedeutungsvolles) Handeln ein menschliches Grundbedürfnis ist,** zu Partizipation und Selbstwirksamkeit beiträgt und heilsame sowie gesundheitsförderliche Auswirkungen hat (Costa 2012), stellt der KRAH®-Ansatz eine Variante eines ergotherapeutischen Best-Practice-Ansatzes dar, dessen Kernelemente und Prinzipien auch in digitalen Lebenswelten und in Bezug zu digitalen Handlungen anwendbar sind, um Menschen dazu zu befähigen, Dinge zu tun, die sie tun möchten oder müssen – und gleichzeitig die vielfältigen Potenziale digitaler Technologie auszuschöpfen.
Dieses Kapitel will Leser:innen einführendes Wissen zu Begrifflichkeiten rund um Digitalisierung und digitale Transformation vermitteln, Bezüge zwischen gesellschaftlichen Phänomenen rund um Technologie und deren Anwendung und ergotherapeutischen Sichtweisen herstellen, technikbasierte Interventionsmöglichkeiten anreißen, zum kritischen Weiterdenken in digitalen Themenkomplexen anregen und damit auch Ansatzpunkte für KRAH®-basiertes Arbeiten im digitalen Kontext skizzieren.

Definitionen Digitalisierung/Digitale Transformation

Die Begriffe **Digitalisierung** und **Digitale Transformation** bezeichnen nicht das gleiche Phänomen; Bezug nehmend auf das Feld der Wirtschaftsinformatik lassen sich beide wie folgend definieren:

Definition

Digitalisierung bezeichnet einerseits *„[...] die Überführung von Informationen von einer analogen in eine digitale Speicherform“* und andererseits die *„[...] Übertragung von Aufgaben auf den Computer, die bisher vom Menschen übernommen wurden.“ „Heute wird Digitalisierung häufig – etwas breiter – mit der Einführung digitaler Technologien in Unternehmen und als Treiber der digitalen Transformation gleichgesetzt.“* (Hess 2019)

Digitale Transformation hängt ursächlich von Digitalisierung ab und meint damit *„[...] erhebliche Veränderungen des Alltagslebens, der Wirtschaft und der Gesellschaft durch die Verwendung digitaler Technologien und Techniken sowie deren Auswirkungen [...].“* (Pousttchi 2020)

Definition

Bezogen auf die Praxis kann *Digitalisierung* zum Beispiel das Scannen von eigenen Befundbögen und deren elektronische Speicherung auf Festplatten bedeuten. *Digitale Transformation* hingegen kann beispielsweise die elektronische Ausfüllbarkeit der Befundbögen am Computer und die Einbindung dieser Bögen in ein umfassendes Dokumentationssystem durch Therapeut:innen beinhalten (vgl. Kap. Belleflamme, S. 99ff).

Die zunehmende digitale Transformation der Gesellschaft

Einleitung

Die Feststellung, dass **Gesellschaftssysteme** global gesehen (wenn auch in unterschiedlichen Ausprägungen[1]) **zunehmenden Digitalisierungs- und Transformationsprozessen unterliegen,** benötigt zur Bestätigung nur einen kurzen Blick in den menschlichen Alltag: Beobachten Sie doch einmal das Verhalten von Menschen bei Wartezeiten, beim Essen, beim Treffen mit Freund:innen, beim Arbeiten, bei der Kinderbetreuung – Sie werden feststellen, dass in der Regel Bildschirme jeglicher Größe stetiger Begleiter des Alltags sind, in hoher Frequenz genutzt werden[2] und nicht nur bei Kindern und Jugendlichen zu Phänomenen wie **Phubbing** oder **FOMO** (s. Glossar am Ende des Kapitels) führen (INTEGRAL Markt- und Meinungsforschungsges. m.b.H. 2016; Kraxner et al. 2017; Stieger & Lewetz 2018).

Digitaler Alltag durch die Linse des Occupational Performance Model Australia (OPMA)

Die **Digitalisierung und Transformation des Alltags** ist also – ich denke unwiderruflich – in der Gesellschaft angekommen. Im Folgenden finden Leser:innen Beispiele für Aktivitäten und Handlungen, die anhand der Handlungsperformanzbereiche des OPMA strukturiert sind; im Gegensatz zu anderen ergotherapeutischen Modellen wird die **Erholung** im OPMA als eigener Handlungsperformanzbereich betrachtet (Arbeitskreis Modelle und Theorien Wien 2004).
In der nachfolgenden Tabelle 1 sind Beispiele für Aktivitäten und Handlungen in den Handlungsperformanzbereichen des OPMA angeführt, in denen digitale Aspekte einen wesentlichen Teil darstellen oder diese beinhalten.

1 Dies ist auch oft abhängig von den Rahmenbedingungen dieser Gesellschaftssysteme, als Beispiele seien hier die „Große Firewall von China“ oder gesetzliche Regulierungen zur Erbringung von Dienstleistungen (Uber, Airbnb) genannt.

2 Zur Illustration: Die Auswertung der Nutzungsdaten der Mobilgeräte des Autors (ein Smartphone, ein Tablet, überwiegend private Nutzung) ergibt im Durchschnitt eine **Nutzungsdauer von 5:20 Stunden/Tag,** die Geräte werden insgesamt ca. **50 x/Tag** aktiviert beziehungsweise verwendet.

Tab. 1: Beispiele für digitale Aktivitäten und Handlungen im Kontext des OPMA

Handlungsperformanzbereich Selbsterhaltung	Handlungsperformanzbereich Produktivität	Handlungsperformanzbereich Freizeit	Handlungsperformanzbereich Erholung
Das Abschließen von Produktabonnements bei Lieferdiensten, um sicherzustellen, dass zum Beispiel Waschmittel oder Rasierklingen zu Hause in ausreichender Menge verfügbar sind.	Die Organisation von Arbeitsprozessen mit technologischer Unterstützung – hier besteht eine große Bandbreite, abhängig von den individuellen Arbeitsbedingungen: Es können exemplarisch zum Beispiel die Organisation von Terminen und Besprechungen, das Treffen von Entscheidungen mithilfe Messenger-gestützter Kommunikation oder gemeinsame Arbeit an Dokumenten genannt werden.	Der Konsum von (multi-)medialen Inhalten auf mobilen Endgeräten wie Bücher, Zeitschriften, Zeitungen, Filme/Videos und Musik auf Smartphones, Tablets oder anderen Geräten.	Die Verwendung von Meditations- oder Achtsamkeits-Apps zur Entspannung, zum bewussten Atmen oder zum Yoga, am Smartphone oder der Smartwatch.
Die Verwendung smarter Produkte mit Bluetooth, die die – zum Beispiel beim Zähneputzen der Kinder oder beim Messen des Körpergewichts – anfallenden Daten automatisch an zugehörige Smartphone-Apps und eventuell weitere angebundene Services übermittelt.	Der Betrieb eines Self-Service-Bauernladens mit automatisierten Warenausgabe-, Zahlungs- und Videoüberwachungssystemen, die eine Benachrichtigung schicken, wenn Kund:innen den Laden betreten.	Die Planung (und Durchführung) von Unternehmungen oder persönlichen Projekten – hier beispielhaft illustriert anhand einer Wandertour, die am Smartphone geplant und in der Durchführung mit Satellitennavigation aufgezeichnet wird. Das Knipsen von Fotos und der Upload bei sozialen Medien erfolgen in der Regel gleich vom selben Gerät.	Das kontemplative und reflektive Ansehen von Fotografien zurückliegender Erlebnisse und Erinnerungen, diese Funktionen werden teilweise auch durch Maschinenlernprozesse geräteseitig unterstützt, zum Beispiel durch eine Benachrichtigung am Smartphone: „Bilder von heute vor einem Jahr".
Die Konfiguration von Erinnerungen, die zum passenden Zeitpunkt an mobile Endgeräte (Smartphone, Smartwatch) übertragen werden, zum Beispiel um an die regelmäßige Einnahme von Medikamenten zu erinnern.	Die Erwerbsarbeit als Juicer/Charger/Ranger/Hunter für ein E-Scooter-Unternehmen beinhaltet zum Beispiel das gezielte, GPS- und App-unterstützte Anfahren, Wiederaufladen und erneute Ausliefern von E-Scootern mit geringem Akkuladezustand.	Das Treffen von Freunden beziehungsweise das Veranstalten einer Party mit virtuellen Mitteln oder spezialisierten Lösungen. Während der Coronakrise außerordentlich beliebt: die App Houseparty der Firma Epic Games.	Die Durchführung bestimmter Rituale vor dem Schlafengehen wie zum Beispiel das Aktivieren des Schlaftrackers, das Hören eines Hörbuchs/Podcasts oder das Hinterlegen des Smartphones an einem Ort außerhalb des Schlafzimmers.

KRAH®-basiertes Arbeiten im Kontext digitaler Technologie

KRAH®-basierte ergotherapeutische, gesundheitsförderliche Arbeit kann auch in digitalen Kontexten auf der **individuellen Ebene (Mikro-Ebene)** sowie auf **institutioneller oder gemeindebezogener Ebene (Meso-Ebene)** stattfinden (DACHS 2007; Costa 2014a) (vgl. Kap. Costa & Ziglio, S. 67ff; Kap. Costa, S. 198).

Zwei konkrete Beispiele zur Illustration:

- **Mikro-Ebene:** Ausprobieren eines geeigneten E-Book-Readers mit Klient:innen, wenn das Lesen mit Lesebrille oder einer Lupe in physischen Büchern dauerhaft zu anstrengend ist.
- **Meso-Ebene:** Halten eines Vortrags zu gesundheitsförderlichem Umgang mit Smartphones im Rahmen von Gesundheitsförderungsprogrammen von Gemeinden.

Der KRAH®-Ansatz gilt auch für Interventionen auf der Makro-Ebene; mögliche ergotherapeutische Handlungsfelder auf **Makro-Ebene** (zum Beispiel Staat, Politik, Gesellschaft) wurden von Larsson-Lund (2018) zum Beispiel im Kontext von Betätigungsungerechtigkeit durch in der Bevölkerung ungleich verteilte digitale Kompetenzniveaus beschrieben. Die Entwicklung entsprechender spezifischer Maßnahmen auf der **Makro-Ebene** ist meiner Einschätzung nach noch zu leisten.

Nachfolgend sind gedankliche Ansatzpunkte beschrieben, die im digitalen Kontext zusätzlich erwähnenswert scheinen beziehungsweise zu berücksichtigen sind.

K – Klient:innen

Bei der Orientierung an der Lebenswelt und den Bedürfnissen von Klient:innen/Klientensystemen und ihren Bezugssystemen können und sollen Ergotherapeut:innen auch **Bedürfnisse, Interessen, Ziele und Prioritäten berücksichtigen, die in Verbindung mit digitaler Technologie stehen.** Als Beispiele können hier die Bedienung eines handelsüblichen Smartphones trotz körperlicher Einschränkungen, die einfache digitale Kontaktaufnahme mit der Familie durch ältere Personen oder die altersgerechte Nutzung von Social-Media-Diensten dienen.

R – Ressourcen

Der Abklärung und Berücksichtigung vorhandener und verfügbarer Ressourcen, sowohl auf personeller als auch auf finanzieller und wissensbezogener Ebene, kommt, je nach Handlungsanliegen, eine besondere Bedeutung zu, um nachhaltige Verwirklichungs- und Partizipationschancen zu schaffen. Im digitalen Kontext kann dies bedeuten, **bereits vorhandene (technische) Infrastruktur zu nutzen oder auf dieser aufzubauen** (so wird ein vorhandenes Smartphone in Kombination mit einer Netzwerksteckdose und einer Lampe zu einem fernsteuerbaren Licht), **die finanzielle Situation von Klient:innen zu berücksichtigen** und auf **vorhandenen klientenseitigen Ressourcen** (zum Beispiel vorhandene Fähigkeiten/Fertigkeiten/Vorwissen) **aufzubauen.**

A – Alltagsorientierung und Alltagsrelevanz

Ergotherapeutische Interventionen sind klar am Alltag von Klient:innen orientiert, und zwar in allen Phasen des ergotherapeutischen Prozesses. Insbesondere bei der Zielformulierung und -evaluation ist dieser Aspekt zu berücksichtigen (Costa et al. 2017). Ergotherapeut:innen benötigen zusätzliches **Hintergrundwissen zu technischen und technologischen Möglichkeiten,** um diese in Bezug zum Alltag von Klient:innen zu setzen und gemeinsame Lösungen zu entwickeln und zu implementieren.

Die **Einbeziehung des gesamten Umfelds** ist besonders unter dem Aspekt der Nachhaltigkeit der Intervention zu berücksichtigen. **Angehörige** (zum Beispiel Kinder oder Enkelkinder) lassen sich in diesem Zusammenhang als **einzubindende Ressource verstehen**, insbesondere auch dann, wenn technologiebasierte Warnsysteme (wie zum Beispiel eine Smartwatch, die Stürze erkennen kann) zum Einsatz kommen. Die kontinuierliche Funktionsfähigkeit verwendeter Systeme darf nicht an die Präsenz/Verfügbarkeit von Ergotherapeut:innen gebunden sein.

H – Handlungsorientierung

Nicht nur *analoge,* auch *digitale* Handlungen können als Mittel und/oder Ziel ergotherapeutischer Arbeit, digitale Geräte als Therapiemittel genutzt werden. Ergotherapeut:innen sind hier gefordert, **Überlegungen anzustellen, welche Handlungen von Klient:innen sich digital unterstützen lassen oder im digitalen Raum angesiedelt sind, welchen Einfluss Umweltfaktoren darstellen und wie sich therapeutische Angebote und Interventionen gestalten lassen,** die bedeutsam in der Ausführung und handhabbar hinsichtlich der Anforderungen sind.

Dies lässt sich am Beispiel der Erstellung einer (digitalen) Bildercollage als Geschenk illustrieren: Hier kann das angestrebte Ergebnis mit unterschiedlichen Softwarelösungen erreicht werden, deren Komplexität auf die Fähigkeiten und Fertigkeiten der durchführenden Person abgestimmt sein muss. Es ist eine Lösung zu wählen, die für Klient:innen handhabbar ist und nicht nur die prinzipielle Machbarkeit sicherstellt.

Der Einsatz digitaler Technologien in der Ergotherapie: Notwendige Kompetenzen, bisher beschriebene Möglichkeiten und ein Exkurs zur Telerehabilitation

Spätestens mit der Ausbreitung der SARS-CoV-2-Pandemie in Europa im Frühling 2020 haben die Themen „Digitalisierung" und „Digitale Transformation" gesamtgesellschaftlich gesehen deutliche Schubkraft erhalten: *Physische Distanzierungsmaßnahmen, Homeoffice* und *eHealth/Telerehabilitation* hielten Einzug in den beruflichen Alltag vieler Ergotherapeut:innen in Praxis, Forschung und Lehre. Dieser Abschnitt soll Leser:innen einen Überblick über „professionsspezifische Ankerplätze" im „digitalen Ozean" vermitteln, ganz nach dem Motto:

„Wichtig ist, dass der digitale Wandel nicht über uns hereinbricht […]. Er ist gestaltbar und hat damit auch eine sehr aktive Komponente, die unsere Beteiligung erfordert." (Decker et al. 2019).

Digitale Kompetenzen von Ergotherapeut:innen

Allgemein gesprochen wurden auf EU-Ebene **fünf digitale Kompetenzbereiche** beschrieben (Vuorikari et al. 2018):

1. **Mit digitalen Informationen umgehen** (zum Beispiel Suche, Evaluation und Management von Daten, Informationen und digitalen Inhalten)
2. **Wirkungsvoll digital kommunizieren** (zum Beispiel Interaktion und Kollaboration mittels digitaler Technologien)
3. **Digitale Inhalte erstellen** (zum Beispiel Entwicklung von digitalen Inhalten unter Beachtung von Urheberrecht und Lizenzen)
4. **Sicherheit gewährleisten** (zum Beispiel Schutz von Geräten, Daten, Gesundheit und Wohlbefinden und der Umwelt)
5. **Problemlösung** (zum Beispiel bei technischen Problemen oder bei der kreativen Nutzung digitaler Technologien)

Speziell für den Bereich von **Gesundheitsdienstleister:innen** werden vom Think-Tank European Health Parliament folgende Aspekte digitaler Fertigkeiten gefordert: *„Health professionals [...] should possess skills and aptitude for communication, data analysis, computer literacy, medical devices compatibility, data protection programs, mobile applications, cloud storage, surfing internet, and the ability to read, understand and forward information using a smart device.“* (European Health Parliament 2016, S. 41).

Ob Ergotherapeut:innen aktuell diese vielfältigen und umfangreichen Anforderungen erfüllen (können), lässt sich empirisch nicht ohne Weiteres beurteilen. Australische Studierende gaben 2016 allerdings an, besonders in den Bereichen *Kollaboration und Erstellung digitaler Inhalte,* aber auch in Bezug zu *praxisrelevanter Technologie und spezialisierter Software* nicht über ausreichende Fertigkeiten zu verfügen (Hills et al. 2016). Die Entwicklung dieser Fertigkeiten und Kompetenzen liegt aus meiner Sicht zu einem Großteil in der Verantwortung der Ausbildungsstätten grundständiger Ergotherapie-Ausbildungen (Berufsfachschulen, Fachhochschulen) und wird an diesen teilweise auch schon in den Lehrplänen berücksichtigt. **Was aber können Ergotherapeut:innen auf individueller Ebene zum Kompetenzerwerb beitragen?**

- Larsson-Lund und Nyman (2019) weisen darauf hin, dass Motivation, kritische Reflexionsfähigkeit, Interesse und Selbstbewusstsein hier wichtige Bausteine darstellen, und schlagen vor, Performanzprobleme digitaler Alltagshandlungen gleichwertig mit nicht-digitalen zu behandeln. Das Versenden von E-Mails oder Messenger-Nachrichten kann individuell den gleichen Stellenwert haben wie die Zubereitung des Frühstücks.
- Hagedoren-Meuwissen et al. (2019) nennen und beschreiben in ihrem Buchkapitel zu „Technologie in der Versorgung“ **verschiedene Modelle und Prozesse** (zum Beispiel das „Matching-Person-and-Technology“-Modell oder das Prozessmodell Hilfsmittelberatung), die für Ergotherapeut:innen nützliche Orientierung bei der Versorgung von Klient:innen mit (digitalen) Hilfsmitteln geben können.
- Auch **ergotherapeutische Fachzeitschriften** im deutschsprachigen Raum enthalten in den letzten Jahren zunehmend Beiträge zum digitalen Themenkomplex, zum Beispiel zu Themen wie *Pathologischer PC- und Internetgebrauch* (Vogelge-

sang 2017), *Smartphones als Betätigung* (Kraxner et al. 2017), *roboterunterstützte Rehabilitation* (Hügler 2017), *digitale Fotografie* (Sauerwein 2018), *Gaming als bedeutungsvolle Handlung* (Sircar 2020) oder zur *Digitalisierung des Gesundheitswesens* (Pfeiffer 2020).

Praxistipp: Für Zeitschriften lassen sich E-Mail-Newsletter abonnieren oder die Inhaltsverzeichnisse der Ausgaben im Internet einsehen – meiner Einschätzung nach eine gute Möglichkeit, um relevante Artikel zum Thema zu identifizieren und sich inspirieren zu lassen!

- Soft- und hardwarebezogene (Weiter-)Entwicklungen finden in rasantem Tempo statt. Hier zumindest grundsätzlich auf dem Laufenden zu bleiben, kann aus meiner Sicht auch zur Kompetenzentwicklung von Ergotherapeut:innen beitragen.

  Praxistipp: Technikbezogene Nachrichtenseiten im Internet[3], Zeitschriften und Live-Streams von aktuellen Produktentwicklungen und -veröffentlichungen[4] können das eigene Wissen bereichern und über neue Funktionen von Geräten und Betriebssystemen informieren.
- Auch **fachspezifische Websites** können hilfreiche Informationen liefern und neue Möglichkeiten, die pragmatisch in die Praxis übertragbar sind, eröffnen. Der Autor selbst hat zum Beispiel in den letzten Jahren Beiträge zu digitaler Technologie im ergotherapeutischen Arbeitsalltag (Kraxner 2012) und zur Digitalisierung der persönlichen Handschrift bei Morbus Parkinson (Kraxner 2020b) veröffentlicht.

Bisher beschriebene Einsatzmöglichkeiten digitaler Technologien

Die in der grundständigen deutschsprachigen Fachliteratur beschriebenen Einsatz- und Anwendungsmöglichkeiten digitaler Technologien sind meiner Einschätzung nach überschaubar, decken aber – auch im Kontext des KRAH®-Ansatzes – wichtige Bereiche und Ansatzpunkte ab:

- Spiekermann (2015) beschreibt die Anwendungsmöglichkeiten von Computern im Bereich der Pädiatrie allgemein und bezogen auf den Spracherwerb.
- Hagedoren-Meuwissen et al. (2019) schildern einerseits ausführlich die Möglichkeiten, die **Haushalts- und Pflegeroboter** aktuell bieten, und gehen auf aktuelle Entwicklungen und Problemfelder ein, andererseits stellen sie auch die Möglichkeiten von Hausautomationssystemen und Softwareapplikationen aus verschiedenen Perspektiven und anhand von Fallbeispielen ausführlich dar. So kann beispielsweise die Beleuchtung in der Dämmerung automatisch angeschaltet oder über Sensoren die Häufigkeit des Toilettengangs zur Früherkennung von Blasenentzündungen erfasst werden.

3 Im deutschsprachigen Raum zum Beispiel die Angebote von Heise Online, Golem.de oder die Websektion der österreichischen Tageszeitung Der Standard.

4 Zum Beispiel im Internet übertragene Streams von Herstellerfirmen (Amazon, Apple, Google usw.).

- Kubny-Lüke und Schlicht (2009) beschreiben **Möglichkeiten und Ziele computerunterstützter Arbeit im Arbeitsfeld Psychiatrie,** zum Beispiel im Bereich Kulturtechniken oder kognitivem Training[5].

Telemedizin/Telerehabilitation

Die World Federation of Occupational Therapists (WFOT) hielt in ihrer **Positionserklärung zum Thema Telemedizin** (2014) fest, dass telemedizinische ergotherapeutische Leistungen den gleichen Versorgungsstandards genügen müssen wie persönlich erbrachte. Als besondere Herausforderungen – und auch im Kontext von KRAH®-orientierten Denk- und Entscheidungsprozessen relevant – werden hier unter anderem die *Auswahl der Klient:innen* bezogen auf die prinzipielle Eignung für telemedizinische Behandlung[6] und die *(informierte) Einwilligung und Vertraulichkeit* im Sinne des Datenschutzes genannt. Der letzte Punkt ist per se komplex und macht sowohl eine datenschutzbezogene Einschätzung von technischen Lösungen vor deren Verwendung durch Therapeut:innen notwendig, ebenso wie gegebenenfalls eine Adaptierung bereits vorhandener Dokumente und Einwilligungserklärungen mit Bezug zur DSGVO (s. Glossar am Ende des Kapitels).

Praxistipp: Rettinger et al. (2020) haben im Zuge der Covid-19-Pandemie im Herbst 2020 einen Leitfaden erarbeitet, der Fragen zu Indikationen, Technik und Systemen, Datenschutz, Durchführung teletherapeutischer Maßnahmen und den rechtlichen Rahmenbedingungen in Österreich zusammenfasst.

Konkrete Anwendungsbeispiele **ergotherapeutischer telemedizinischer/telerehabilitativer Anwendungsmöglichkeiten** wurden bisher vor allem in den Bereichen *Rehabilitation* und *Coaching* beschrieben (Hofstetter 2017; Kittlick 2020). Es ist davon auszugehen, dass dieses Feld in den nächsten Jahren eine sehr dynamische Entwicklung aufweisen und viel Potenzial zur Mitgestaltung auf vielen Ebenen bieten wird, zum Beispiel bei der Entwicklung von evidenzbasierten telerehabilitativen Nachbehandlungskonzepten bei verschiedenen Krankheitsbildern. Die Wichtigkeit der Zusammenarbeit von Ergotherapeut:innen und Entwickler:innen technischer Systeme zur Sicherstellung klientenzentrierter, alltagsorientierter und handlungsorientierter Ausrichtung wurde bereits im Virtual-Reality-Kontext festgestellt (Kuster & Kraxner 2020) und hat meiner Einschätzung nach auch im Bereich der Telemedizin/Telerehabilitation Gültigkeit.

Spezifische Kompetenzen in der Telerehabilitation lassen sich im deutschen Sprachraum beispielsweise im Rahmen eines *Zertifikatsprogrammes Telerehabilitation* in Wien/Österreich erwerben (Campus Wien Academy 2020).

5 Dies bezieht sich auf die zweite Auflage des Werks. In der aktuellen dritten Auflage ist dieses Kapitel nicht mehr enthalten.

6 Im Sinne des klinischen und professionellen Reasonings; das umfasst zum Beispiel Punkte wie Diagnose und Beeinträchtigung von Klient:innen, die Art der vorzunehmenden ergotherapeutischen Interventionen sowie den Zugang von Klient:innen zu den verwendeten Technologien.

Vier Exkurse als weiterführende Denkanstöße

Die Zukunft ist naturgemäß schwer vorherzusagen und der Themenkomplex „Digitalisierung und Digitale Transformation" zu umfangreich, um – im ergotherapeutischen Kontext – in einem Buchkapitel abgebildet zu werden. Zum Abschluss dieses Kapitels möchte ich, stichwortartig, noch ein paar Aspekte des Themas anreißen und skizzieren, die ich auch für ergotherapeutische Praxisarbeit im Sinne eines klientenzentrierten, ressourcen-, alltags- und handlungsorientierten Zugangs als wichtig erachte. Dies geschieht in der Absicht, Leser:innen dazu anzuregen, sich mit diesen Aspekten gedanklich zu beschäftigen und sich in den professionellen und öffentlichen Diskurs konstruktiv einzubringen.

1. Datenschutz und Ethik

Wer kennt das nicht: Kommunikation mit Klient:innen über WhatsApp, Austausch auf den Facebook-Seiten von Berufsverbänden oder Ergotherapie-Praxen, Likes auf Instagram? Ganz schön praktisch, datenschutzrechtlich und ethisch aus meiner Sicht fragwürdig, insbesondere wenn WhatsApp automatisch die gesamte Kontaktdatenbank des jeweiligen Endgeräts an die eigenen Server überträgt. Selbst wenn hier für die Plattformen[7] aufgrund der Implementierung von Ende-zu-Ende-Verschlüsselung „nur" Metadaten[8] anfallen, werden doch Verbindungen im Social Graph (s. Glossar am Ende des Kapitels) geschaffen, die – in der Regel – für das gezielte Schalten von Werbeanzeigen verwendet werden. Facebook-Anzeigen wurden übrigens auch in der US-Wahl 2016 und während des Brexit-Referendums des Vereinigten Königreichs zum Versuch der Beeinflussung des Abstimmungsverhaltens verwendet.[9] Ergotherapeut:innen sollten meiner Einschätzung nach sehr genau abwägen, welche Plattformen sie aus welchen Gründen verwenden wollen oder müssen, und dabei gegebenenfalls auch DSGVO-relevante Aspekte mitbedenken, zum Beispiel das Verzeichnis der Verarbeitungstätigkeiten der eigenen praktischen Tätigkeit, in dem festgehalten sein muss, welche Daten man von Klient:innen erhebt, speichert und verarbeitet.

2. Auswirkungen von algorithmisch beeinflusster Social-Media-Nutzung, Fake News und Deepfakes

Algorithmen in Social-Media-Systemen, aber auch auf Videoplattformen wie zum Beispiel YouTube, sind in der Regel darauf ausgerichtet, die *Aufmerksamkeitsdauer auf der eigenen Plattform zu maximieren.*[10] Hintergrund ist hier ebenfalls die Absicht, möglichst viel Werbung einzublenden. In der Praxis bedeutet dies, dass der Algo-

7 Die drei genannten Plattformen werden übrigens alle von Facebook betrieben, der Kaufpreis von WhatsApp lag bei mehr als 19 Milliarden USD, jener von Instagram bei mehr als einer Milliarde USD.

8 Also wer wann mit wem in Kontakt stand, nicht der Inhalt der jeweiligen Kommunikation.

9 Silke Jäger, eine Ergotherapie-Kollegin und Journalistin, hat sich bei den Krautreportern (https://krautreporter.de) im Rahmen der Artikelserie *„Wie manipuliert man eine Wahl? Erklärt am Beispiel des Brexit"* ausführlich mit der Rolle von Facebook in diesem Kontext beschäftigt (vgl. Jäger 2018a; b).

10 Wer schon einmal über die Empfehlungen nach einem Initialvideo in ein mehrstündiges YouTube-Rabbithole gefallen ist, weiß wovon ich spreche.

rithmus tendenziell Inhalte vorschlägt, auf die emotional reagiert wird und die die eigenen Haltungen bestätigen, das hält Menschen auf der eigenen Plattform. Die Auswirkungen der Social-Media-Nutzung sind aktuell noch Gegenstand der Forschung, bisherige Ergebnisse divergieren noch und es besteht noch kein Konsens. Vielfältige Auswirkungen bis hin zu einem Ansteigen der Suizidrate werden diskutiert. Aus meiner Sicht empfiehlt es sich, sich zumindest des Umstandes bewusst zu sein, dass das Geschäftsmodell von Plattformen in der Regel auf dem Verkauf von Anzeigen basiert, und sich gelegentlich die Frage zu stellen, *warum* man gerade den Inhalt vorgeschlagen oder präsentiert bekommt, den man gerade sieht.
Ein weiteres beachtenswertes Phänomen ist die Zunahme an „Fake News" und die erweiterten technischen Möglichkeiten zur Erzeugung von Deepfakes, also zum Beispiel Videos, in denen Personen Worte in den Mund gelegt werden und in denen die jeweiligen passenden Muskelbewegungen des Gesichts von einem Computer generiert werden. Ältere Menschen sind bereits jetzt anfälliger für Fake News (Brashier & Schacter 2020). Auf welche Situationen müssen sich also Ergotherapeut:innen im Umgang mit Klient:innen künftig einstellen, wenn man bewegten Bildern und Aussagen, die via Social Media und Messengerdiensten verteilt werden, nicht mehr trauen kann?

3. Verändertes Handlungsspektrum durch technische Unterstützung

Mögliche und etablierte Spektren von Handlungen verschieben sich durch den verbreiteteren Einsatz von Technologie, mit allen Vor- und Nachteilen. Vordergründig ist es sehr praktisch, wenn der Rasen im eigenen Garten vom Rasenmähroboter gekürzt wird, man könnte aber aus Sicht der Handlungsorientierung auch sagen: Rasenmähen ist eine wichtige Handlung aus dem Handlungsperformanzbereich Freizeit, die auch sinnliche sensorische Elemente enthält, und zur Generierung von Material (hier: Rasenschnitt) für eine adäquate Bewirtschaftung des eigenen Gartens notwendig ist. Ergotherapeut:innen sind aufgefordert, solche Aspekte und deren Auswirkungen auch bei der Implementierung digitaler Technologien mitzudenken, nach dem Motto: *„Was wird dadurch gewonnen, was verloren? Wie steht dies im Einklang mit Handlungsbedürfnissen meiner Klient:innen?"*

4. Veränderungen in der Erwerbsarbeit durch fortschreitende Automatisierung

Es ist davon auszugehen – und die Corona-Krise dient hier als Katalysator –, dass sich die Arbeitswelt im Zuge digitaler Transformation und forcierter Automatisierung wesentlich verändern wird. Dies wird Auswirkungen auf breite Gesellschaftsschichten haben und auch in Bezug auf die ergotherapeutische Arbeit folgende Fragen aufwerfen: Welche Ziele im Handlungsperformanzbereich Produktivität lassen sich beispielsweise (noch) formulieren, wenn ganze Berufsgruppen nicht mehr benötigt werden? Wie stehen Ergotherapeut:innen zu Konzepten wie dem bedingungslosen Grundeinkommen (BGE)? Welche Auswirkungen hat das auf Zugangsgerechtigkeit, Teilhabe an der Gesellschaft und das Ausmaß der Betätigungsdeprivation? Und nicht zuletzt: Wie können Ergotherapeut:innen dem entgegenwirken? Auch dies sind Fragen, die einer ergotherapeutischen Perspektive bedürfen, schlussendlich ist unser Ziel, dass Menschen Handlungen ausführen können, die für sie sinnstiftend und relevant (bedeutungsvoll) sind und Partizipation ermöglichen, also zu einem *guten Leben* beitragen.

Glossar

DSGVO	Datenschutzgrundverordnung, in der Europäischen Union gültig seit Mai 2018
FOMO	Fear of Missing Out, das Gefühl etwas zu verpassen, wenn man nicht ständig online ist.
Phubbing	Die Beschäftigung mit dem oder die Verwendung des Smartphones in Gesellschaft anderer Personen.
Social Graph	Eine graphische Darstellung der sozialen Beziehungen zwischen Entitäten.

Der KRAH®-basierte Einsatz von Trainingsrobotern

Ursula Aumüller & Julia Lausecker

Robotergestützte Therapie wird von Autor:innen mehrerer Studien als unterstützendes Mittel in der Rehabilitation der Armfunktion nach einem Schlaganfall empfohlen (Bertani et al. 2017, S. 1569; Chinembiri et al. 2021, S. 10; Veerbeek et al., 2017, S. 116). Ob das Integrieren von Trainingsrobotern im (ergo-)therapeutischen Prozess erfolgreich ist, hängt von der Art und Weise ab, wie diese eingesetzt werden (Aumüller & Lausecker 2023). Ein klientenzentrierter, ressourcenorientierter, alltagsorientierter und alltagsrelevanter sowie handlungsorientierter (KRAH®) Einsatz von Trainingsrobotern ermöglicht es, den Blick auf salutogene und partizipative Weise in Richtung Alltag und (sinnstiftender, individuell bedeutsamer) Handlung zu lenken und trägt zur Qualitätssicherung therapeutischer Interventionen bei (Costa 2014a). Wesentlich im KRAH®-basierten Arbeiten ist dabei, die Wünsche, Handlungsinteressen und Ziele der Klient:innen zu beachten (Aumüller & Lausecker 2023; Costa 2014a; b).

Beispiele für Trainingsroboter

Trainingsroboter, wie z. B. DIEGO®, AMADEO®, Armeo®Power oder Armeo®Spring, können bei der sensomotorischen Rehabilitation der oberen Extremität (OEX) zur primären oder sekundären Verbesserung der selbstständigen Durchführung individuell relevanter Aktivitäten des täglichen Lebens (ADLs) angewandt werden (Aumüller & Lausecker 2023).

DIEGO® ist ein Beispiel für einen Trainingsroboter, der sich für das Training von für die jeweilige Klientin/den jeweiligen Klienten wichtigen ADLs eignet. Mithilfe des ergänzenden Einsatzes von DIEGO® können Tätigkeiten des alltäglichen Lebens, wie Ankleiden (z. B. Hose anziehen), Haushaltsaufgaben (z. B. Kleidung zusammenlegen), Essenszubereitung (z. B. Gurke schälen) und/oder Teile der Körperpflege (z. B. Haare föhnen), uni- und bilateral mit der individuell graduierbaren Gewichtsentlastung der Arme geübt werden.

Tab. 1: Gegenüberstellung ausgewählter Trainingsrobotermodelle

Robotik-modell	**DIEGO®** (Tyromotion GmbH, 2022)	**AMADEO®** (Tyromotion GmbH, 2022)	**Armeo®Power** (Hocoma AG, 2022)	**Armeo®Spring** (Hocoma AG, 2022)
Typ	Endeffektor	Endeffektor	Exoskelett	Exoskelett
Anwen-dungs-bereich	▪ Arm ▪ Schulter	▪ Finger ▪ Hand	▪ Hand ▪ Arm	▪ Hand ▪ Arm
Bestand-teile	▪ Aufhänge-vorrichtung mit Armschlaufen (bilateral oder unilateral) ▪ Computer ▪ Software TyroS	▪ verstellbare Unterarmstütze ▪ magnetische Aufnahme für Finger ▪ Computer mit höhenverstell-barem Tisch ▪ Software TyroS	▪ sechs durch Motoren an-getriebene Gelenke ▪ Computer ▪ Software Armeo®Control	▪ Gelenke mit Federmecha-nismus ▪ Computer ▪ Software Armeo®Control
Besonderes	Verknüpfung mit VR-Brille möglich	passiver Modus	mögliches Zusatzmodul für Hand (Manovo®Power)	selbstinitiierte Bewegungs-therapie durch Gewichts-entlastung

Der KRAH®-basierte Einsatz von Trainingsrobotern in der Ergotherapie

Neben dem Trainingsroboter DIEGO® verfügen auch AMADEO®, Armeo®Power und Armeo®Spring über technische Gegebenheiten, um bei entsprechendem Einsatz durch den/die Ergotherapeut:in die Kriterien „Klientenzentrierung" (K), „Ressourcenorientierung" (R) und „Handlungsorientierung" (H) zu erfüllen. „Alltagsorientierung" (A) kann durch den Einsatz der vorgestellten vier Robotermodelle prinzipiell auch erreicht werden, wenn beispielsweise Spielinhalte entsprechend dem Alltag der Klient:innen ausgewählt werden. „Alltagsrelevanz" (A) kann unter den hier ausgewählten Modellen lediglich durch den Einsatz von DIEGO® erfüllt werden, da bei diesem Trainingsroboter die Möglichkeit besteht, sich weg vom Bildschirm und hin zu einer realen Handlung zu wenden. Abseits des Bildschirms können individuell alltagsrelevante Tätigkeiten konkret trainiert werden. DIEGO® ist somit das einzige dieser vier Robotikmodelle, das bei entsprechendem Einsatz in der Lage ist, alle vier KRAH®-Kriterien vollständig zu erfüllen (Aumüller & Lausecker 2023, S. 67-69).

Beispiel

Fallbeispiel: Frau M. kommt nach einem länger zurückliegenden Schlaganfallereignis zur Ergotherapie und berichtet von anhaltenden Schwierigkeiten beim Anziehen ihrer Lieblingshose (enge Jeans mit Reißverschluss und zwei Knöpfen) ohne Hilfsmittel. Nach eingehender ergotherapeutischer und interprofessioneller Befunderhebung stellt sich heraus, dass die beschriebenen Schwierigkeiten auf die persistierende Hemiparese zurückzuführen sind. Aufgrund der reduzierten Funktionsfähigkeit des Armes kann Frau M. Bewegungen zwar initiieren, allerdings fällt es ihr schwer, diese fließend und zielgerichtet durchzuführen. Aus Sicht des/der Ergotherapeut:in ist der Einsatz des Trainingsroboters DIEGO® möglich, da Frau M. einerseits mit einem konkreten Auftrag zur Ergotherapie kommt, der mithilfe robotergestützter Ergotherapie erfüllbar sein kann, und andererseits dem Training mithilfe von Robotern offen gegenübersteht **(Klientenzentrierung)**. **Ressourcen** liegen im vorhandenen aktiven Bewegungsausmaß (Range of Motion) der Klientin sowie in der Verfügbarkeit von DIEGO® für das Trainieren bilateraler Handlungen. Mittels DIEGO® kann das Anziehen einer Hose – eine Tätigkeit, die für den Alltag von Frau M. bedeutsam ist **(Alltagsorientierung und -relevanz, Handlungsorientierung)** – durch die individuell einstellbare Gewichtsabnahme beider Arme konkret trainiert werden. Idealerweise wird das Training tatsächlich mit der Lieblingshose von Frau M. durchgeführt, wobei auch auf Umweltfaktoren ähnlich denen zu Hause (z. B. Bodenbeschaffenheit) geachtet werden sollte. Im Laufe der Rehabilitation kann das Training, zum Beispiel durch die Senkung der Gewichtsübernahme des Roboters, graduiert werden. Dadurch wird das Anziehen der Lieblingshose für Frau M. zunehmend selbstständiger durchführbar.

Empfehlungen für einen KRAH®-basierten Einsatz von Trainingsrobotern in der Ergotherapie

Beim Einsatz von Trainingsrobotern verändern sich die Phasen des ergotherapeutischen Prozesses (Kinébanian & Logister-Proost 2019, S. 370-377) nicht. Eine fundierte Befunderhebung, eine gemeinsame Zielfindung und -setzung, wie im KRAH®-basierten Arbeiten selbstverständlich, sowie eine laufende Dokumentation und Evaluation sind Voraussetzung, um robotergestützte Therapie sinnvoll in den ergotherapeutischen Prozess integrieren zu können (vgl. Kap. Costa, S. 80ff). Zu einer profunden Entscheidungsfindung im gesamten Prozess, sowohl bei der Therapie mittels Trainingsroboter als auch innerhalb der Therapie ohne Einbeziehung eines Roboters, dient das Professionelle Reasoning (Schell & Schell 2018).
Einige wesentliche Faktoren entscheiden mit darüber, ob ein KRAH®-basierter Einsatz von Trainingsrobotern stattfinden kann:

- eine passende therapeutische Indikation;
- die Bereitschaft der jeweiligen Klientin/des jeweiligen Klienten zur robotergestützten Therapie;
- die Art und Weise, wie (Ergo-)Therapeut:innen robotergestützte Therapie bei Klient:innen anbieten bzw. einsetzen;
- die zur Verfügung stehenden finanziellen Mittel;
- die technischen Gegebenheiten der Trainingsroboter.

Info

Das Zusammenspiel zwischen therapeutischer Indikation, Bereitschaft der jeweiligen Klientin/des jeweiligen Klienten zur robotergestützten Therapie, zu finanziellen Mitteln, technischen Gegebenheiten der Trainingsroboter und der Art und Weise des Einsatzes bildet die Grundlage für einen KRAH®-basierten Einsatz von Robotern in der Ergotherapie.

Die Herstellerfirmen von Trainingsrobotern legen mit der Konzeption die Grundlage dafür, dass die technischen Gegebenheiten der Trainingsroboter einen KRAH®-basierten Einsatz überhaupt zulassen. Hierfür ist beispielsweise eine Erweiterung der Spielsoftware auf eine höhere Anzahl an alltagsrelevanten und alltagsorientierten Spielen essenziell, um einen nachhaltigen Alltagstransfer für eine höhere Anzahl von Klient:innen schaffen zu können. Die Ausweitung des potenziellen Einsatzes einer VR-Brille auf weitere bzw. alle Trainingsroboter könnte eine Alltagsorientierung ebenso begünstigen.
Ergotherapeut:innen können in erster Linie die Art und Weise, wie Trainingsroboter eingesetzt werden, maßgeblich beeinflussen und so proaktiv zur Qualitätssicherung der angebotenen Therapie beitragen. Dabei kann u. a. die Checkliste Ergotherapeut:innen Unterstützung bieten, um einen KRAH®-basierten Einsatz von Trainingsrobotern gewährleisten zu können.

Checkliste für einen KRAH®-basierten Einsatz von Trainingsrobotern in der Ergotherapie (Costa, Aumüller & Lausecker 2023)

Diese Checkliste basiert auf den Ergebnissen der Bachelorarbeit „Am Zahn der Zeit: Der KRAH®-basierte Einsatz von Robotik in der sensomotorischen Rehabilitation bei Menschen mit einer Schlaganfall-induzierten Hemiparese im Kontext der Ergotherapie" (Aumüller & Lausecker 2023). Sie wurde für diesen Buchbeitrag nochmals gemeinsam mit unserer Bachelorarbeitsbetreuerin und Herausgeberin dieses Buches aktualisiert. Die Checkliste kann von der Ergotherapeutin/dem Ergotherapeuten vor dem Einsatz robotergestützter Therapie und gegebenenfalls auch zur Evaluation eingesetzt werden, um die Qualität der Therapie mittels eines Best-Practice-Ansatzes sicherstellen zu können.

- Der/die behandelnde Ergotherapeut:in ist für den Einsatz von Trainingsrobotern entsprechend geschult und verfügt über die nötigen Kompetenzen für den Einsatz des für die (Ergo-)Therapie infrage kommenden Roboters.
- Die ergotherapeutische Indikation für den Einsatz von robotergestützter Therapie ist bei der betreffenden Person gegeben.
- Der/die Ergotherapeut:in erhebt den Alltag und bedeutsame Tätigkeiten des Alltags der Klient:innen, um auch robotergestützt alltagsorientierte und -relevante Interventionen anbieten zu können.
- Die Ressourcen des Trainingsroboters kongruieren mit den Fähig- und Fertigkeiten, Interessen, Wünschen und Zielen (Nah- und Fernziele) der Klientin/des Klienten.
- Das Körpergewicht der Klientin/des Klienten überschreitet nicht das maximal zulässige Gewicht des Trainingsroboters.
- Der/die Klient:in begegnet robotergestützter Therapie offen.
- Der/die Ergotherapeut:in zeigt Benefits und Grenzen robotergestützter Therapie transparent auf.

- Der/die Klient:in wurde umfassend aufgeklärt, sodass er/sie die Sinnhaftigkeit des Einsatzes von robotergestützter Therapie nachvollziehen und die Therapieform bejahen kann.
- Der/die Klient:in ist mit dem Einsatz des Trainingsroboters als ergotherapeutisches Mittel einverstanden.
- Vorgehen und Zielsetzung robotergestützter Therapie sind im interprofessionellen Team abgesprochen.

Merke

Eine Fähigkeits- und Anforderungsanalyse sowie eine Analyse der Fertigkeiten der Klient:innen sind in der Verbindung mit einer Materialanalyse der zur Verfügung stehenden Trainingsroboter für den Entscheidungsprozess hilfreich (Costa et al. 2020c).

- Die Entscheidung über die Wahl des Robotikmodells, die Spielinhalte und Graduierungen werden mit der Klientin/dem Klienten gemeinsam getroffen (partizipatives, klientenzentriertes Vorgehen).
- Anpassungen (z. B. an anthropometrische Gegebenheiten, Graduierung des Schwierigkeitsgrades, eventuell Wechsel auf ein anderes Robotermodell) werden stetig durch die Ergotherapeutin/den Ergotherapeuten vorgenommen.
- Die Positionierung des Körpers (des Armes, der Hand) der Klientin/des Klienten ist im Trainingsroboter (schmerzfrei) möglich (CAVE: Spastizität).
- Im Gruppensetting: Die Gruppenzusammenstellung ist für den Ablauf robotergestützter Therapie nicht hinderlich. Alle Klient:innen können gleichzeitig am für sie passenden Trainingsroboter mit ausreichend externer Unterstützung durch die Ergotherapeutin/den Ergotherapeuten üben.

Merke

Falls das Positionieren des Armes im Trainingsroboter nicht möglich ist, so kann die Behandlung der Spastizität/Tonussituation vorbereitend auch mithilfe evidenzbasierter und anderer sensomotorischer Therapiemethoden erfolgen. Zu einem späteren Zeitpunkt sollte nochmals evaluiert werden, ob der Einsatz robotergestützter Therapie ergänzend bzw. aufbauend möglich und sinnvoll ist.

Merke

Der/die Klient:in wird vom gleichen Ergotherapeut:innenteam sowohl in der konventionellen als auch in der robotergestützten Therapie betreut. Die Therapie mit den Robotern kann beispielsweise auf Funktionsebene die Fertigkeiten trainieren lassen, um die notwendige Basis für ein konkretes ADL-Training in der Ergotherapie zu ermöglichen. Wird die Therapie (mit und ohne Roboter-Einsatz) von jeweils anderen Therapeut:innen bzw. Berufsgruppen durchgeführt, so sollte die Dokumentation (Befundung, Zielformulierung, durchgeführte und für die folgenden Einheiten geplante Interventionen, Evaluierung etc.) lückenlos sein und die regelmäßige intra- und interprofessionelle Absprache unterstützen. Somit können sich die Therapieinhalte optimal ergänzen.

Hier abschließend noch eine mögliche Formulierung für die Aufklärung zu robotergestützter Therapie:

„Durch den Einsatz von Trainingsrobotern kann in erster Linie die Funktionsfähigkeit Ihres gesamten Armes wieder erhöht werden. Die hohe Anzahl an variantenreichen Ausführungen der Bewegungen ist besonders förderlich, um diese Funktionsfähigkeit zu trainieren. Durch das Erfüllen bzw. Bewältigen der Spiele wird Ihr Fokus viel mehr auf der Tätigkeit als auf der Funktion per se liegen. Allerdings wird der Einsatz von Robotik nur teilweise dazu beitragen, dass Sie sich zu Hause wieder selbstständig versorgen können. Durch das spielerische Training der Funktion am Roboter kann eine wesentliche Grundlage für künftige Selbstständigkeit im Alltag geschaffen werden. Dieses aktive Üben der selbstständigen Durchführung von für Sie wesentlichen Handlungen findet dann überwiegend in der Ergotherapie ohne Trainingsroboter statt sowie mittels Einsatz des Robotikmodells XY, mit dem wir konkret Abläufe oder Teilschritte der für Sie wichtigen Tätigkeiten trainieren können.“

Wirkfaktoren der Ergotherapie: Sichtweisen von Ergotherapeut:innen aus Deutschland, Österreich und der Schweiz

Ursula M. Costa, Victoria Hartmann, Linda Jungwirth, Andrea Weise

Einleitung

Good- bzw. Best-Practice-Ansätze, wie der in diesem Buch vorgestellte evidenzbasierte KRAH®-Ansatz, verbinden Erfahrungswissen mit Ergebnissen aus der Forschung und lassen responsiv auf Rückmeldungen der Klient:innen und ihres Umfelds in der jeweiligen Situation eingehen (vgl. Costa 2014a; Darrah et al. 2011). Um die Forschungsarbeit zu sinnvoller Handlung als Gesundheit förderndem Mittel und Ziel in Verbindung mit Ergotherapie spezifischen Wirkfaktoren systematisch fortzusetzen, wurde 2018 von der Erstautorin ein Forschungsförderungsantrag an den Tiroler Wissenschaftsfond gestellt, der für den Zeitraum 2018-2021 bewilligt wurde. Ausgewählte Ergebnisse aus diesem umfangreichen Projekt sind Teil dieses Kapitels.

Aus Sicht der Autorinnen sind für Qualitätssicherung und -entwicklung in der ergotherapeutischen Praxis und Lehre wie auch für die damit verbundene Outcome-Forschung (die Erforschung von [Interventions-]Ergebnissen) eine klare Beschreibung, Differenzierung und Untersuchung von Wirkfaktoren nötig. Einige Hinweise auf Wirkfaktoren der Ergotherapie wurden bereits publiziert und bildeten die Basis des im Folgenden beschriebenen Forschungsprojekts (vgl. Costa et al. 2022c).

Wirkfaktoren

Mit Wirkfaktoren sind jene wirkenden Variablen gemeint, die Veränderungsprozesse beeinflussen (Lutz 2010) – also das, was (hier: durch die Ergotherapie initiiert) eine Veränderung bewirkt bzw. deren Qualität und Quantität beeinflusst. Im Gesundheitsbereich werden hierunter jene Elemente zusammengefasst, die auf Aspekte der Gesundheit wirken und, idealerweise, zur Verbesserung der Lage einer Klientin/eines Klienten bzw. einer gesundheitsbezogenen Situation beitragen.
Wirkfaktoren können laut Lutz (2010) in allgemeine und spezifische Wirkfaktoren unterteilt werden.
Allgemeine Wirkfaktoren sind beispielsweise die therapeutische Beziehung, das Behandlungssetting und die jeweilige Umgebung (Pfammatter et al. 2012).
Spezifische Wirkfaktoren hängen mit der angewandten Intervention – der Vorgehensweise (Methode), der Maßnahme und dem jeweiligen gewählten (therapeutischen) Mittel – zusammen und sind je nach Profession verschieden (Harrer & Weiss 2016; Schroeder 2016).

Spezifisch ergotherapeutische Wirkfaktoren betreffen sowohl die individualisierte Intervention, z. B. die sinnstiftende, für den jeweiligen Menschen relevante Handlung, wie auch allgemeine Wirkfaktoren (s. o.), so z. B. die therapeutische, klientenzentrierte Beziehung und das partizipative Einbeziehen von Klient:innen und ihrem Lebensumfeld (Costa 2014a; b; 2016).
In der Ergotherapie wird auf die Transaktionen zwischen Mensch, Umwelt und Handlung differenziert eingegangen (Law et al. 1996). Auf Gesundheit, Handlungsperformanz, Partizipation und Lebensqualität wirkende Faktoren können sowohl der Person selbst als auch ihrer Umwelt, einer (oder mehreren) konkreten Handlung(en) UND all den Inter- und Transaktionen dieser Aspekte attribuiert werden.

Clinical Mindlines und Forschungsinteresse

Interventionsstudien geben Hinweise auf Wirkungen, teilweise auch auf Wirkfaktoren. Dass Angehörige von Gesundheitsberufen „Clinical Mindlines" – also dem, was ihnen die persönliche, institutionelle, in der jeweiligen Berufsgruppe und im konkreten interprofessionellen Team verankerte Erfahrung zeigt – stärker folgen als „Clinical Guidelines" haben Gabbay und le May bereits 2011 überzeugend dargestellt. Stärker als publizierte Forschungsergebnisse werden demnach in der Praxis bewährte Handlungsmuster im Rahmen der Gesundheitsversorgung gewählt.

Um herauszufinden, von welchen wirkenden Faktoren praktizierende Ergotherapeut:innen ausgehen, wurden 2019 Gruppendiskussionen mit Ergotherapeut:innen aus Deutschland, Österreich und der Schweiz durchgeführt.

Sichtweisen von Ergotherapeut:innen im deutschsprachigen Raum

In drei Workshops, die im Rahmen der nationalen Ergotherapie-Fachtagungen 2019 in Deutschland, Österreich und der Schweiz stattfanden, haben insgesamt 57 Ergotherapeut:innen durch die persönliche Workshop-Wahl in zufällig zusammengestellten Gruppen folgende Fragen diskutiert:

- Welche Faktoren tragen zu erfolgreicher ergotherapeutischer Intervention bei?
- Welche Wirkfaktoren setzt Ihr (bewusst) in der täglichen Arbeit ein?
- Was wirkt (Eurer Meinung nach) im ergotherapeutischen Prozess?

Die Ergebnisse der Gruppendiskussionen wurden inhaltsanalytisch induktiv und deduktiv durch die Autorinnen ausgewertet. Eine Auswahl wesentlicher, gruppenübergreifender Annahmen von in der ergotherapeutischen Arbeit wirkenden Faktoren wird in der folgenden Tabelle mit Bezugnahme auf KRAH®-basiertes Arbeiten dargestellt.

Von allen TN-Gruppen genannte Wirkfaktoren	Von TN genannte Teilaspekte	KRAH®
Therapeutische Beziehung	▪ vertrauensvolles Miteinander auf Augenhöhe ▪ Verlässlichkeit ▪ offene und respektvolle Haltung ▪ Freude ▪ Humor	grundlegend
Kommunikation	▪ Blickkontakt ▪ Gestik ▪ Mimik ▪ Auftreten	Teil des interaktiven, ethischen, narrativen Reasonings
Rückmeldung geben und Reflexion anregen	▪ wertschätzende und doch direkte Form der Rückmeldung	Salutogenetischer Zugang
Einbezug Angehöriger bzw. Betreuender		Systemische Arbeitsweise
Vernetzung, inter- und intraprofessioneller Austausch	▪ mit anderen involvierten Berufsgruppen und innerhalb des Teams, der eigenen Berufsgruppe ▪ weitere lokale Angebote einbeziehen	Qualitätsentwicklung und -sicherung
Setting	▪ Raum ▪ Material ▪ Tageszeit ▪ stationär vs. ambulant vs. Hausbesuch	Umweltaspekte
Ergotherapeutischer Prozess	▪ transparentes, systematisches, klientenzentriertes, kontextsensibles Vorgehen ▪ Professionelles Reasoning	grundlegend
Klientenzentrierung		grundlegend
Ressourcenorientierung	▪ Aufbau auf Vorhandenem	grundlegend
Alltagsorientierung	▪ Fokus auf den Alltag	grundlegend
Expertise für menschliche Handlung	▪ diagnostische und handlungsorientierte Interventionen	grundlegend

Wirkfaktoren ergotherapeutischer Praxis

All diese Aspekte sind wesentliche Merkmale KRAH®-basierten Arbeitens, ausgehend von einer salutogenen, partizipativen Beziehungsgestaltung in Verbindung mit Klientenzentrierung (vgl. Kap. Costa, S. 17ff; S. 29ff).

Auch die Orientierung an den Ressourcen der Klientin/des Klienten und deren Förderung in der Ergotherapie wurden als Wirkfaktoren in den Diskussionen benannt. Eine ressourcenorientierte Denk- und Vorgehensweise ermögliche zudem „eine motivierte, zielorientierte und genau auf die Bedürfnisse der Einzelnen/des Einzelnen abgestimmte Zusammenarbeit“ in der Ergotherapie.
Ressourcenorientierung – bezogen auf die Ressourcen der Klient:innen wie auch des jeweiligen Umfelds – wurde auch in der Auseinandersetzung mit den Charakteristika ergotherapeutischer Best Practice, die zum KRAH®-Ansatz geführt hat, als wesentlich beschrieben. KRAH®-basiertes Arbeiten wiederum zeigte unmittelbar positive Wirkung auf die Handlungsmotivation von Kindern, die wegen unterschiedlich begründeter Schwierigkeiten in ihrer Handlungsperformanz zu Ergotherapeut:innen überwiesen worden waren (vgl. Costa 2014b; Costa et al. 2022b). Spannend also, diese Aspekte auch durch das Erfahrungswissen von Ergotherapeut:innen als zusätzliche Evidenzquelle bestätigt zu wissen.

Offensichtlich ist KRAH®-basiertes Arbeiten immanente Selbstverständlichkeit für viele Berufskolleg:innen. Die erwähnten Gruppendiskussionen mit Ergotherapeut:innen aus dem deutschsprachigen Raum bestärken diese Orientierungshilfe für ergotherapeutische Best Practice und regen zum Weiterdenken, -forschen und -entwickeln an.

KRAH®-basierte Praxisforschung mit Mitarbeiter:innen in einem Seniorenwohnheim

Ursula M. Costa, Vanessa Röck, Eva Jabinger, Susanne Perkhofer

KRAH®-basiertes Arbeiten ist nicht nur in der tagtäglichen ergotherapeutischen Praxis, sondern auch in der *Praxisforschung* ein hilfreicher Ansatz.
Dieses Kapitel beschreibt auf den nächsten Seiten exemplarisch auf dem KRAH®-Ansatz basierende Qualitätskriterien und Fragestellungen, die den Forschungsprozess unterstützen.

Einführung und Hintergrund zu unserem Praxisforschungsprojekt

Die betriebliche Gesundheitsförderung ist ein Feld, in dem die Ergotherapie mit dem Wissen über die Wechselwirkungen zwischen Person, Umwelt und Handlung Potenzial hat. Ergotherapeut:innen haben beispielsweise Expertise im Analysieren von Arbeitsplätzen in Bezug auf Gesundheit und Wohlbefinden (Gundlach & Pogorzalek 2015; WFOT 2016).

International, national und lokal spiegeln Gesundheitsziele die Bedeutung eines Arbeitsplatzes für die Gesundheit von Menschen wider (BMGF 2017; TGKK 2017; WHO 2013). Qualifiziertes und *gesundes* Personal trägt wesentlich zum Erfolg von Unternehmen bei und lässt Kosten aufgrund einer reduzierten Anzahl von Krankenständen einsparen (ENWHP 2007).

Viele Länder sind unter Druck, die Gesundheit der Gesellschaft aufrechtzuerhalten und auf den demographischen Wandel zu reagieren (WHO 2015). Insbesondere die Berufsgruppe der Pflegenden in Seniorenwohnheimen ist mit zahlreichen Herausforderungen in Bezug auf ihre eigene Gesundheit sowie die damit zusammenhängende Qualität ihrer Arbeit, der Pflege und Begleitung von Bewohner:innen konfrontiert. Die meisten Seniorenwohnheime in Österreich haben bereits seit mehreren Jahren ihre Kapazität erreicht (Firgo & Famira-Mühlberger 2014). Gleichzeitig leisten Pflegekräfte anspruchsvolle Arbeit bei steigendem Aufwand und Personalmangel (Staflinger 2016).

Ein österreichisches Seniorenwohnheim lud in diesem Kontext unsere Hochschule (fhg – Zentrum für Gesundheitsberufe Tirol GmbH) zu einem gemeinsamen Projekt ein, um Gründe für erhöhte Krankenstände und Belastungen der Mitarbeiter:innen sowie mögliche Lösungsansätze dafür zu identifizieren und eben diesen Prozess wissenschaftlich zu begleiten. Wir entschieden uns zu einem Praxisforschungsprojekt (van der Donk et al. 2014). An dieser Stelle sollen unsere Ausführungen am Beispiel dieses Projekts transparent machen, welche KRAH®-basierten Überlegungen und Vorgehensweisen für dieses und andere Praxisforschungsprojekte hilfreich sein können.

Qualitätskriterien und Wirkfaktoren des Projekts anhand des KRAH®-Ansatzes

Unsere Forschungspraxis orientiert sich stark an den im KRAH®-Ansatz beinhalteten konzeptionellen und prozessualen Charakteristika des Professionellen Reasonings. Dies bedeutet, vorab den Auftrag mit den jeweiligen Systempartner:innen zu klären, partizipativ und ressourcenorientiert vorzugehen, die Gesundheit und Resilienz förderlichen Aspekte aufzugreifen, zu stärken und systemisch sowie systematisch auf sämtliche Ebenen (Mikro, Meso wie Makro) einzugehen. Auch das Akronym „KRAH" in Verbindung mit den sog. KRAH®-Kriterien (Klientenzentrierung, Ressourcenorientierung, Alltagsorientierung und Alltagsrelevanz sowie Handlungsorientierung) kann die Forschungsarbeit systematisieren. Im Folgenden gehen wir exemplarisch darauf ein.

1 Auftragsklärung

Dies bedeutet, *miteinander* den (Arbeits-/Projekt-/Forschungs-)Auftrag zu klären. Im konkreten Projekt lag der Fokus auf dem jeweiligen Arbeitsplatz, dem subjektiven Wohlbefinden und der Arbeitszufriedenheit der Mitarbeiter:innen, ihrer biopsychosozialen Gesundheit, den Anliegen und Ideen der Auftraggeber:innen (Leitung der Einrichtung) sowie der Mitarbeiter:innen als Teilnehmer:innen am Praxisforschungsprojekt.

2 Berücksichtigung von Mikro-, Meso- und Makro-Ebene in der Projektkonzeption

Der Projektauftrag kam eingangs von der Leitungsebene der Einrichtung (Meso-Ebene). Um die Situation analysieren und verstehen zu können, war (ist) es schon im Vorfeld (vor Konkretisierung des Vorgehens) wichtig, Auftrag und Situationsbeschreibung auch auf Makro-Ebene zu kontextualisieren. Dies erfolgte in unserem Fall u. a. mithilfe systematischer Literaturrecherche und dem vorhandenen ergotherapeutischen, handlungswissenschaftlichen Wissen, dem Public Health- sowie dem Qualitäts- und Prozessmanagement-Wissen; so konnten relevante Entwicklungen und Papiere auf internationaler Ebene berücksichtigt und zur deduktiven Datenanalyse, zur Diskussion der Ergebnisse sowie zur Ableitung von Maßnahmenempfehlungen herangezogen werden.

Die Mikro-Ebene selbst war Hauptgegenstand der Datenerhebung in diesem Projekt: Dabei ging es um die Erforschung des subjektiven Erlebens der Mitarbeiter:innen aus dem Bereich Pflege, wobei auf den eigenen Arbeitsplatz, die Arbeitsbedingungen und Aufgaben sowie persönliche Ideen für gesundheitsfördernde Aspekte im Arbeitskontext fokussiert wurde.

3 Systemisches Verständnis

Für den KRAH®-Ansatz ist ein systemischer Zugang zu Einzelnen, Gruppen von Menschen, Organisationen sowie deren Lebenswelten charakteristisch (vgl. Kap. Costa, S. 17ff; 29ff; Kap. Harrer, S. 54ff). Dies wird auch in der dynamischen (transaktionalen) Beziehung von Mikro-, Meso- und Makro-Ebene deutlich: Die Erfahrung einzelner Klient:innen – in diesem Beispiel Mitarbeiter:innen – ist in einen systemischen Kontext des jeweiligen Teams, der spezifischen Bewohner:innen, der gesamten Institution, der jeweiligen Berufsgruppe, der Gemeinde, der Region, des Landes usw. eingebettet. Systemisch im Projekt vorzugehen bedeutet hier u. a., die Erfahrungen Einzelner (auch) in Wechselbeziehung zu verstehen. Dieser Zugang hat unmittelbare Auswirkung auf die Datenanalyse und Ergebnisinterpretation. Hinweise auf Phänomene sind demnach in ihrer Subjektivität bedeutsam, werden aber als Teil des jeweiligen Systems verstanden. Einzelne Mitarbeiter:innen können demzufolge auch in ihrer systemisch zu verstehenden Mitteilung gehört werden.

4 Partizipatives Vorgehen im Projekt

Im KRAH®-basierten Vorgehen geht es vor allem um partizipatives, also beteiligendes, Vorgehen im gesamten Arbeitsprozess (vgl. Kap. Costa, S. 29ff); dies betrifft in diesem Fall auch den Forschungsprozess. Partizipative Qualitätsentwicklung in der Gesundheitsversorgung und Praxisforschung (van der Donk et al. 2014) bieten hier wertvolle Anknüpfung und Verortung für das methodische Vorgehen. Zudem zielt KRAH®-basiertes Vorgehen auf Teilhabe und Teilnahme (Partizipation) und deren Qualität und Quantität als ein Outcome der gemeinsamen Arbeit ab. Insofern war für unser Projekt wichtig, das Projekt- und Forschungsziel mit einer gemeinsamen Vision zu verbinden. Diese Vision wurde mit den Studienteilnehmer:innen sowohl auf Leitungs- wie auf Ebene der Mitarbeiter:innen zu Beginn der gemeinsamen Gespräche erarbeitet und während des gesamten Prozesses immer wieder transparent in Erinnerung gerufen.

5 Salutogenese als Ausrichtung

KRAH®-basiertes Arbeiten orientiert sich an dem, was Menschen in ihrer Gesundheit stärkt, was ihnen laut Antonovsky (1997b) Situationen verstehbar, handhabbar, sinnvoll macht und was ihre Selbstwirksamkeit im konkreten Tun positiv erfahrbar macht (Bandura 1982; 2000; Deci & Ryan 2000) (vgl. Kap. Costa & Haug, S. 41ff). Insofern war es uns in der Projektkonzeption und -durchführung von „Mein gesunder Arbeitsplatz" wesentlich, den Fokus auf das zu legen, was die Mitarbeiter:innen in ihrer biopsychosozialen Gesundheit stärkt(e), Aspekte von Handhabbarkeit, Verstehbarkeit, Sinnhaftigkeit und Selbstwirksamkeitserfahrung sorgfältig zu erheben, zu analysieren und in diesem Verständnis lösungsorientiert zur Eröffnung gesundheitsförderlicher Strategien und Potenziale aufzubereiten.

6 Stärkung der Resilienz als Auftrag

Auch aus forschungsethischer Perspektive heraus ist und war es uns wichtig, die Ergebnisse so aufzubereiten und zur Verfügung zu stellen, dass sie sowohl auf individueller (Mikro-Level) als auch auf organisationaler Ebene (Meso-Level) zur Stärkung der Resilienz der dort arbeitenden und wohnenden Menschen und der konkreten

Institution/Organisation potenziell weiterwirken konnten (vgl. Kap. Costa & Ziglio, S. 67ff). Die Konzepte von Schutz- und Risikofaktoren hinsichtlich der Resilienz bestimmten den Umgang mit dem Datenmaterial.

Tabelle 1 beschreibt, wie die Aspekte der Klientenzentrierung, Ressourcen-, Alltags- und Handlungsorientierung in diesem Praxisforschungsprojekt berücksichtigt wurden und welche Vorgehensweisen inkl. Fragestellungen dabei hilfreich waren.

Tab. 1: (Costa 2023)

KRAH®-Kriterium	Beschreibung und Fragestellung	Beispiel
Klienten-zentrierung	▪ Auftragsklärung: Von wem kommt welcher Auftrag? ▪ Orientierung an Bedarf und Bedürfnissen: Was sind Bedarfe/Bedürfnisse/Anliegen der beteiligten Person(en)/Organisation(en)? ▪ Responsivität und flexible Priorisierung entsprechend den aktuellen Notwendigkeiten: Was braucht es gerade jetzt? ▪ Partizipatives Vorgehen: Wie können alle Beteiligten ihr(e) Anliegen einbringen? ▪ Partnerschaftliches Vorgehen: Wie können Wertschätzung, Anerkennung und Empowerment im Rahmen der Praxisforschung Ausdruck finden? ▪ Einbeziehen der unmittelbaren Umwelt: Wurden alle betroffenen „Ebenen“ (Mikro, Meso, Makro) miteinbezogen?	▪ Der Projektauftrag kam direkt von der Leitung der Einrichtung; nach transparenter Information zu diesem Teil des Auftrags im Rahmen einer Informationsveranstaltung ergaben sich weitere Aufträge (Anliegen) durch die Mitarbeiter:innen, die sich zur Teilnahme am Projekt entschieden. ▪ Interesse/Anliegen von Mitarbeiter:innen und Leitung; Fragestellungen orientierten sich an den Bedürfnissen, die z. B. in einem aufgestellten Briefkasten gesammelt wurden: zu Wünschen, Erfahrungen, Themen, die wir bearbeiten sollen. ▪ Flexible Priorisierung entsprechend den aktuellen Notwendigkeiten: z. B. Angebot von Einzelgesprächen, Eingehen auf Terminverschiebungen, Gruppendynamiken ▪ Gemeinsames Evaluieren durch Sammlung von (anonymen) Rückmeldungen im Briefkasten und im Rahmen von Plenarveranstaltungen ▪ Einbeziehen aller Ebenen (einzelne Mitarbeiter:innen, Teams innerhalb der Einrichtung, Leitung der Einrichtung, Bezugnahme zu Entwicklungen und Gegebenheiten auf Makro-Ebene); gemeinsame Vision

KRAH®-Kriterium	Beschreibung und Fragestellung	Beispiel
Ressourcen-orientierung	▪ Fokus auf Ressourcen: Was gelingt bereits? Woran ist das erkennbar? ▪ Sammeln von Ideen und Möglichkeiten: Was kann jeder Einzelne/„ich" beitragen? ▪ (Be-)achten und Hervorheben des Engagements: Wie kann Engagement hervorgehoben werden? ▪ Wertschätzende Grundhaltung	▪ Fragestellungen fokussierten sich auf: Was gelingt? Was wirkt? Was ist gesund? Was tut mir gut? Was mache ich gerne? Was hat sich schon getan? Was kann ich beitragen, damit es gelingt? Am Beispiel zu Zusammenarbeit: Wann ist diese erlebbar? Woran merken Sie, dass es gelingt? Was könnte Sie (persönlich, das Team, die Zusammenarbeit) stärken? ▪ (Be-)achten und Hervorheben des Engagements der Mitarbeiter:innen am Projekt; sowie der Gemeinsamkeit, dass Bewohner:innen im Mittelpunkt stehen → Wahrnehmen des Engagements, Interesses; dieses in den Gesprächen und in den Plenarveranstaltungen hervorheben
Alltagsorientierung, -relevanz und -transfer	▪ Erhebung von Alltagsgeschehnissen; Orientierung am Lebenskontext: Was ist der vorgefundene (Lebens-)Kontext? Wie werden Handlungen/Aktivitäten/Prozesse derzeit gestaltet? ▪ Einbeziehen des Umfelds in sämtliche Prozessschritte: Wer ist involviert? Wie können alle involvierten Personen mit eingebunden werden? ▪ Transfer/Nachhaltigkeit: Wie kann Veränderung nachhaltig gestaltet werden? Wie gelingt ein Transfer in den Alltag?	▪ Fokus in der Datenerhebung und -analyse auf Alltagsgeschehnisse (Abläufe, Ordnung etc.) ▪ Spezifisch auf den unmittelbaren Arbeitsplatz und -kontext bezogen ▪ Gemeinsame Vision und konkrete Lösungsansätze im Lebenskontext ▪ Einbeziehung von Mitarbeiter:innen und Einrichtungsleitung in passenden Settings (Einzelgespräche, Gruppendiskussionen, Plenarveranstaltungen) ▪ Transfer als Thema und Konkretisierung diesbezüglicher Ideen mit allen involvierten Teilnehmer:innen

KRAH®-Kriterium	Beschreibung und Fragestellung	Beispiel
Handlungs-orientierung	▪ Ziel: Handlung, die für Klient:innen in ihrer Lebenswelt Sinn macht: Welchen Sinn/ Bedeutung hat die Handlung für die Zielgruppe? ▪ Zusammenpassen von Anforderungen, Fähigkeiten, Möglichkeiten: Wie passen Anforderungen/Fähigkeiten/ Möglichkeiten zusammen? ▪ Handlungsperformanzanalysen, aufbauend auf Aktivitäts-, Material-, Umgebungs-, Fähigkeits- und Problemanalyse	▪ Analysieren von benannten Schwierigkeiten in Handlungen und Handlungsabläufen wie z. B. Übergaben, Dokumentation, Aufgabenaufteilungen

Projektreflexionen

Die Rückmeldungen auf Mikro- wie Meso-Ebene bestärkten uns als Projektteam in dieser KRAH®-basierten Vorgehensweise. Die teilnehmenden Mitarbeiter:innen fühlten sich „gehört", wahr- und ernst genommen. Sie bedankten sich für die wertschätzende, gemeinsame Arbeit wie auch für die transparente Kommunikation ihrer Erfahrungen, Perspektiven, Wünsche. Die partizipativ erarbeiteten, kommunikativ validierten Lösungsideen wurden im Rahmen des projektabschließenden Treffens aller an der Studie Teilnehmenden allseits wertgeschätzt.
Die Leitung der Einrichtung hat uns als Projektteam deutliches Vertrauen geschenkt und stellte sich in den prozessual stattfindenden Plenarsitzungen der Vielfalt an Perspektiven ihrer Mitarbeiter:innen, den gemeinsamen Problemanalysen und Lösungsansätzen.

Conclusio

Partizipative Forschung, mithilfe systemischer Gesprächsführung in der Anleitung von Gruppendiskussionen, eröffnet Zugang zum Erleben von Mitarbeiter:innen und lässt mögliche Lösungsansätze entwickeln. KRAH®-basiertes Arbeiten stellt in der Praxisforschung eine Möglichkeit dar, Anliegen auf Mikro-, Meso- und Makro-Ebene systematisch zu erheben bzw. einzubetten. Zusätzlich erlaubt der für den KRAH®-Ansatz charakteristische partizipative Zugang eine Auseinandersetzung mit und Stärkung von Gesundheit und Resilienz fördernden Aspekten. Zusätzlich war in unserem Projektbeispiel die interprofessionelle Zusammenarbeit im Forschungsteam durch die Perspektivenerweiterung ein Mehrwert für die Konzeption, Durchführung und Evaluation (Stanley & Cindee 2002). Wichtig dabei ist ein gemeinsames ethisches Reasoning, das sich unmittelbar auf die Qualität der Zusammenarbeit (auch im Forschungskontext!) auswirkt. Geteilte Werte, gemeinsam entwickelte Visionen und klare Zielsetzungen im Projekt machen es möglich, auf die Vielfalt professioneller

Expertise wertschätzend und im Sinne des gemeinsamen Gelingens zurückzugreifen.

In diesem Kapitel wird deutlich, dass Forschung auch als Intervention gesehen werden kann und dass Wirkfaktoren der Ergotherapie (vgl. Kap. Costa et al., S. 187ff) einen Forschungsprozess beeinflussen und mitgestalten können. Die beispielhaften KRAH®-orientierten Fragestellungen und Qualitätskriterien können als Orientierungshilfe für zukünftige Praxisforschungsprojekte dienen.

Danksagung

Ein herzlicher Dank gilt all jenen, die an diesem Projekt direkt sowie indirekt mitwirkten. Dem Personal der Einrichtung für das Engagement und aktive Einbringen in die Gruppendiskussionen sowie für das Annehmen des Angebots von Einzelgesprächen; der Leitungsebene für das aktive Aufgreifen der objektiv wie subjektiv beschriebenen Arbeitssituation und das Ermöglichen des Projekts; zu guter Letzt sind wir als Projektteam dankbar für die Möglichkeit einer multiprofessionellen einschließlich einer ergotherapeutisch-handlungswissenschaftlichen Expertise.

Weitere Handlungsfelder für KRAH®-basiertes Arbeiten

Ursula M. Costa

Wie es bereits in den einleitenden Kapiteln dieses Buches deutlich wurde, ist KRAH®-basiertes Arbeiten grundsätzlich mit Menschen aller Lebensalter, in sämtlichen Gesundheits- und Lebenssituationen und Settings möglich.

Dies betrifft
- die unmittelbare Arbeit im Einzel- und Gruppensetting auf Mikro-Ebene;
- das Arbeiten mit Einrichtungen/Institutionen, Organisationen, Gemeinden auf Meso-Ebene;
- das Engagement und die Mitgestaltung auf Makro-Ebene.

Unabhängig vom beruflichen Handlungsfeld leiten im KRAH®-basierten Arbeiten Fragen wie z. B.:
- Wer ist in dieser Situation mein Klient/meine Klientin?
- Welches Anliegen hat er/sie bzw. haben sie?
- Wer erteilt welchen Auftrag, verbunden mit welcher Hoffnung/Vision/Notwendigkeit an mich als Ergotherapeut:in?
- Was kann ich als Ergotherapeut:in in dem Zusammenhang konkret anbieten? Auf welche Kompetenzen/Netzwerke kann ich zurückgreifen?
- Wer ist in diesem System (unabhängig ob auf Mikro-, Meso- oder Makro-Ebene) noch wesentlich einzubeziehen, zu beachten?
- Wie passen die Anliegen der Klient:innen mit ergotherapeutischer Ethik zusammen?
- Was ist der gemeinsame Nenner sämtlicher Auftraggeber:innen für die gemeinsame Arbeit?
- Welche Ressourcen sind bereits vorhanden, um im Sinne dieses Auftrags zu arbeiten?
- Welche und wessen Ressourcen könnten im Sinne einer guten Lösung noch gestärkt/einbezogen/angefragt, ... werden?
- Was macht den Alltag der involvierten Menschen im Hinblick auf das erhobene Anliegen und die Erfüllung des Auftrags aus?
- Welche Veränderung/Intervention würde mehr Lebensqualität und Betätigungsgesundheit im Alltag der Zielgruppe bringen?
- Welche Handlungen/Tätigkeiten/Aktivitäten sind für die Zielgruppe relevant? Welche tragen zu Sinnfindung und Sinngebung bei? Welche Handlungen stärken Aspekte biopsychosozialer Gesundheit der Betreffenden?
- Wie müssen Handlungen ermöglicht/graduiert/angeboten werden, damit sie positive Erfahrungen von Selbstwirksamkeit, Urheberschaft, Schöpferkraft der Menschen, um die es in dieser Arbeit geht, ermöglichen und stärken?

Laut Ottawa-Charta der Weltgesundheitsorganisation (1986), an der auch Dr. Erio Ziglio, Mitautor in diesem Buch, mitgeschrieben hatte, entsteht *Gesundheit dort, wo Menschen leben.* Am DVE-Kongress 2014 in Erfurt durfte ich einen Workshop zum Thema „Sinn-volles Tun als therapeutisches Mittel und Ziel: Der KRAH®-Ansatz als Bezugsrahmen zur Förderung der Gesundheit von Menschen in deren Lebensumwelten" anbieten.

Als Workshop-Ziele nahmen wir uns miteinander vor:

- die (eigene) ergotherapeutische Arbeit im jeweiligen Arbeitsfeld mithilfe der KRAH®-Kriterien zu reflektieren;
- KRAH®-basierte Impulse und Anregungen für die Gestaltung von ergotherapeutischen Prozessen mitzunehmen: für Befunderhebung, Therapie-/Interventionsplanung, Durchführung der Therapie/Beratung/Intervention, Dokumentation und Evaluation; und
- neue bzw. zukunftsträchtige Handlungsrollen von Ergotherapeut:innen miteinander zu thematisieren.

Als Hilfe für die Reflexion, Gestaltung, Dokumentation und Evaluation diente der Überblick wie in Tabelle 1 ersichtlich. Im gemeinsamen Austausch wurde deutlich, dass die KRAH®-basierte ergotherapeutische Prozessgestaltung für sämtliche Klient:innen von Ergotherapeut:innen hilfreich sein kann, gerade auch, wenn es sich um neue berufliche Handlungsfelder handelt.

Tab. 1: KRAH®-basierte ET-Prozesse (Costa)

Klientel	Auftrag	Zielsetzung	Setting	Maßnahmen	„Ansatz" Bezugsmodell

In diesem Sinne folgen hier noch einige wenige ausgewählte weitere Kontexte für KRAH®-basiertes Arbeiten, die gerne von Ihnen, liebe Leser:innen, weitergedacht und übertragen werden mögen.

1 KRAH®-basiertes Arbeiten im Community-Setting

Ein aktuell vielerorts angesprochenes Setting für Ergotherapeut:innen auf Meso- und auch Mikro-Ebene ist das (in) der Gemeinde. *„Community Occupational Therapy"* ist in Ländern wie Australien und Neuseeland, in afrikanischen und lateinamerikanischen Ländern sowie in Kanada bereits etabliert; das Potenzial von Ergotherapeut:innen, die von einer Gemeinde angestellt und für unterschiedlichste Belange in dieser wirken können, ist auch im deutschsprachigen Raum vorhanden. Grundsätzlich sind hier sämtliche Handlungsfelder – von Gesundheitsförderung bis Primär-, Sekundär- und Tertiärprävention – möglich. In einem Projekt mit Studierenden begeisterten sich Bürgermeister und andere Stakeholder in Gemeinden für die vielfältigen Bereiche, in denen Ergotherapeut:innen tätig werden und die Erreichung lokaler, regionaler und nationaler Gesundheitsziele unterstützen können: ergonomische Beratung in Hotelbetrieben (Fink et al. 2018), im Kindergarten und Wohnheimen für Senior:innen; Beratung in der Gestaltung von Spielplätzen und barrierefreien Begegnungsräumen für alle Generationen (DACHS 2007); ergotherapeutisches Coaching von Pädagog:innen im vorschulischen und schulischen Kontext; in der Arbeit mit und Integration von Menschen mit Fluchterfahrung (Kraxner et al. 2019a; b); in der partizipativen Erhebung und Entwicklung zielgruppenspezifischer Angebote (Außermaier et al. 2016; Costa & Auer 2023; Rungg et al. 2016). „Community" meint hier also nicht nur die (politische, religiöse, ...) Gemeinde, sondern grundsätzlich auch Gemeinschaften, Orte, wo Menschen (miteinander) leben.

2 KRAH®-basiertes Vorgehen bei neuen gesundheitlichen Problemstellungen

Der KRAH®-Ansatz kann als Synthese gegenwärtiger ergotherapeutischer Best Practice verstanden werden. Gerade bei neuen Gesundheitsproblemen, bei denen noch wenig diagnosespezifische Evidenzen zu wirksamen (ergo-)therapeutischen Interventionen vorliegen, kann dieser Bezugsrahmen dienlich sein. Mit Klient:innen, die von gesundheitlichen Problemstellungen nach einer Infektion mit SARS-CoV-2 betroffen waren/sind, erwies sich **KRAH®-basiertes Arbeiten** sowohl im Einzel- als auch im Gruppensetting als hilfreich (Costa 2023b; Zeisler 2023). Das damit verbundene Professionelle Reasoning und die entsprechende Vorgehensweise konnten nicht zuletzt sowohl im Prozess der Erstellung einer interdisziplinären Leitlinie (Rabady et al. 2023) als auch in der zugehörigen Ergotherapie-Guideline Ausdruck finden (Costa 2023b).

3 Der KRAH®-Ansatz als Inhalt und Bezugsrahmen in der Gestaltung und Evaluierung von Curricula für Ergotherapeut:innen

Prof.in Dr.in Ulrike Marotzki regte 2014 bei einem fachlichen Austausch an der HAWK an, den KRAH®-Ansatz auch als Bezugsrahmen in der Gestaltung und Evaluation von Curricula für Ergotherapeut:innen heranzuziehen. Am FH-Bachelorstudiengang Ergotherapie der fh gesundheit in Tirol wagten wir es – aufbauend auf den Erfahrungen damit in den Vorjahren –, das Curriculum 3.0 ab 2020 bis 2024/25 explizit KRAH®-basiert zu strukturieren und anzubieten. Charakteristika ergotherapeutischer Best Practice, wie sie im KRAH®-Ansatz beschrieben sind, fanden in den Jahren bis 2023 Einzug in:

- Lehrveranstaltungen zu reflektierender Praxis und zu Professionellem Reasoning, welche Praxiserfahrungen vorbereiten bzw. begleitend oder rückblickend neu betrachten und weiter entwickeln lassen;
- Ergotherapie-Prozess-Lehrveranstaltungen in sämtlichen (medizinischen) Fachbereichen;
- Übungen und Projektarbeiten mit neuen Zielgruppen;
- Modul- und Abschlussprüfungen, als Kriterium für Professionelles Reasoning bei insbesondere fallbezogenen Aufgabenstellungen.

Basierend auf den Evaluationen der Studierenden stellten wir fest, dass die mit dem KRAH®-Ansatz verbundene Grundhaltung und das KRAH®-basierte Professionelle Reasoning ihre berufliche Identität, ihr ergotherapeutisches Selbstverständnis stärkten und Argumentationshilfe für partizipatives, alltags-, handlungs- und ressourcenorientiertes Arbeiten im Rahmen der praktischen Tätigkeit waren und sind. Dieses Reasoning kann auf Mikro-Ebene (Grundausbildung/BSc/1st educational cycle), auf Meso-Ebene (hier insbesondere auch auf Master-Level/2nd educational cycle) und auf Makro-Ebene (bevorzugt PhD/3rd educational cycle) vermittelt und weitergetragen werden (vgl. ENOTHE Tuning Task Force 2023).

Die Beispiele für weitere Einsatzmöglichkeiten sind nicht komplett, sondern mögen Anregung und Einladung sein, KRAH®-basiertes Arbeiten dort einzubringen, wo Sie es für sinnvoll erachten, wo Sie tätig sind.

Wir leben in Zeiten, die Engagement, Kreativität, Gestaltungs- und Schöpferkraft dringend brauchen. Transformation, neu Gestalt annehmen, ist seit jeher Teil der Evolution. In der Ergotherapie begleiten wir transformative Prozesse, die mit menschlichem Handeln und Erleben in Verbindung stehen. Ann A. Wilcock hat dies bereits in den 1990er Jahren im Hinblick auf Sein, Tun, Werden und Dazugehören deutlich gemacht. Wir als Expert:innen für menschliche Handlung, für Menschen als Handelnde, können unseren Beitrag zu einem „guten Leben" einbringen. Möge es auf allen Ebenen gelingen!

Ausblick

Ursula M. Costa

Dieses Buch ist inhaltlich nicht abschließend gemeint.
So viel mehr an Fachliteratur, die mir auch im Zusammenhang mit den hier vorgestellten Inhalten wertvoll ist, wäre noch mit einzubeziehen bzw. auf diese quer zu verweisen. Vieles, was auf diesen Seiten angesprochen worden ist, ist weiter auszuführen – doch damit die bereits entstandenen Beiträge in diesem Rahmen veröffentlicht werden können, gilt es das in Kooperation mit dem Schulz-Kirchner Verlag begonnene Buchprojekt an dieser Stelle abzuschließen.
Der hier vorgestellte KRAH®-Ansatz mit seinen unterschiedlichen Möglichkeiten als Bezugsrahmen für das Professionelle Reasoning von insbesondere Ergotherapeut:innen ist Gegenstand in Aus- und Weiterbildung und wird laufend evidenzbasiert weiterentwickelt. Auch zum Zeitpunkt der Finalisierung dieses Bandes laufen Forschungs- und Entwicklungsprojekte, die KRAH®-basiertes Arbeiten mit unterschiedlichen Zielgruppen (Jugendliche und Erwachsene, die von „post COVID“ betroffen sind, pflegende Angehörige, Menschen in Betätigungsübergängen/Transitionsprozessen, von Langzeitarbeitslosigkeit Betroffene u. a. m.) und die einzelnen Bausteine dieser Arbeitsweise sowie deren Synthese systematisch weiter erkunden. Ergotherapeutische Good bzw. Best Practice ist unmittelbar mit Wahrnehmen, Beachten, Denken, Synthetisieren, Priorisieren, Handeln und Reflektieren verbunden.

Die Frage nach dem, was Betätigungsgesundheit positiv beeinflusst, ist eine, die mich weiterhin in Praxis, Lehre und Forschung beschäftigen wird – und ich freue mich auf Rückmeldungen, Austausch und neue Erkenntnisse diesbezüglich!

Mögen die Ausführungen in diesem Buch Leser:innen dahingehend inspirieren.

Quellenverzeichnis

A

ACOTRO, ACOTUP, & CAOT (2021). Competencies for Occupational Therapists in Canada/ Référentiel de compétences pour les ergothérapeutes au Canada. Accessed (insert date) at https://acotro-acore.org/sites/default/files/uploads/ot_competency_document_en_hires.pdf

Affolter, F. (2001). Wahrnehmung, Wirklichkeit und Sprache. Villingen-Schwenningen: Neckar.

Akkad, H., Seume, C., Kriegseisen-Peruzzi, M. & Leidag, T. (2023). Das Ergotherapeutische Assessment (EA). Version 6 – Ein validiertes Instrument zur ergotherapeutischen Diagnostik, Therapieplanung und Evaluation (2., überarb. Aufl.). Idstein: Schulz-Kirchner.

Albers, I. (2013). UEMF und CO-OP: Eine Einführung zu acht Buchstaben. ET Reha, 52(7), 17-21.

American Occupational Therapy Association (Hrsg.) (2018). Das Framework der AOTA. Gegenstandsbereich, Prozesse und Kontexte in der ergotherapeutischen Praxis. Deutschsprachige Ausgabe herausgegeben von Ulrike Marotzki und Kathrin Reichel. Bern: Hogrefe.

American Occupational Therapy Association (AOTA) (2020). Occupational Therapy Practice Framework: Domain and Process – 4th edition. The Am J Occup Ther, 74(2), 7412410010p1–7412410010p87.

American Psychological Association (APA) (2023). http://www.apa.org/helpcenter/road-resilience.aspc

Antonovsky, A. (1979). Health, stress and coping. San Francisco, CA: Jossey-Bass.

Antonovsky, A. (1997a). Salutogenese: Zur Entmystifizierung der Gesundheit. Deutsche erweiterte Herausgabe von Alexa Franke. Tübingen: dgvt-Verlag.

Antonovsky, A. (1997b). Zur Entmystifizierung der Gesundheit. Deutsche Gesellschaft für Verhaltenstherapie.

Arbeitskreis Modelle und Theorien Wien (Hrsg.) (2004). OPM – Occupational Performance Model (Australia). Darstellung der Theorie. Beispiele aus der Praxis. Idstein: Schulz-Kirchner.

Arendt, H. (2013). Vita activa oder Vom tätigen Leben. München: Piper.

Artman-Meeker, K., Fettig, A., Barton, E. E., Penney, A. & Zeng, S. (2015). Applying an Evidence-Based Framework to the Early Childhood Coaching Literature. Topics in Early Childhood Special Education, 35(3),183-196.

Auer, B., Reheis, E. & Schneeberger, M. (2016). Achtsamkeit mit alkohol- und medikamentenabhängigen Menschen. Ergotherapie, 1, 30-33.

August Feicht, H., Benke, I., Feiler, M., Güntert, G., Schaubeder, A. & Zwerger, H. (2013). Ethisches Leitbild der Ergotherapeutinnen und Ergotherapeuten Österreichs. Wien: Ergotherapie Austria.

Aumüller, U. & Lausecker, J. (2023). Am Zahn der Zeit: Der KRAH®-basierte Einsatz von Robotik in der sensomotorischen Rehabilitation bei Menschen mit einer Schlaganfall-induzierten Hemiparese im Kontext der Ergotherapie [Bachelorarbeit]. Innsbruck: fh gesundheit.

Außermaier, H. (2019). Work less do more. Handwerk als gesundheitsfördernde Maßnahme in der Ergotherapie. Ergotherapie, 2, 26-29.

Außermaier, H., Costa, U. M., Essmeister, M. & Diermayr, G. (2016). Wheelchair users' perspectives on barriers in public spaces in Vienna: Implications for the development of a barrier information system. Barrieren aus der Sicht von Rollstuhlnutzern/-innen im öffentlichen Raum in Wien: Implikationen für ein Barriere-Informationssystem. International Journal of Health Professions, 3(2), 177-188.

Außermaier, H., Hohensinn, B., Paukowitsch, P., Spevak, C. & Steiner, J. (2022). Ethikleitbild der Ergotherapeut*innen in Österreich. Ergotherapie Austria.

AWMF (Arbeitsgemeinschaft der Wissenschaftlichen Medizinischen Fachgesellschaften e. V.) online. (2020). Deutsch-österreichisch-schweizerische (DACH) Versorgungsleitlinie zu Definition, Diagnose, Behandlung und psychosozialen Aspekten bei Umschriebenen Entwicklungsstörungen motorischer Funktionen (UEMF). http://www.awmf.org/leitlinien/detail/ll/022-017.html

B

Bachkirova, T. (2017). Developing a Knowledge Base of Coaching: Questions to Explore. In: E. Bachkirova, E., Spence, G. & Drake, D. (Eds.). The Sage Handbook of Coaching). SAGE Publications. Ltd, 23-41.

Backman, C. (2014). Occupational Balance and Well-Being. In: Christiansen, C. H. & Townsend, E. A. (Hrsg.), Introduction to Occupation: The Art of Science and Living. Pearson Education Limited, 209-227.

Bamford, R. & Walker, D. (2010). A qualitative investigation into the rehabilitation experience of patients following wrist fracture. Hand Therapy, 15(3), 54-61.

Bandura, A. (1977). Self-efficacy: Toward a Unifying Theory of Behavioral Change. In: Psychological Review, 84. Washington: American Psychological Association, Inc.

Bandura, A. (1982). Self-efficacy mechanism in human agency. American Psychologist, 37(2), 122-147.

Bandura, A. (2000). Exercise of Human Agency through Collective Efficacy. American Psychological Society, 9(2), 75-78.

Baron, K., Kielhofner, G., Goldhammer, V. & Wolenski, J. (2018). Benutzerhandbuch für das Occupational Self Assessment (OSA). Ein Selbsteinschätzungsinstrument; Version 2.2 (dt. Übersetzung: Reinhartz, S.). Idstein: Schulz-Kirchner.

Basu, S., Kafkes, A., Geist, R. & Kielhofner, G. (2006). Pediatric Volitional Questionnaire. PVQ; eine Methode zur Beobachtung der Handlungsmotivation von Kindern; Version 2.0. Dortmund: verlag modernes lernen.

Beach, K. (1999). A Sociocultural Expedition beyond Transfer in Education. Review of Research in Education, 24, 101-139.

Belleflamme, D. (2020). Wirkfaktoren der pädiatrischen Ergotherapie und deren Bedeutung für das gesunde Aufwachsen von Kindern. Masterarbeit, Innsbruck: fh gesundheit.

Bengel, J., Strittmatter, R. & Willmann, H. (2001). Was erhält Menschen gesund? Antonovskys Modell der Salutogenese – Diskussionsstand und Stellenwert. Forschung und Praxis der Gesundheitsförderung: Bd. 6. Köln, BZgA. https://service.bzga.de/pdf.php?id=0ddf4b0628799d2005cc654f15e704b9

Bertani, R., Melegari, C., Cola, M. C. de, Bramanti, A., Bramanti, P. & Calabrò, R. S. (2017). Effects of robot-assisted upper limb rehabilitation in stroke patients: A systematic review with meta-analysis. Neurological sciences: Official journal of the Italian Neurological Society and of the Italian Society of Clinical Neurophysiology, 38(9), 1561-1569.

Bialocerkowski, A. (2002). Difficulties associated with wrist disorders – a qualitative study. Clinical Rehabilitation, 16(4), 429-440.

Blank, R. (2012). Umschriebene Entwicklungsstörungen motorischer Funktionen – Definition, Diagnose, Ätiologie, Verlauf. Kinderärztliche Praxis, 83(1), 14-18.

BMGF – Bundesministerium für Gesundheit und Frauen (2017). Gesundheitsziele Österreich: Richtungsweisende Vorschläge für ein gesünderes Österreich [Langfassung]. https://gesundheitsziele-oesterreich.at/website2017/wp-content/uploads/2018/08/gz_langfassung_2018.pdf

Boniface, G. & Seymour, A. (2012). Using Occupational Therapy Theory in Practice. Oxford: Blackwell Publishing.

Bourdieu, P. (2010). Ortseffekte. In: Bourdieu, P. et al. (Hrsg.). Das Elend der Welt – Studienausgabe (2. Aufl.). Konstanz: UVK, 117-123.

Bowyer, P. L., Kramer, J., Ploszaj, A., Ross, M., Schwarz, O., Kielhofner, G. et al. (2011). SCOPE. Kurzes Betätigungsprofil für Kinder. Handbuch mit Bewertungsbögen; Version 2.2 (dt. Übersetzung: Losch, K.). Idstein: Schulz-Kirchner.

Brashier, N. M. & Schacter, D. L. (2020). Aging in an Era of Fake News. Current Directions in Psychological Science, 096372142091587.

Braveman, B., Robson, M., Velozo, C., Kielhofner, G., Fisher, G., Forsyth, K. & Kerschbaum, J. (2007). WRI – Benutzerhandbuch für das Worker Role Interview. Version 10.0 (dt. Übersetzung: Dehnhardt, B. & Dehnhardt, J.). Idstein: Schulz-Kirchner.

Bronfenbrenner, U. (1993). Die Ökologie der menschlichen Entwicklung. Frankfurt am Main: Fischer Taschenbuch.

Burke, L. & Hutchins, H. (2007). Training Trans-fer: An Integrative Literature Review. Human Resource Development Review, 3, 263-296.

Butler, J. (2018). Kritik der ethischen Gewalt: Adorno-Vorlesungen 2002. Berlin: Suhrkamp.

C

Canadian Association of Occupational Therapists (2002). Enabling occupation: An occupational therapy perspective (Rev. ed.). Ottawa, ON: CAOT Publications ACE.

Campus Wien Academy (2020). Zertifikatsprogramm Telerehabilitation. https://www.campus-academy.at/angebot/detail/zertifikatsprogramm-telerehabilitation

CAOT (2002). Position Statement: Occupations and health. Ottawa, Canada. https://caot.ca/document/3699/O%20-%20Occupations%20and%20Health.pdf

Cederlund, R., Thorén-Jönsson, A. & Dahlin, L. (2010). Coping Strategies in Daily Occupations 3 Months after a Severe or Major Hand Injury. Occupational Therapy International, 17(1), 1-9.

Chan, L. & Pang, L. (2022). Person-Environment-Occupation (PEO) model. https://ottheory.com/therapy-model/person-environment-occupation-peo-model

Chan, J. & Spencer, J. (2004). Adaptation to Hand Injury: An Evolving Experience. Am J Occup Ther, 58(2), 128-139.

Chen, C. (2011). The Manual Ability Measure: An Occupation-based Hand Assessment. http://occupational-therapy.advanceweb.com/Archives/Article-Archives/The-Manual-Ability-Measure.aspx

Chen, G., Huang, W. & Tang, Y. (2013). Predicting managerial coaching behaviors by the big-five personality traits. Journal of Sustainability Studies, 1, 76-84.

Chinembiri, B., Ming, Z., Kai, S., Xiu Fang, Z. & Wei, C. (2021). The fourier M2 robotic machine combined with occupational therapy on post-stroke upper limb function and independence-related quality of life: A randomized clinical trial. Topics in stroke rehabilitation, 28(1), 1-18.

Christiansen, C. H., Baum, C. M. & Bass, J. D. (2015). Occupational Therapy. Performance, Participation & Well-Being. Thorofare, NJ: Slack Incorporated.

Costa, U. (2009). Dokumentationsbogen zur Erfassung kindlicher Handlungsperformanz. Salzburg: ErgoSon.

Costa, U. (2011a). Die vier Charakteristika der Ergotherapie: Der KRAH-Ansatz. ergopraxis, 4(6), 22-23.

Costa, U. (2011b). Fostering resilience in young people searching for vocational integration and participation. An occupational scientific and therapeutic approach. In: Aamaas, A., Keenan, W. J. F., Sedmak, C. & van der Zijden, L. (Hrsg.), Resilience and Unemployment. Wien, Münster: LIT Verlag, 181-202.

Costa, U. (2012). Freiheit und Handlung – Handlungsfreiheit. Eine handlungswissenschaftliche Betrachtung. In: Sedmak, C. (Hrsg.), Freiheit – vom Wert der Autonomie. Grundwerte Europas. WBG Reihe „Werte Europas", Bd. 2 „Freiheit". Darmstadt: Wissenschaftliche Buchgesellschaft, 51-76.

Costa, U. (2013). Theorie-Praxis-Implikationen eines fähigkeitsorientierten Ansatzes: Ergotherapie und der Capability Approach nach Amartya Sen. In: Graf, G., Kapferer, E. & Sedmak, C. (Hrsg.), Der Capability Approach und seine Anwendung. Fähigkeiten von Kindern und Jugendlichen erkennen und fördern. Heidelberg: Springer VS, 245-270.

Costa, U. M. (2014a). Sinnvolle Handlung als Gesundheit fördernder Wirkfaktor. Ergebnisse KRAH®-basierter Therapie für Kinder mit Schwierigkeiten in der Handlungsperformanz. Dissertation, UMIT – Private Universität für Gesundheitswissenschaften, Medizinische Informatik und Technik. Hall in Tirol.

Costa, U. (2014b). Sinnvolle Handlung als gesundheitsfördernder Wirkfaktor. Ergebnisse KRAH®-basierter Therapie, ergoscience, 9(2), 46-56.

Costa, U. M. (2016a). Arbeit mit Eltern und Umfeld von Kindern und Jugendlichen. In: Baumgarten, A. & Strebel, H. (Hrsg.) (2016a). Ergotherapie in der Pädiatrie: klientenzentriert, betätigungsorientiert, evidenzbasiert (1. Aufl.). Idstein: Schulz-Kirchner, 141-149.

Costa, U. M. (2016b). Zielfindung mit Kindern und Jugendlichen und ihren Bezugspersonen. In: Baumgarten, A. & Strebel, H. (Hrsg.) (2016b). Ergotherapie in der Pädiatrie: klientenzentriert, betätigungsorientiert, evidenzbasiert (1. Aufl.). Idstein: Schulz-Kirchner, 151-160.

Costa, U. (2021). Perspektive(n) der Zuversicht? Handlungsorientierte Analyse und Lösungsansätze aus Sicht der Ergotherapie und Handlungswissenschaft. Die Pandemie aus der Sicht der Geistes-, Kultur- und Sozialwissenschaften/Take 2. Innsbruck: Leopold-Franzens-Universität.

Costa, U. M. (2023a). ICF-basierte Forschung. In: Ritschl, V., Weigl, R. & Stamm, T. (Hrsg.). Wissenschaftliches Arbeiten und Schreiben. Verstehen, Anwenden, Nutzen für die Praxis (Studium Pflege Therapie, Gesundheit) (2. Aufl.). Berlin, Heidelberg: Springer, 267-276.

Costa, U. M. (2023b). Leitfaden für das Management von Folgen viraler Erkrankung mit SARS-CoV-2 aus Sicht der Ergotherapie: Ergänzung zur Leitlinie S1 für das Management postviraler Zustände am Beispiel Post-COVID-19 [Occupational Therapy Guideline for the management of sequelae of viral diseases with SARS-CoV-2: Supplement to the S1 guidelines for the management of post-viral conditions exemplified by post-COVID-19]. Wiener klinische Wochenschrift. Vorab-Onlinepublikation.

Costa U. M. & Auer S. (2002). Indikation Ergotherapie? Ein alltags- und handlungsorientierter Ansatz im Schnittpunkt von Natur- und Geisteswissenschaften. 22. Wissenschaftliche Tagung der Österr. Ges. für Kinder- und Jugendneuropsychiatrie – „Identität und Aufgabenbereiche der Kinder- und Jugendpsychiatrie im Gesundheitssystem". Innsbruck. (15.-16.11.2002).

Costa, U. & Auer, S. (2023). Caring Community – partizipative Bedarfserhebung im Rahmen des FGÖ-Projekts Zamm Wachsn im Stubai. Projektbericht. Innsbruck: Caritas/fh gesundheit.

Costa, U. & Jäger, M. (2019a). Menschenrechte, Kultur, Vielfalt und Professionelles Reasoning in der Ergotherapie. In: Feiler, M. (Hrsg.), Professionelles und klinisches Reasoning in der Ergotherapie: Ein Leitfaden für reflektiertes Denken und Handeln. Stuttgart: Thieme, 84-94.

Costa, U. & Jäger, M. (2019b). Ergotherapeutisches Reasoning in Bezug auf Kultur, Vielfalt und Menschenrechte. In: Feiler, M. (Hrsg.), Professionelles und klinisches Reasoning in der Ergotherapie: Ein Leitfaden für reflektiertes Denken und Handeln. Stuttgart: Thieme, 356-364.

Costa, U. M. & Lindenthal, M. J. (2015). Perceived competences in everyday activities: Children's self-report and parents' and teachers' report using the first Austrian-German Perceived Efficacy and Goal Setting System (AG-PEGS) version/Einschätzungen kindlicher Kompetenzen in Alltagstätigkeiten durch Kinder, deren Eltern und Pädagogen/-innen, basierend auf der ersten deutschsprachigen PEGS (Perceived Efficacy and Goal Setting System)-Version. International Journal of Health Professions, 2(1), 16-30.

Costa, U. & Projektteam (2017). Lebensfreude – (auch) im Alter tun, was gut tut. Gesundheitsförderung für und mit SeniorInnen im österreichischen Kontext. https://www.ergotherapie.at/sites/default/files/vortrag_lebensfreude_costa.pdf

Costa, U., Eggenberger, B., Egger, C., Ferber, R., Fleitz, B., Galli, C., George, S., Habermann, C., Jegge-Müller, U., Marti, J., Mauroner, L., Miesen, M., Romero-Schiller, B. & Schwarze, G. **(2007).** Ergotherapie. Was bietet sie heute und in Zukunft? Bozen: Claudiana.

Costa, U., Pasqualoni, P. & Wetzelsberger, B. **(2016).** Betätigungsgerechtigkeit als Dimension gesundheitlicher Chancengerechtigkeit: Handlungswissenschaftliche Zugänge. Forschungsforum der österreichischen Fachhochschulen: http://ffhoarep.fhooe.at/handle/123456789/691

Costa, U. M., Brauchle, G. & Kennedy-Behr, A. **(2017).** Collaborative goal setting with and for children as part of therapeutic intervention. Disability and Rehabilitation, 39(16), 1589-1600.

Costa, U., Jabinger, E., Kriegseisen-Peruzzi, M. & Pasqualoni, P. **(2018a).** Endbericht zur Verbreitung der Projekterfahrungen und Ergebnisse. LEBENSFREUDE – im Alter tun, was gut tut. Innsbruck: fh gesundheit.

Costa, U., Kriegseisen-Peruzzi, M., Jabinger, E. & Pasqualoni, P. P. **(2018b).** Endbericht zur Verbreitung der Projekterfahrungen und Ergebnisse an den FGÖ. https://fgoe.org/sites/fgoe.org/files/project-attachments/Endbericht_31102018.pdf

Costa, U., Hartmann, V., Kriegseisen-Peruzzi, M., Müller-Breidenbach, E., Pasqualoni, P. P. Pavlu, V. & Ripper, B. **(2020a).** LEBENSFREUDE – Im Alter tun, was gut tut®. Ergotherapie Austria.

Costa, U. & Projektteam **(2020b).** LEBENSFREUDE – im Alltag tun was gut tut®. Informationsblatt. Innsbruck: fhg – Zentrum für Gesundheitsberufe Tirol GmbH.

Costa, U., Röck, V., Kriegseisen-Peruzzi, M., Fink, H., Hartmann, V., Müller, V., Nienhusmeier, B., Pennerstorfer, C., Schlögl, M., Witting-Kainz, U., Außermaier, H., Kittinger-Wietek, B., Österreicher, M., Wetzelsberger, B. & Wanka, C. (2020c). Handlungsperformanzanalyse. Unveröffentliches Skriptum.

Costa, U., Hartmann, V., Kriegseisen-Peruzzi, M., Müller-Breidenbach, E., Pasqualoni, P. P., Pavlu, V. & Ripper, B. **(2021).** LEBENSFREUDE – Im Alter tun, was gut tut. Ein Handbuch für die ergotherapeutische, gesundheitsfördernde Arbeit mit Senior*innen, evidenzbasiert im Rahmen von LEBENSFREUDE – Im Alltag tun, was gut tut®. Broschüre des Bundesverbandes der Ergotherapeutinnen und Ergotherapeuten. Wien, Österreich.

Costa, U., Demir, D. & Schlögl, M. (2022a). „LEBENSFREUDE – im Alltag tun, was gut tut®" zur Stärkung von Gesundheits- und Lebenskompetenzen von Menschen mit psychosozialen Gesundheitsproblemen im Kontext von Armutsbetroffenheit. In: Exenberger, A. (Hrsg): Armutsbetroffenheit in der Krise. Eine Studie des Tiroler Armutsforschungsforums 2020-22, 197-210.

Costa, U., Fink, H., Hartmann, V., Kriegseisen-Peruzzi, M., Müller, V., Nagiller, I., Nienhusmeier, B., Pennerstorfer, C., Röck, V., Schlögl, M., Witting-Kainz, U., Wetzelsberger, B., Wanka, C., Außermaier, H., Kittinger-Wietek, B. (2022b). Handlungsperformanzanalyse. Version 2. Innsbruck: fh gesundheit FH-Bachelor-Studiengang Ergotherapie

Costa, U., Hartmann, V., Jungwirth, L. & Weise, A. (2022c). Was in und durch Ergotherapie wirkt: Reflexionen von Ergotherapeut*innen aus Österreich, Deutschland und der Schweiz. ergoscience, 17(3), 110-112.

Costa, U. M. et al. (2023). Handlungsperformanzanalyse. Unveröffentlichtes Skriptum. Innsbruck: fh gesundheit.

Creek, J. (2010). The Core Concepts of Occupational Therapy: A Dynamic Framework for Practice. London: Jessica Kinsley Publisher.

D

DACHS (2007). Ergotherapie – was bietet sie heute und in Zukunft? http://www.claudiana.bz.it/downloads/DACHS_deutsch.pdf

Darrah, J., Law, M. C., Pollock, N., Wilson, B., Russell, D. J., Walter, S. D. & Galuppi, B. (2011). Context therapy: A new intervention approach for children with cerebral palsy. Developmental Medicine and Child Neurology, 53(7), 615-620.

Dawson, D., McEwen, S. & Polatajko, H. J. (Eds.) (2017). Cognitive Orientation to Daily Occupational Performance in Occupational Therapy. Using the CO-OP Approach (TM) to enable participation across the lifespan. Bethesda: AOTA Press.

Deci, E. L. & Ryan, R. M. (1993). Die Selbstbestimmungstheorie der Motivation und ihre Bedeutung für die Pädagogik. Zeitschrift für Pädagogik, 39(2), 223-238.

Deci, E. L. & Ryan, R. N. (2000). Self-determination theory and the facilitation of intrinsic motivation, social development, and well-being. American Psychologist, 55(1), 68-78.

Decker, M., Noormann, U. & Ottinger, D. (2019). „Für ein zeitgemäßes ergotherapeutisches Angebot müssen wir uns mit der Digitalisierung auseinandersetzen". ET Reha, 58(4), 18-22.

De las Heras de Pablo, C. G., Parkinson, S., Pepin, G. & Kielhofner, G. (posthumous) (2017). Intervention process: Enabling occupational change. In: Taylor, R. (Ed.), Kielhofner`s Model of Human Occupation (5th ed.).Wolters Kluwer Health, 195-216.

de las Heras de Pablo, C. G., Fan, C. W. & Kielhofner, G. (2017). Dimensions of doing. In: Taylor, R. (Ed.), Kielhofner's model of human occupation (5th ed). Wolters Kluwer Health/Lippincott Williams & Wilkins, 107-122.

Deutsches Institut für Medizinische Dokumentation und Information (DIMDI) & WHO Kooperationszentrum für das System Internationaler Klassifikationen (2005). ICF. Internationale Klassifikation der Funktionsfähigkeit, Behinderung und Gesundheit. https://www.dimdi.de/dynamic/.downloads/klassifikationen/icf/icfbp2005.zip.

Dunford, C., Missiuna, C., Street, E. & Sibert, J. (2005). Children´s perceptions of the impact of developmental coordination disorder on activities of daily living. British Journal of Occupational Therapy, 68(5), 207-214.

DVE (2020). Ethik in der Ergotherapie Handlungshilfe zur ethischen Situationseinschätzung im beruflichen Alltag. Karlsbad: DVE. https://dve.info/resources/pdf/ergotherapie/3959-2020-ethik-einzelseiten-pdf-final/file

Dweck, C. (2017). Mindset. Changing the way you think to fulfil your potential (Updated Editon). London: Robinson.

E

Egan, M. & Restall, G. (2022). Promoting Occupational Participation: Collaborative Relationship-Focused Occupational Therapy. CAOT/ACE

Einsiedel, T., Herzig, D., Grön, G., Mayer, J., Becker, C. & Gebhard, F. (2011). Mentales Training beeinflusst Bewegungseinschränkung des ruhiggestellten Handgelenks – eine prospektive Experimentalstudie. Zeitschrift für Orthopädie und Unfallchirurgie, 149(3), 288-295.

Elliot, M. L. (2011). Being mindful about mindfulness: An invitation to extend occupational engagement into the growing mind-fulness discourse. Journal of Occupational Science, 18(4), 366-376.

Engel-Yeger, B. & Hanna Kasis, A. (2010). The relationship between developmental coordination disorders, child´s perceived self-efficacy and preference to participate in daily activities. Child Care Hlth Dev, 36, 670-677.

ENOTHE – European Network of Occupational Therapy in Higher Education (2023). ENOTHE Tuning Task Force. https://www.tuning-calohex.eu/blank-1-2-1-2

ENWHP – European Network for Workplace Health Promotion (2007). Luxembourg Declaration on Workplace Health Promotion. https://www.enwhp.org/resources/toolip/doc/2018/05/04/luxembourg_declaration.pdf

Ergotherapie Austria (August-Feicht, H., Benke, I., Feiler, M., Güntert, G., Schaubeder, A. & Zwerger, H.) (2013). Ethisches Leitbild der Ergotherapeutinnen und Ergotherapeuten Österreichs. Wien: Ergotherapie Austria.

Ergotherapie Austria (Hrsg.) (2022). Ethisches Leitbild der Ergotherapeut*innen in Österreich. Wien: Ergotherapie Austria.

European Health Parliament (2016). Re-Thinking European Healthcare: Recommendations by the next generation. https://www.healthparliament.eu/wp-content/uploads/2018/04/Re-thinking-European-Healthcare-EHP-Book-2015_2016.pdf

F

Faltermaier, T. (1991). Subjektive Theorie von Gesundheit: Stand der Forschung und Bedeutung für die Praxis. In: Flick, U. (Hrsg.). Alltagswissen über Gesundheit und Krankheit – subjektive Theorien und soziale Repräsentationen. Heidelberg: Asanger, S. 45-58.

Feiler, M. (Hrsg.) (2003). Klinisches Reasoning in der Ergotherapie. Überlegungen und Strategien im therapeutischen Handeln. Berlin, Heidelberg: Springer.

Feiler, M. (Hrsg.) (2019). Professionelles und Klinisches Reasoning in der Ergotherapie: Ein Leitfaden für reflektiertes Denken und Handeln. New York: Thieme.

Fink, H., Defrancesco, S. & Costa, U. (2018). Ergonomisch beraten im Housekeeping. ET Reha, 57(11), 14-17.

Firgo, M. & Famira-Mühlberger, U. (2014). Ausbau der stationären Pflege in den Bundesländern: Quantitative und qualitative Effekte des Einsatzes öffentlicher Mittel im Vergleich zur mobilen Pflege. https://www.wifo.ac.at/ jart/prj3/wifo/main.jart?content-id=1454619331110&publikation_id=47447&detail-view=yes

Fischer, M. (2020). Das Handgelenk stabilisieren und kräftigen. Die Therapie nach einer Proximal Row Carpectomy (PRC). ET Reha, 59(8), 26-29.

Fisher, A. G. (2017). Occupational Therapy Intervention Process Model: Ein Modell zum Planen und Umsetzen klientenzentrierter, betätigungsbasierter Top-Down-Intervention. Idstein: Schulz-Kirchner.

Fisher, A. G. (2022). OTIPM Occupational Therapy Intervention Process Model. Ein Modell zum Planen und Umsetzen von klientenzentrierter, betätigungsbasierter Top-down-Intervention (3. Aufl.). Idstein: Schulz-Kirchner.

Fisher, A. G. & Bray Jones, K. (2012). Assessment of Motor and Process Skills. Volume 1: Development, Standardization, and Administration Manual. 7th edition. Hampton Falls, NH: Three Star Press.

Fleitz, B., Bürki, A., Ferber, R., Miesen, M., Schwarze, G., Galli, C., Jegge-Müller, U., Egger, C., Mauroner, L., George, S., Habermann, C., Costa, U., Romero-Schiller, B., Eggenberger, B. & Marti, J. (2007). Ergotherapie – was bietet sie heute und in Zukunft? Bozen: CLAUDIANA – Landesfachhochschule für Gesundheitsberufe.

Flick, U. (2012). Qualitative Sozialforschung. Eine Einführung (5. Aufl.). Hamburg: Rowohlt Taschenbuch Verlag.

Flückiger, C. & Grosse Holtforth, M. (2008). Focusing the therapist's attention on the patient's strengths: A preliminary study to foster a mechanism of change in outpatient psychotherapy. Journal of Clinical Psychology, 64(7), 876-890.

Frank, J. R., Snell, L. & Sherbino, J. (2015). Can Meds 2015 Physician Competency Framework. Ottawa: Royal College of Physicians and Surgeons of Canada.

Fröhlich-Gildhoff, K. & Rönnau-Böse, M. (2014). Resilienz (3. Aufl.). München: Ernst Reinhardt.

Funke, U. N., Schüwer, U., Themann, P. & Gerdes, N. (Hrsg.) (2017). Selbständigkeits-Index für die neurologische und geriatrische Rehabilitation. SINGER; Manual zur Stufenzuordnung (Rehabilitationswissenschaften, Rehabilitationspsychologie, Rehabilitationsmedizin) (2. Aufl.). Regensburg: Roderer.

Fürhoff, J. (2011). Analyse handwerklicher und gestalterischer Techniken aus therapeutischer Sicht: ein fachdidaktischer Beitrag zur praktischen Umsetzung in der Ergotherapieausbildung (5. Aufl.). Idstein: Schulz-Kirchner.

G

Gabbay, J. & Le May, A. (2011). Practice-based evidence for healthcare. Clinical mindlines. London, New York: Routledge.

Gage, M. & Polatajko, H. (1994). Enhancing Occupational Performance through an understanding of perceived self-efficacy. Am J Occup Ther, 48(5), 452-461.

Gergely, G. (2004). The Development of Understanding Self and Agency. In: Goswami, U. (Hrsg.). Blackwell Handbook of Childhood Cognitive Development. Oxford: Blackwell Publishing.

Giger, M. (2020). Ergotherapie auf Makroebene – Pionierinnen und Pioniere gesucht. Masterarbeit, MSc in Ergotherapie und Handlungswissenschaft. Innsbruck: fh gesundheit. http://bond.azw.ac.at/opacdata/0010082478.pdf

Goeke, S. & Kubanski, D. (2012). Menschen mit Behinderungen als GrenzgängerInnen im akademischen Raum – Chancen partizipatorischer Forschung. Forum Qualitative Sozialforschung/Forum: Qualitative Social Research, 13(1), Art. 6.

Gradl, V. (1999). Wachsam wachsen. Innsbruck: Topos Verlag.

Gradl, V. (2012). Menschenbilder. Verständnisbrücke ins Unbekannte. Von der Suche nach Sinn und dem Wert der Werte. Innsbruck: Eigenverlag.

Graf, G., Kapferer, E. & Sedmak, C. (Hrsg.) (2013). Der Capability Approach und seine Anwendung. Fähigkeiten von Kindern und Jugendlichen erkennen und fördern. Wiesbaden: Springer VS.

Graff, M. J. L., Bergamini, L., Chamberlain, M. & Sturkenboom, I. H. W. M. (2020). Occupational Therapy in the Community. In: Pozzi, C., Lanzoni, A., Graff, M. J. L & Morandi, A. (Hrsg.) (2020). Occupational Therapy for Older People. Cham, CH: Springer.

Graham, F., Kennedy-Behr, A., Ziviani, J. (2021). Occupational Performance Coaching: A Manual for Practitioners and Researchers. Routledge: Taylor & Francis Group.

Graham, F., Rodger, S. & Ziviani, J. (2009). Coaching parents to enable children's participation: an approach for working with parents and their children. Australian Occupational Therapy Journal, 56(1), 16-23.

Grajo, L., Boisselle, A. & DaLomba, E. (2018). Occupational Adaptation as a Construct: A Scoping Review of Literature. The Open Journal of Occupational Therapy, 6(1).

Grotkamp, S., Cibis, W., Nüchtern, E., Baldus, A., Behrens, J., Bucher, P. O., Dommen Nyffeler, I., Gmünder, H. P., Gutenbrunner, C., Hagen, T., Keller, K., Pöthig, D., Queri, S., Rentsch, H. P., Rink, M., Schian, M., Schwarze, M., von Mittelstaedt, G. & Seger, W. (2012). Personbezogene Faktoren der ICF. Beispiele zum Entwurf der AG „ICF" des Fachbereichs II der Deutschen Gesellschaft für Sozialmedizin und Prävention (DGSMP). Gesundheitswesen, 74, 449-458.

Gruhl, M. (2008). Die Strategie der Stehauf-Menschen. Resilienz – so nutzen Sie Ihre inneren Kräfte. Freiburg i. B.: Herder.

Gundlach, U. & Pogorzalek, V. (2015). Ergotherapie im Unternehmen: Eine Einführung. In: Köser, P., Höhl, W. & Dochat, A. (Hrsg.). Produktivität und Teilhabe am Arbeitsleben. Arbeitstherapie – Arbeitsrehabilitation – Gesundheitsförderung. Idstein: Schulz-Kirchner, 317-332.

Güntert, G. (2009). Einladung zu einer Reise. In: Winkelmann, I. (Hrsg.). Handwerk in der Ergotherapie. Stuttgart: Thieme, 369-371.

H

Hagedoren-Meuwissen, E., Heijkers, J. & Roentgen, U. (2019). Technologie in der Versorgung. In: le Granse, M., van Hartingsveldt, M. & Kinébanian, A. (Hrsg.). Grundlagen der Ergotherapie. Stuttgart: Thieme, 253-272.

Haid, C. (2021). Ergotherapeutische Interventionen zur Erhaltung der Handlungsfähigkeit nach Entfernung der proximalen Handwurzelreihe. Bachelorarbeit. Innsbruck: fhg-Zentrum für Gesundheitsberufe Tirol, FH-Bachelor-Studiengang Ergotherapie. http://bond.azw.ac.at/opacdata/0010045343.pdf

Haley, S. M., Coster, W. J., Ludlow, L. H., Haltiwanger, J. & Andrellos, P. (2014). PEDI-D. Pediatric Evaluation of Disability Inventory: Assessment zur Erfassung von Aktivitäten des täglichen Lebens bei Kindern mit und ohne Beeinträchtigung. (Dt. Übersetzung: Schulze, C. & Page, J. Idstein: Schulz-Kirchner).

Hammell, K. W. (2004). Dimensions of meaning in the occupations of daily life. Can J Occup Ther, 71(5), 296-305.

Hammell, K. W. (2013). Client-centred occupational therapy in Canada: Refocusing on core values. Can J Occup Ther, 80(3), 141-149.

Hammell, K. R. W. (2014). Belonging, occupation, and human well-being: An exploration. Can J Occup Ther, 81(1) 39-50.

Hanna, K. & Rodger, S. (2002). Towards family-centred practice in paediatric occupational therapy: A review of the literature on parent-therapist collaboration. Aust Occup Ther J, 49, 14-24.

Harrer, M. E. & Weiss, H. (2015). Wirkfaktoren der Achtsamkeit – wie sie die Psychotherapie verändern und bereichern. Stuttgart: Schattauer.

Harrer, M. E. & Weiss, H. (2016). Wirkfaktoren der Achtsamkeit. Stuttgart: Schattauer.

Hart, H. C. (2023). Imagined futures: Occupation as a means of repair following biographical disruption in the lives of refugees. Journal of Occupational Science, 30(1), 24-36.

Hartmann, P. (2017). Der CO-OP-Ansatz als ergotherapeutische Intervention für Kinder mit UEMF. Effektiver Transfer von Fertigkeiten und Strategien in den Alltag? (Masterarbeit). Innsbruck: fhg.

Hartmann, P. & Schönthaler, E. (2020). Generalisierung und Transfer von Fertigkeiten und Strategien nach Therapie mit dem CO-OP-Ansatz bei Kindern mit einer umschriebenen Entwicklungsstörung der motorischen Funktionen (UEMF): Eine mixed-method Studie. ergoscience, 15(4), 152-162.

Hasselkus, B. R. & Dickie, V. A. (2021). The Meaning of Everyday Occupation (3rd Ed.). Thorofare, NJ: Slack Incorporated.

Hemmingsson, H., Egilson, S., Hoffman, O. & Kielhofner, G. (2012). Das School Setting Interview. SSI Version 3.0 (dt. Übersetzung: Berger, B. & Dehnhardt, B.). Idstein: Schulz-Kirchner.

Hess, T. (2019). Enzyklopädie der Wirtschaftsinformatik: Digitalisierung. https://www.enzyklopaedie-der-wirtschaftsinformatik.de/wi-enzyklopaedie/lexikon/technologien-methoden/Informatik--Grundlagen/digitalisierung

Hills, C., Ryan, S., Smith, D. R., Warren-Forward, H., Levett-Jones, T. & Lapkin, S. (2016). Occupational therapy students' technological skills: Are 'generation Y' ready for 21st century practice. Aust Occup Ther J, 63(6), 391-398.

Hinojosa, P., Kramer, P. & Crist, P. (2014). Evaluation: Where Do We Begin. In: Hinojosa, J. & Kramer, P. (Hrsg.). Evaluation in occupational therapy. Obtaining and interpreting data (4th edition). Bethesda, MD: The American Occupational Therapy Association, Inc., 1-18.

Hirsch, U. & Zobel, J. (2016). Ergotherapie in der Orthopädie und Unfallchirurgie. Orthopädie und Unfallchirurgie Up2date, 11(04), 201-217.

Hocking, C. & Costa, U. (2013). Kompetenzen für Menschenrechte: Gründe für ein gemeinsames Vorgehen. ergotherapie, 1, 8-9.

Hocoma AG. (2022). Arm und Handtherapie. https://www.hocoma.com/de/

Hofstetter, C. (2017). Den Therapeuten mit nach Hause nehmen. ergopraxis, 10(6), 24-27.

Houldin, A., McEwen, S. E., Howell, M. W. & Polatajko, H. J. (2018). The Cognitive Orientation to Daily Occupational Performance Approach and Transfer: A scoping review. OTJR, 38(3), 157-172.

Huber, M., van Vliet, M., Giezenberg, M. et al. (2016). Towards a 'patient-centred' operationalisation of the new dynamic concept of health: a mixed methods study. BMJ Open, 5:e010091.

Hügler, S. (2017). Robotergestützte Arm- und Gangreha – Mit neuen Technologien die Praxis erweitern. ergopraxis, 10(05), 40-41.

I

Ikiugu, M. N. & Pollard, N. (2015). Meaningful Living across the Lifespan. Occupation-based intervention strategies for Occupational Therapists and Scientists. London: Whiting & Birch Ltd.

INTEGRAL Markt- und Meinungsforschungsges.m.b.H. (2016). Mehrheit vernachlässigt Gesprächspartner. http://www.integral.co.at/downloads/Pressetext/2016/07/Pressetext_AIM-C_-_Q2_2016.pdf

Isaacs, W. (2002). Dialog als Kunst, gemeinsam zu denken. Köln: Edition Humanistische Psychologie.

J

Jäger, S. (2018a). Wie manipuliert man eine Wahl? Erklärt am Beispiel des Brexit – Die Technik. https://krautreporter.de/2584-wie-manipuliert-man-eine-wahl-erklart-am-beispiel-des-brexit-die-technik

Jäger, S. (2018b). Wie manipuliert man eine Wahl? Erklärt am Beispiel des Brexit – Die Strategie. https://krautreporter.de/2589-wie-manipuliert-man-eine-wahl-erklart-am-beispiel-des-brexit-die-strategie

Jäger, S. (2018c). Wie manipuliert man eine Wahl? Erklärt am Beispiel des Brexit – Der Informationskrieg. https://krautreporter.de/2591-wie-manipuliert-man-eine-wahl-erklart-am-beispiel-des-brexit-der-informationskrieg

Jansson, I. & Wagman, P. (2016). Hannah Arendt's vita activa: A valuable contribution to occupational science. Journal of Occupational Science, 24(3), 290-301.

Jerosch-Herold, C., Marotzki, U., Hack, B. M. & Weber, P. (2004). Konzeptionelle Modelle für die ergotherapeutische Praxis. Ergotherapie – Reflexion und Analyse. Heidelberg: Springer.

Jones, R., Woods, S. A. & Hutchinson, E. (2014). The influence of the Five Factor Model of personality on the perceived effectiveness of executive coaching. International Journal of Evidence Based Coaching and Mentoring, 12(2), 109-118.

Jonsson, H. (2014). Occupational Transitions: Work to retirement. In: Christiansen, C. H. & Townsend, E. A. (Eds.), Introduction to Occupation: The Art of Science and Living. Pearson Education Limited.

Jonsson, H. & Josephsson, S. (2005). Occupation and Meaning. In: Christiansen, C. H., Baum & Bass-Haugen, J. (Eds.), Occupational Therapy. Performance, Participation, and Well-Being. Thorofare: Slack Incorporated, 116-127.

Jonsson, H. & Persson, D. (2006). Towards an experimental model of occupational balance: An alternative perspective on flow theory analysis. Journal of Occupational Science, 13, 62-73.

K

Kang, D. H., Yoo, E. Y., Chung, B. I., Jung, M. Y., Chang, K. Y. & Jeon, H. S. (2008). The application of client-centred occupational therapy for Korean children with developmental disabilities. Occupational Therapy International, 15, 253-268.

Kemp, P. & Turnbull, A. (2014). Coaching with parents in early intervention. Infants & Young Children, 27(4), 305-324.

Kennedy, C., Beaton, D. E., Solway, S., McCornell, S. & Bombardier, C. (2011). The DASH and QuickDASH Outcome Measure User´s Manual. (3rd edition) Toronto, ON: Institute of Work & Health.

Kessler, D. & Graham, F. (2015). The use of coaching in occupational therapy: An integrative review. Aust Occup Ther J, 62, 160-176.

Keupp, H. (1999). Identitätskonstruktionen: das Patchwork der Identitäten in der Spätmoderne. Reinbek bei Hamburg: Rowohlt.

Khoury, B., Knäuper, B., Pagnini, F., Trent, N., Chiesa, A. & Carrière, K. (2017). Embodied mindfulness. Mindfulness 8, 1160-1171.

Kielhofner, G. (1995). A model of human occupation: Theory and application (2nd ed.). Baltimore: Williams & Wilkins.

Kielhofner, G. (2008a). Dimensions of doing. In: Kielhofner, G. (Ed.), Model of Human Occupation: Theory and application (4th ed.). Baltimore: Lippincott Williams & Wilkins, 101-109.

Kielhofner, G. (2008b). Model of human occupation: Theory and application (4th edition). Baltimore, MD: Lippincott Williams & Wilkins.

Kielhofner, G., Marotzki, U. & Mentrup, C. (Hrsg.) (2005). Model of Human Occupation (MOHO): Grundlagen für die Praxis. Heidelberg: Springer.

Kielhofner, G., Mentrup, C. & Langlotz, A. (2016). Checklisten des Model of Human Occupation (2. Aufl.). Idstein: Schulz-Kirchner.

Kinébanian, A. & Logister-Proost, I. (2019). Begriffe verstehen – der Hintergrund ergotherapeutischer Modelle. In: Le Granse, M., van Hartingsveldt, M. & Kinébanian, A. (Hrsg.), Grundlagen der Ergotherapie. Stuttgart: Thieme, 370-377.

Kittlick, C. (2020). Digital begleitet – Telemedizin. ergopraxis, 13(05), 44-45.

Knapp, N. (2021). Der Quantensprung des Denkens. Was wir von der modernen Physik lernen können. Reinbek bei Hamburg: Rowohlt Taschenbuch Verlag.

Koslowski, B. & Masnick, A. (2004). The Development of Causal Reasoning. In: Goswami, U. (Hrsg.), Blackwell Handbook of Childhood Cognitive Development. Oxford: Blackwell Publishing.

Kouloumpi, M., Saenger, S. & Suetens, M. (2009). Developing Codes of Ethics – COTEC Policy and Guidelines. Council of Occupational Therapists for the European Councils. Athen, Griechenland.

Kraus, E. & Romein, E. (2015). PEAP Pädiatrisches Ergotherapeutisches Assessment & Prozessinstrument (1. Aufl.). Idstein: Schulz-Kirchner.

Kraxner, M. (2012). Digitale Technologie im ergotherapeutischen Arbeitsalltag. https://www.handlungsplan.net/digitale-technologie-im-ergotherapeutischen-arbeitsalltag/

Kraxner, M. (2020a). Mini-Serie: Mikrografie bei Morbus Parkinson: Hintergründe und Ergotherapeutischer Prozess (Teil 1). https://www.handlungsplan.net/mini-serie-mikrografie-bei-morbus-parkinson-hintergruende-und-ergotherapeutischer-prozess-teil-1/

Kraxner, M. (2020b). Mini-Serie: Mikrografie bei Morbus Parkinson: Möglichkeiten zur digitalen Erhaltung der Handschrift (Teil 2). https://www.handlungsplan.net/mini-serie-mikrografie-bei-morbus-parkinson-moeglichkeiten-zur-digitalen-erhaltung-der-handschrift-teil-2/

Kraxner, M., Hochfilzer, M., Kurt, J., Hartmann, P. & Schwarze, G. (2017). Smartphones als Betätigung – Ganz schön smart. ergopraxis, 3/17, 30-33.

Kraxner, M., Außermaier, H., Costa, U., Jäger, M. & Kälber, S. (2019a). Ergotherapie mit und für Menschen mit Fluchterfahrung. Broschüre des Bundesverbandes der Ergotherapeutinnen und Ergotherapeuten Österreichs. Wien, Österreich. https://www.ergotherapie.at/ergothera peutische-arbeit-fuer-und-mit-menschen-mit-fluchterfahrung

Kraxner, M., Außermaier, H., Costa, U., Jäger, M. & Kälber, S. (2019b). Was meint („Best Practice" in der) Ergotherapie? Bezüge zu „DACHS" und „KRAH®". Zusatzmaterial zum Kapitel „Arbeitsfelder und Settings für ergotherapeutische Arbeit mit Menschen mit Fluchterfahrung der Informationsbroschüre „Ergotherapie mit und für Menschen mit Fluchterfahrung. Broschüre des Bundesverbandes der Ergotherapeutinnen und Ergotherapeuten Österreichs, Wien. https://www.ergotherapie.at/sites/default/files/bestpractice_0.pdf

Krueger, R. A. & Casey, M. A. (2009). Focus Groups. A practical Guide for Applied Research (4th Ed.). SAGE Publications.

Kubny-Lüke, B. & Schlicht, C. (2009). Neuropsychologische Behandlungsverfahren – Hirnleistungstraining. In: Kubny-Lüke, B. (Hrsg.), Ergotherapie im Arbeitsfeld Psychiatrie. Stuttgart: Thieme, 173-177.

Kufner, S. & Scholz-Schwärzler, N. (2012). Coaching – Eine Aufgabe der klientenzentrierten Ergotherapie. ET Reha, 51(11), 11-15.

Kufner, S. & Scholz-Schwärzler, N. (2019). Ergotherapeutisches Coaching in der Pädiatrie – Ein Arbeits- und Prozessbuch für Reflektierende PraktikerInnen. Dortmund: verlag modernes lernen.

Kuster, I. & Kraxner, M. (2020). SeeMe: Expert*innenmeinungen von Ergotherapeut*innen zu einem selbst entwickelten Serious Game-Prototyp unter Verwendung einer Virtual Reality-Brille in einem ergotherapeutischen Setting: Eine qualitative Studie. ergoscience, 15(2), 46-55.

L

Laliberte-Rudman, D. (2002). Linking occupation and identity: Lessons learned through qualitative exploration. J Occup Sci, 9(1), 12-19.

Lang, R. 2021. Betätigungsprobleme von Klient:innen im klinisch-psychiatrischen Kontext und daraus resultierende Interventionsstrategien– Ergebnisse einer Erhebung anhand zweier Gelegenheitsstichproben. ergoscience, 16(2), 66-75

Largo, R. (2020). Das passende Leben. Was unsere Individualität ausmacht und wie wir sie leben können. Frankfurt am Main: Fischer Taschenbuch.

Larsson-Lund, M. (2018). The digital society: Occupational therapists need to act proactively to meet the growing demands of digital competence. British Journal of Occupational Therapy, 81(12), 733-735.

Larsson-Lund, M. & Nyman, A. (2019). Occupational challenges in a digital society: A discussion inspiring occupational therapy to cross thresholds and embrace possibilities. Scandinavian Journal of Occupational Therapy, 1-4.

Law, M., Baptiste, S., Carswell, A., McColl, M. A., Polatajko, H. J. & Pollock, N. (2015). COPM. Canadian Occupational Performance Measure (5th edition) (5., vollständig überarb. Aufl.). Idstein: Schulz-Kirchner.

Law, M. C., Baptiste, S., Carswell, A., McColl, M. A., Polatajko, H. J. & Pollock, N. (2020). COPM. Canadian Occupational Performance Measure (5th edition) (5., überarb. Aufl.). Idstein: Schulz-Kirchner.

Law, M., Cooper, B., Strong, S., Stewart, D., Rigby, P. & Letts, L. (1996). The person-environment-occupation model: A transactive approach to occupational performance. Can J Occup Ther, 63(1), 9-23.

Law, M., Steinwender, S. & Leclair, S. (1998). Occupation, health and well-being. Can J Occup Ther, 65(2), 81-91.

Leeb, W. A., Trenkle, B. & Weckenmann, M. F. (Hrsg.) (2017). Beratung, Coaching, Supervision. Der Realitätenkellner: Hypnosystemische Konzepte in Beratung, Coaching und Supervision (1. Aufl.). Carl-Auer-Systeme-Verl. http://www.socialnet.de/rezensionen/isbn.php?isbn=978-3-89670-469-6.

le Granse, M. & Kuiper, C. (2019). Der Klient. In: le Granse, M., van Hartingsveldt, M. & Kinébanian, A (Hrsg.). Grundlagen der Ergotherapie. Stuttgart: Thieme, 180-195.

Lindström, B. & Eriksson, M. (2019). Von der Anatomie der Gesundheit zur Achterbahn des Lebens – Salutogene Wege der Gesundheitsförderung. In: Meier Magistretti, C. (Hrsg.) (2019). Salutogenese kennen und verstehen. Konzept, Stellenwert, Forschung und praktische Anwendung. Bern: Hogrefe, S. 25-107.

Lüthi, H. (2009). Assessment: Functional Independence Measure – Alltagsfähigkeiten zuverlässig messen. ergopraxis, 2(01), 28-29.

Lutz, W. (2010). Lehrbuch Psychotherapie. Bern: Huber.

M

Marotzki, U. (2006). Zwischen medizinischer Diagnose und Lebensweltorientierung (2. Aufl.). Idstein: Schulz-Kirchner.

Marotzki, U. (2008). Selbstverständnis der Ergotherapie – Sinnvolle Betätigung im Fokus. ergopraxis, 1(5), 30-32.

Martini, R., Rios, J., Polatajko, H., Wolf, T. & McEwen, S. (2015). The performance quality rating scale (PQRS): Reliability, convergent validity, and internal responsiveness for two scoring systems. Disabil Rehabil, 37(3), 231-238.

Mattingly, C. & Fleming, M. H. (1994a). Clinical reasoning: Forms of inquiry in a therapeutic practice. Philadelphia: F. A. Davis Company.

Mattingly, C. & Fleming, M. H. (1994b). Interactive Reasoning. Collaborating with the person. In: Mattingly, C. & Fleming, M. H. (Eds.) Clinical Reasoning. Forms of inquiry in a therapeutic practice. Philadelphia: F.A. Davis Company.

McCormack, B., McCance, T., Bulley, C., Brown, D., McMillan, A. & Martin, S. (2021). Person-Centred Healthcare Practice. Hoboken, NJ: Wiley-Blackwell.

Mee, J., Sumsion, T. & Craik, C. (2004). Mental health clients confirm the value of occupation in building competence and self-identity. British Journal of Occupational Therapy, 67(5), 225-233.

Meier Magistretti, C. (Hrsg.) (2019). Salutogenese kennen und verstehen. Konzept, Stellenwert, Forschung und praktische Anwendung. Bern: Hogrefe.

Meyer, A. (1977). The philosophy of occupation. Am J Occup Ther, 31, 639-642.

Missiuna, C., Pollock, N., Costa U., Josman, N., Langeland, I., Magalhães, L. C., Dunford, C., Nordstrand, K., Rodger, S., Ruggio, C. I. B., Sognnes, M. & Sundholm, L. K. (2010). Giving children a voice: Cross-cultural validation of the Perceived Efficacy and Goal Setting System (PEGS) in eight countries. McMaster University/CanChild. Poster Presentation at the 15th WFOT meeting in Chile (May 4th -7th).

Missiuna, C., Pollock, N., Law, M., Walter, S., & Cavey, N. (2006). Examination of the Perceived Efficacy and Goal Setting System (PEGS) with children with disabilities, their parents, and teachers. American Journal of Occupational Therapy, 60(2), 204-214.

Morris, C. (2009). Measuring participation in childhood disability: How does the capability approach improve our understanding? Developmental Medicine & Child Neurology, 51, 92-94.

Moseley, G. (2004). Graded motor imagery is effective for long-standing complex regional pain syndrome: A randomised controlled trial. Pain, 108(1-2), 192-198.

Moser, W. (2008). Kinderrechte: Empowerment durch Forschung – Partizipatorische Forschung im Kontext der Kinderrechtskonvention. Wien: Österreichisches Institut für Familienforschung der Universität Wien.

Mosey, A. C. (1986). Psychosocial Compontents of Occupational Therapy. New York: Raven Press.

Müller, G. & Hoffman, K. (2002). Systemisches Coaching: Handbuch für die Beraterpraxis (1. Aufl.). Carl-Auer-Systeme-Verl. http://www.socialnet.de/rezensionen/isbn.php?isbn=978-3-89670-270-8

N

Newsom, J., Knight, P. & Balnave, R. (2003). Use of Mental Imagery to Limit Strength Loss after Immobilization. Journal of Sport Rehabilitation, 12(3), 249-258.

Nienhusmeier, B. (2015). Best Practice in der Ergotherapie im Arbeitsfeld Neurologie in Tirol. Eine Analyse anhand der KRAH®-Kriterien. Masterarbeit am Masterlehrgang Master of Science in Ergotherapie, fh gesundheit Tirol.

Nilsson, I. & Townsend, E. (2010). Occupational Justice – Bridging Theory and Practice. Scandinavian Journal of Occupational Therapy, 17, 57-63.

O

OECD (2019). Future of Education and Skills 2030 Concept Note. https://www.oecd.org/education/2030-project/teaching-and-learning/learning/aar-cycle/AAR_Cycle_concept_note.pdf

Onderwijscentrum Leijpark (2019). Foto-Interview, Kinder bestimmen ihre Ziele selbst. https://.datkanx11.nl

Österreichischer Integrations Fonds (ÖIF) (2015). Asyl und Flucht. Fact Sheet. Aktuelles zu Migration und Integration. https://www.integrationsfonds.at/publikationen/oeif-fact-sheets-archiv/

Österreichischer Integrations Fonds (ÖIF) (2023). Statistiken. https://www.integrationsfonds.at/statistiken/

P

Palisano, R., Chiarello, L., King, G., Novak, I., Stoner, T. & Fiss, A. (2012). Participation-based therapy for children with physical disabilities. Disabil Rehabil, 34(12), 1041-1052.

Parkinson, S., Forsyth, K. & Kielhofner, G. (2005). Das Model of Human Occupation Screening Tool (MOHOST). Benutzerhandbuch und Formblatt (1. Aufl., übers. Version 1.0). Dortmund: verlag modernes lernen.

Patrzek, A. (2021). Professionelle Fragekompetenz für Führungskräfte, Berater und Coaches. Wiesbaden: Springer Gabler.

Pätzold, I. (2008). „Weißt du eigentlich, was mir wichtig ist?". COSA – Child occupational self assessment; übersetzte und erweiterte Version 2.1 (Praxis Ergotherapie, 2., durchges. Aufl.). Dortmund: verlag modernes lernen.

Pavlu, V. & Ripper, B. (2015). „Tatkraft" – Gesundheitsförderung durch sinnvolle Handlung für SeniorInnen in Tirol. Masterarbeit am Studiengang Master of Science in Ergotherapie. Innsbruck: fhg – Zentrum für Gesundheitsberufe Tirol GmbH.

Pentland, W., Isaacs-Young, J., Gash, J. & Heinz, A. (2016). Enabling Positive Change: Coaching Conversations in Occupational Therapy. ON: CAOT Publications ACE.

Persson, D., Eklund, M. & Isacsson, A. (1999). The experience of everyday occupations and its relation to sense of coherence – a methodological study. Journal of Occupational Science, 6(1), 13-26.

Persson, D., Erlandsson, L. K., Eklund, M. & Iwarsson, S. (2001). Value dimensions, meaning, and complexity in human occupation – a tentative structure for analysis. Scandinavian Journal of Occupational Therapy, 8(1), 7-18.

Peterko, Y., Wagner, C., Stoffer-Marx, M., Dürauer, J., Lettner-Hauser, K., Manonopoulos, N., Nienhusmeier, B. & Garstenauer, C. (2019a). Kompetenzprofil der Ergotherapie. ergotherapie 4, 4-17.

Peterko, Y., Unterweger, K., Wagner, C., Stoffer-Marx, M., Dürauer, J., Lettner-Hauser, K., Manolopoulos, N., Nienhusmeier, B. & Garstenauer, C. (2019b). Das Kompetenzprofil der Ergotherapie. Ergotherapie Austria.

Pfammatter, M., Junghan, U. & Tschacher, W. (2012). Allgemeine Wirkfaktoren der Psychotherapie: Konzepte, Widersprüche und eine Synthese. Psychotherapie, 17(1), 17-31.

Pfeiffer, A. (2020). Was kommt? Digitalisierung des Gesundheitswesens. ET Reha, 59(9), 30-32.

Pierce, D. (2001). Occupation by design: Dimensions, therapeutic power, and creative process. Am J Occup Ther, 55, 249-259.

Piersol, C. V. & Jensen, L. (2018). Menschen mit Alzheimer-Erkrankung. Bern: Hogrefe.

Polatajko, H., Becker, H. & Blank, R. (2012). Das CO-OP – ein kognitiver Ansatz für Kinder mit UEMF. Kinderärztliche Praxis, 83(1), 32-36.

Polatajko, H. J. & Mandich, A. (Hrsg.) (2008). Ergotherapie bei Kindern mit Koordinationsstörungen – der CO-OP-Ansatz. Stuttgart: Thieme.

Polatajko, H. J., Mandich, A. D. & Martini, R. (2000). Dynamic Performance Analysis: A Framework for Understanding Dynamic Performance. American Journal of Occupational Therapy, 54(1), 65-72.

Pousttchi, K. (2020). Enzyklopädie der Wirtschaftsinformatik: Digitale Transformation. Abgerufen am 10.06.2020 von https://www.enzyklopaedie-der-wirtschaftsinformatik.de/lexikon/technologien-methoden/Informatik--Grundlagen/digitalisierung/digitale-transformation

Prosser, R., Herbert, R. & LaStayo, P. (2007). Current Practice in the Diagnosis and Treatment of Carpal Instability – Results of a Survey of Australian Hand Therapists. Journal of Hand Therapy, 20(3), 239-242.

R

Rabady, S. et al. (2023). Leitlinie S1 für das Management postviraler Zustände am Beispiel Post-COVID-19 | Wiener klinische Wochenschrift. Der zugehörige Ergotherapie-Leitfaden: Costa, U. (2023). https://link.springer.com/article/10.1007/s00508-023-02243-y

Radatz, S. (Hrsg.) (2006). Einführung in das systemische Coaching. Rasch und effizient zu passenden Lösungen und Entscheidungen in Führungs-, Beratungs- und Alltagssituationen kommen. Heidelberg: Carl-Auer Verlag.

Ramugondo, E. L. & Motimele, M. (2017). Using Occupations and activities. In: Dsouza, S. A., Galvan, R. & Ramugondo, E. L. (Eds.). Concepts in Occupational Therapy. Understanding Southern Perspectives. Manipal University Press, 188-204.

Ranka, J. & Chapparo, C. (2011). Draft illustration of the 2011 illustration of the Occupational Performance Model (Australia). www.occupationalperformance.com/model-illustration/

Reed, K. D., Hocking, C. & Smythe, L. (2011). Exploring the meaning of occupation: The case for phenomenology. Can J Occup Ther, 78(5), 303-310.

Reilly, M. (1962). Occupational therapy can be one of the great ideas of 20th century medicine. American Journal of Occupational Therapy, 16(1), 87-105.

Reis, M., Schuster, M. & Wiesner, I. (2022). COSA - Child Occupational Self Assessment (Version 2.2) – Manual. Deutsche Übersetzung. Idstein: Schulz-Kirchner.

Reitz, S. M. (1992). A historical review of occupational therapy's role in preventive health and wellness. American Journal of Occupational Therapy, 46, 50-55.

Restall, G. J. & Egan, M. Y. (2021). Collaborative Relationship-Focused Occupational Therapy: Evolving Lexicon and Practice. Can J Occup Ther. Revue canadienne d'ergotherapie, 88(3), 220-230.

Rettinger, L., Werner, F. & Neurohr, P. (2020). Einsatz von Teletherapie in Zeiten von Covid-19. https://www.fh-campuswien.ac.at/departments/gesundheitswissenschaften/einsatz-von-teletherapie-in-zeiten-von-covid-19.html

Ritschl, V. & Ritschl, U. (2012). Wirksamkeit von kreativ-künstlerischen Aktivitäten in der Ergotherapie. Ergotherapie, 4, 14-19.

Rogers, C. (1972). Die nicht-direktive Beratung. München (original: Counselling and Psychotherapy Boston 1942).

Rolf, D. (2013). Programme und Therapieansätze zur Förderung der Grafomotorik – Der CO-OP-Ansatz. In: Schönthaler, E. (Hrsg.), Grafomotorik und Händigkeit. Stuttgart: Thieme, 115-124.

Romein, E. & Trees, H. (2016). Kindliche Betätigungen und Betätigungsentwicklung. In: Baumgarten, A. & Strebel, H. (Hrsg.), Ergotherapie in der Pädiatrie: klientenzentriert, betätigungsorientiert, evidenzbasiert (1. Aufl). Idstein: Schulz-Kirchner, 41-54.

Rosa, H. (2016). Resonanz: Eine Soziologie der Weltbeziehung. Berlin: Suhrkamp.

Rungg, C., Angermair, A., Costa, U., Neururer, S., Moosbrugger, M., Buchberger, W., Kriegseisen-Peruzzi, M. & Perkhofer, S. (2016). Staff survey on the treatment of persons with dementia. MitarbeiterInnenbefragung zum Umgang mit Menschen mit Demenzerkrankungen. International Journal of Health Professions, 3(2), 200-215.

Rush, D. D. & Shelden, M. L. (2020). The Early Childhood Coaching Handbook (2nd edition). Baltimore, MD: Brookes Publishing Co.

Rush, D. D. & Shelden, M. L. (2011). The early childhood coaching handbook. Brookes Publishing Company.

Rush, D. D., Shelden, M. L. & Hanft, B. E. (2003). Coaching families and colleagues: A processs for collaboration in natural settings. Infants & Young Children, 16(1), 33-47.

S

Salamon M. (2016). Screening, Diagnostik und Ergotherapie Indikation bei Kindern und Jugendlichen mit umschriebenen motorischen Entwicklungsstörungen. Decision Support Document Nr. 96. Wien: Ludwig Boltzmann Institut für Health Technology Assessment.

Sauerwein, M. (2018). Fotografie im Handwerksunterricht – Bewusst beobachten. ergopraxis, 11(10), 40-41.

Scammell, E. M., Bates, S. V., Houldin, A. & Polatajko, H. J. (2016). The Cognitive Orientation to daily Occupational Performance (CO-OP): A scoping review. Can J Occup Ther, 83(4), 216-225.

Scheepers, C., Steding-Albrecht, U. & Jehn, P. (Hrsg.) (2007). Ergotherapie. Vom Behandeln zum Handeln – Lehrbuch für die theoretische und praktische Ausbildung (3. Aufl.). Stuttgart: Thieme.

Scheler, M. (2014). Der Formalismus in der Ethik und die materiale Wertethik. Hamburg: Felix Meiner Verlag.

Schell, B. A. B. & Schell, J. W. (2018). Clinical and professional reasoning in occupational therapy (2nd edition). Alphen aan den Rijn, NL: Wolters Kluwer.

Schiepek, G., Zellweger, A., Kronberger, H., Aichhorn, W. & Leeb, W. (2010). Psychotherapie. In: Schiepek, G. (Hrsg.). Neurobiologie der Psychotherapie (2. Aufl.). Stuttgart: Schattauer, 567-593.

Schier, J. & Chan, J. (2007). Changes in Life Roles After Hand Injury. Journal of Hand Therapy, 20(1), 57-69.

Schkade, K. & Schultz, S. (1992). Occupational adaptation: Toward a holistic approach for contemporal practice, part 1. Am J Occup Ther, 46(9), 829-837.

Schlögl, M. (2022). Handlungsorientierte Partizipationsmöglichkeiten eröffnen: Zusammenarbeit von Sozialarbeiter*innen und Ergotherapeut*innen in der Betreuung von Menschen mit psychischen Gesundheitsproblemen während der Covid-19-Pandemie. Fachzeitschrift für Soziale Arbeit in Österreich, 216, 36-41.

Schmidt, G. (2022). Einführung in die hypnosystemische Therapie und Beratung. Heidelberg: Carl Auer Verlag.

Schön, D. A. (1983). The reflective practitioner. How professionals think in action. New York: Perseus Books.

Schönthaler, E. (2016). Assessments. In: Ritschl, V., Weigl, R. & Stamm, T. (Hrsg.). Wissenschaftliches Arbeiten und Schreiben. Verstehen, Anwenden, Nutzen für die Praxis (Studium Pflege, Therapie, Gesundheit). Berlin, Heidelberg: Springer, 249-266.

Schroeder, F. (2016). Wirkfaktoren in der Musiktherapie. Doktorarbeit an der Medizinischen Fakultät Universität Ulm.

Schwaiger, A. (2023). Bewusste Gestaltung der therapeutischen Beziehung in der Ergotherapie: Empfehlungen aus der Fachliteratur. Bachelorarbeit am FH-Bachelor-Studiengang Ergotherapie. Innsbruck: fh gesundheit.

Sedmak, C. (2012). Resilience and Unemployment. In: Aamaas, Å., Keenan, W. J. F., Sedmak, C. & van der Zijden, L. (Eds): Resilience and Unemployment. Wien, Münster: Lit Verlag, 41-60.

Sen, A. (2000). Ökonomie für den Menschen. Wege zu Gerechtigkeit und Solidarität in der Marktwirtschaft. München: Hanser.

Sen, A. (2020). Die Idee der Gerechtigkeit. München: dtv Verlagsgesellschaft.

Sennett, R. (2008). Handwerk. Berlin: Berlin Verlag.

Shapiro, S. L., Carlson, L. E., Astin, J. A. & Freedman, B. (2006). Mechanisms of mindfulness. Journal of Clinical Psychology, 62(3), 373-386.

Shapiro, D. H. Jr., Schwartz, C. E., Astin, J. A. (1996). Controlling ourselves, controlling our world's. American Psychologist, 51, 1213-1230.

Siegel, D. J. (2012). Der achtsame Therapeut. München: Kösel.

Siegel, D. J. (2020). Gewahr sein: Was es heißt, präsent zu sein – Die Grundlagen einer wissenschaftlich fundierten Meditationspraxis. Freiburg: Arbor.

Sircar, A. (2020). Einblick in die Gaming-Welt – Gaming als Betätigung. ergopraxis, 13(03), 18-21.

Skard, G. & Bundy, A. C. (2011). Test of Playfulness (ToP) – Test zur Spielfähigkeit (dt. Übersetzung: Dehnhardt, B. & Dehnhardt, J.). Idstein: Schulz-Kirchner.

Sonderegger, H. (2006). Wahrnehmungsdefizit vs. Angebotsdefizit. Unveröffentlichte Unterrichtsunterlagen. Innsbruck: fh gesundheit.

Sonderegger, H. & Eicke, S. (2005). Schifahren im Sommer oder Überlegungen zur Wahrnehmung und zur gestörten Wahrnehmung. In: Fröhlich, A. D. (Hrsg.). Wahrnehmungsstörungen und Wahrnehmungsförderung (11. Aufl.). Heidelberg: Universitätsverlag Winter, 81-95.

Spiekermann, A. R. (2015). Computer. In: Becker, H. & Steding-Albrecht, U. (Hrsg.). Ergotherapie im Arbeitsfeld Pädiatrie. Stuttgart: Thieme, 245-247.

Staflinger, H. (2016). Der OÖ. Mindestpflegepersonalschlüssel für Alten- und Pflegeheime auf dem Prüfstand: Grundlagen – Herausforderungen – Entwicklungsbedarf. https://ooe.arbeiterkammer.at/interessenvertretung/arbeitswelt/arbeitsbedingungen/AB_2016_Forschungsbericht_Mindestpflegepersonalschluessel_OO.pdf

Stanley, P. & Cindee, Q. P. (2002). Interprofessional Collaboration: Issues for Practice and Research, Occupational Therapy in Health Care, 15(3-4), 1-12.

Stieger, S. & Lewetz, D. (2018). A Week Without Using Social Media: Results from an Ecological Momentary Intervention Study Using Smartphones. Cyberpsychol Behav Soc Netw, 21(10), 618-624.

T

Taylor, R. R. (2008). The intentional relationship. Occupational therapy and the use of the self. Philadelphia, PA: F. A. Davis.

Taylor, R .R. (2020). The intentional relationship: Occupational therapy and use of self. (2nd edition). Philadelphia, PA: F. A. Davis.

TGKK – Tiroler Gebietskrankenkasse (2017). Gesundheitsziel 5: Gesunde Arbeits- und Lebenswelten gestalten. https://www.youtube.com/watch?v=L_ZajPeHG60&list=PL6PKZp-desakFZVKjGf-RbtcULb_9GnIa&index=4

Thompson, L., Howes, C. & MacCabe, R. (2016). Effect of questions used by psychiatrists on therapeutic alliance and adherence. Brit J Psychiatry, 209, 40 -47.

Townsend, E. A., Beagan, B., Kumas-Tan, Z. O., Versnel, J., Iwama, M., Stewart, D. & Brown, J. (2013). Enabling: Occupational therapy's core competency. In: Townsend, E. A. & Polatajko, H. J. (eds.). Enabling Occupation II: Advancing an Occupational Therapy Vision for Health, Wellbeing & Justice through Occupation. Ottawa: CAOT Publications AC, 87-133.

Townsend, E. A. & Polatajko, H. J. (eds.) (2007). Enabling occupation II: Advancing an occupational therapy vision für health, well-being & justice through occupation. Ottawa: CAOT Publications ACE.

Townsend, E. A. & Polatajko, H. J. (2013). Enabling occupation II. Advancing an occupational therapy vision for health, well-being & justice through occupation (2. ed.). Ottawa: Canadian Association of Occupational Therapists.

Trickes, J. & Hörnle, J. (2019). Die persönliche Handlungsgeschichte erfassen – Assessment: Activity Card Sort (ACS). ergopraxis, 12(11/12), 42-45.

Tronick, E. (2007). The neurobehavioral and social-emotional development of infants and children. New York, London: Norton.

Tubbs, C. C. & Drake, M. (2017). Crafts and creative media in therapy. Thorofare, NJ: Slack Incorporated.

Tyromotion GmbH (2022). Tyromotion – Produkte. https://tyromotion.com/

U

Uexküll, T. v. & Wesiack, W. (1991). Theorie der Humanmedizin (2. Aufl.). München: Urban & Schwarzenberg.

United Nations High Commissioner for Refugees (UNHCR) (2022). Global Trends. Forced displacement in 2021. UNHCR. https://www.unhcr.org/media/40152

V

van der Donk, C., van Lanen, B. & Wright, M. T. (2014). Praxisforschung im Sozial- und Gesundheitswesen. Bern: Hans Huber.

van Oers, B. (2004). The Recontextualization of Inscriptions: an Activity-Theoretical Approach to the transferability of Abstractions: Paper for the Invited Symposium. Rethinking Abstraction and Decontextualization in Relationship to the "Transfer Dilemma" AERA. San Diego.

Veerbeek, J. M., Langbroek-Amersfoort, A. C., van Wegen, E. E. H., Meskers, C. G. M. & Kwakkel, G. (2017). Effects of Robot-Assisted Therapy for the Upper Limb After Stroke. Neurorehabilitation and neural repair, 31(2), 107-121.

Viets, L., Mayer, S. & Hessenauer, M. (2021). Endlich wieder fotografieren! – Betätigungsbasierte Intervention. ergopraxis, 14(06), 32-36.

Vogelgesang, M. (2017). Pathologischer PC- und Internetgebrauch – Game Over. ergopraxis, 10(04), 22-27.

Vogtmann, J. W. & Provident, I. (2021). Building Stress Resilience and Wellbeing: Introducing Mindfulness Training to Reduce Stress in Entry-Level Occupational Therapy Students. Journal of Occupational Therapy Education, 5(4).

Völlinger, C. & Partecke, B. (2003). Nachbehandlung nach distalen Unterarmfrakturen und Handwurzelverletzungen. Der Orthopäde, 32(5), 380-385.

Vuorikari, R., Carretero, S. & Punie, Y. (2018). DigComp 2.1. The digital competence framework for citizens with eight proficiency levels and examples of use. (Joint Research Centre [European Commission], Hrsg.), http://publications.jrc.ec.europa.eu/repository/bitstream/JRC106281/web-digcomp2.1pdf_(online).pdf

W

Waldner-Nilsson, B. (Hrsg.) (2009). Ergotherapie in der Handrehabilitation: Ein Praxisleitfaden. Band 1: Grundlagen, Erkrankungen, Schienen. Berlin, Heidelberg, New York: Springer.

Weltgesundheitsorganisation (WHO) (1986). Ottawa-Charta zur Gesundheitsförderung. http://www.euro.who.int/__data/assets/pdf_file/0006/129534/Ottawa_Charter_G.pdf

Weinstock-Zlotnick, G. & Hinojosa, J. (2004): Bottom-Up or Top-Down Evaluations: Is One Better Than the Other? Am J Occup Ther, 58(5), 594-9.

Weiss, H., Harrer, M. E. & Dietz, T. (2010). Das Achtsamkeits-Buch. 11. aktualisierte Aufl. 2023. Stuttgart: Klett-Cotta.

Weiss, H., Harrer, M. E. & Dietz, T. (2012). Das Achtsamkeits-Übungsbuch. 8. Aufl. 2022. Stuttgart: Klett-Cotta.

Weiss, H., Johanson, G. & Monda, L. (2019). Hakomi – Achtsamkeitszentrierte Körperpsychotherapie: Theorie und Praxis. Stuttgart: Klett-Cotta.

Werner, E. E. (1971). The children of Kauai: a longitudinal study from the prenatal period to age ten. Honolulu: University of Hawaii Press.

Werner, E. (1982). Vulnerable, but Invincible. New York: Adams, Bannister and Cox.

Wetzelsberger, B. (2015). Möglichkeiten und Barrieren in der Ausführung bedeutungsvoller Betätigungen für unbegleitete minderjährige Flüchtlinge in Tirol. Masterarbeit am Masterlehrgang Master of Science in Ergotherapie. Innsbruck: fh gesundheit. http://bond.azw.ac.at/opacdata/0010219706.pdf

Wetzelsberger, B., Pasqualoni, P. P. & Costa, U. (2024). „Das Warten ist der Bruder der Krankheit" – Unbegleitete minderjährige Geflüchtete – ein Auftrag für die Ergotherapie? ergoscience, 10-17.

WFOT (2016). Code of Ethics. WFOT. https://wfot.org/resources/code-of-ethics

Whiteford, G. E., Townsend, E., Bryanton, O., Wicks, A. & Pereira, R. (2017). The Participatory Occupational Justice Framework: Salience across contexts. In: Sakellariou, D. & Pollard, N. (Hrsg.), Occupational Therapy without Borders: Integrating Justice with Practice (2. Aufl). Elsevier, 163-174.

Whiteford, G., Jones, K., Rahal, C. & Suleman, A. (2018). The Participatory Occupational Justice Framework as a tool for change: Three contrasting case narratives. Journal of Occupational Science, 25(4), 497-508.

WHO – World Health Organization (1986). Ottawa Charta. http://www.fgoe.org/hidden/broschueren/ottawacharta.pdf

WHO – World Health Organization (2001). ICF. International Classification of Functioning, Disability and Health. Geneva: WHO-Publications.

WHO – World Health Organization (2007). International Classification of Functioning, Disability and Health – Children and Youth Version. Geneva: World Health Organization.

WHO – World Health Organization (2013). Gesundheit 2020. Rahmenkonzept und Strategie der Europäischen Region für das 21. Jahrhundert. http://www.euro.eho.int/__data/ assets/pdf_file/0009/215757/Health2020-Long-Ger.pdf?ua=1

WHO (Weltgesundheitsorganisation) (2013). Gesundheit 2020. Rahmenkonzept und Strategie der Europäischen Region für das 21. Jahrhundert. Kopenhagen: WHO Regionalbüro für Europa.

WHO – World Health Organization (2015). World report on ageing and health. https://www.who.int/ageing/ publications/world-report-2015/en

WHO – World Health Organization Regional Office for Europe (2017). Building resilience: A key pillar of Health 2020 and the Sustainable Development Goals. http://www.euro.who int/en/publications/abstracts/building-resilience-a-key-pillar-of-health-2020-and-the-sustainable-development-goals-examples-from-the-who-small-countries-initiative-2017

WHO – World Health Organization Regional Office for Europe (2018). Health 2020 a priority area four: Creating supportive environments and resilient communities. A compendium of inspirational examples. https://www.who.int/europe/publications/i/item/9789289053235

Wiedl, K. H. & Uhlhorn, S. (2006). Osnabrücker Arbeitsfähigkeitenprofil. Göttingen: Hogrefe.

Wilcock, A. A. (1998). An Occupational Perspective of Health. Thorofare, NJ: Slack Incorporated.

Wilcock, A. A. (1999). Reflections on doing, being and becoming. Aust Occup Ther J, 46, 1-11.

Wilcock, A. A. (2002). A theory of the human need for occupation. Journal of Occupational Science, 9, 3-9.

Wilcock, A. A. (2006). An Occupational Perspective of Health (2nd ed.). Thorofare, NJ: Slack Incorporated.

Wink, R. (Hrsg.) (2016). Multidisziplinäre Perspektiven der Resilienzforschung, Studien zur Resilienzforschung. Springer Fachmedien Wiesbaden.

Winkelmann, I. (Hrsg.) (2009). Handwerk in der Ergotherapie. Stuttgart: Thieme.

World Federation of Occupational Therapists (WFOT) (2006). Positionserklärung Menschenrechte. https://www.wfot.org/checkout/1816/25949

World Federation of Occupational Therapists (WFOT) (2010): Position Statement on Human Rights. Forrestfield AU: World Federation of Occupational Therapists. http://www.wfot.org/ResourceCentre.aspx

World Federation of Occupational Therapists (WFOT) (2014). Positionserklärung Telemedizin. http://www.wfot.org/ResourceCentre.aspx

World Federation of Occupational Therapists (WFOT) (2015). Code of Ethics revised. https://www.wfot.org/resources/code-of-ethics

World Federation of Occupational Therapists (WFOT) (2016). Position Statement: Occupational Therapy in Work-related Practice. http://www.wfot.org/ResourceCentre.aspx

World Federation of Occupational Therapists (WFOT) (2019). Occupational Therapy and Human Rights (revised). https://www.wfot.org/resources/occupational-therapy-and-human-rights

World Federation of Occupational Therapists (WFOT) (2019). Position Statement on Community Based Practice. https://www.wfot.org

Wöß-Lohberger, J. (2018). Die Gestaltung der Beziehung in der Ergotherapie – Eine Untersuchung unter Verwendung von D.O.T.S.I. bei Kindern von 4;0 -6;11 mit UEMF. praxis ergotherapie, 5, 282-298.

Z

Zeisler, V. (2023). „Aber grundsätzlich ist die Ergotherapie das, was Leben stärkt." Ein KRAH®-basiertes ergotherapeutisches Angebot bei Post-COVID. Erfahrungen aus Sicht der Teilnehmer*innen. Masterarbeit in Ergotherapie und Handlungswissenschaft. Innsbruck: fh gesundheit.

ZeSa – Zentrum für soziale Arbeit & Soziale Dienstleistungen Gemeinnützige GmbH (ZeSa) (2014). Betreuung von Menschen aus dem Straf- und Maßnahmenvollzug. https://www.zesa.at/angebote-f%C3%BCr-justiz.html

Ziglio, E., Azzopardi-Muscat, N. & Briguglio, L. (2017). Resilience and 21st century public health. European journal of public health, 27(5), 789-790.

Ziglio, E. & Costa, U. (2021). Strengthening Resilience: A key priority and a challenge for 21st Century OT. Prag: ENOTHE-COTEC-Kongress.

Zwiebel, R. (2013). Was macht einen guten Psychoanalytiker aus? Grundelemente professioneller Psychotherapie. Stuttgart: Klett-Cotta.

Die Autor:innen

Autor*in	Kontaktdaten
Aumüller Ursula	Ursula Aumüller, BSc ursula.aumueller@gmx.at
Außermaier Hannes	Hannes Außermaier, MSc ergotherapie@aussermaier.at
Belleflamme Danielle	Danielle Belleflamme, MSc dbe@ergopraxisaspern.at
Costa Ursula	Prof.in (FH) Dr.in Mag.a Ursula Costa ursula.costa@fhg-tirol.ac.at; ursula_costa@fhg-tirol.ac.at
Daurer Doris	Dr.in Doris Daurer do.daurer@lindenapotheke.at
Fridrich Astrid	Dr.in Astrid Fridrich, MEd, MSc office@pfiffikus.or.at
Haid Christina	Christina Haid, BSc christina.haid@hotmail.de
Harrer Michael	Dr. med. Michael E. Harrer mh@m-harrer.at
Hartmann Petra	Petra Hartmann, MSc petra@ergopraxis.at
Hartmann Victoria	Victoria Hartmann, MSc victoriasophiahartmann@gmail.com
Haug Thomas Michael	Thomas Michael Haug, MSc mail@gesundheitsmotive.info
Heinrich (Röck) Vanessa	Vanessa Heinrich, MSc van.heinrich@outlook.com
Jabinger Eva	Eva Maria Jabinger, MBA, MSc, MSc, BSc eva.jabinger@fhg-tirol.ac.at
Jungwirth Linda	Linda Jungwirth-John, MSc linda_jungwirth@gmx.at
Kittinger-Wietek Barbara	Barbara Kittinger-Wietek, MSc barbara.kittinger@a1.net
Kraxner Markus	FH-Prof. Markus Kraxner, MSc m.kraxner@fh-kaernten.at
Kriegseisen-Peruzzi Melanie	Mag.a Melanie Kriegseisen-Peruzzi, MSc melanie.kriegseisen-peruzzi@gmx.at
Lausecker Julia	Julia Lausecker, BSc jlausecker@hotmail.com

Nienhusmeier Birgit	Birgit Nienhusmeier, MSc birgit.nienhusmeier@fhg-tirol.ac.at
Perkhofer Susanne	Prof. in (FH) Priv.-Doz.in Dr.in Susanne Perkhofer susanne.perkhofer@fhg-tirol.ac.at
Schlögl Magdalena	Magdalena Schlögl, MSc magdalena.schloegl@fhg-tirol.ac.at
Scholz-Schwärzler Nadine	Nadine Scholz-Schwärzler, Bc OT (NL), MSc nadine.scholz-schwaerzler@birkengarten.net
Schönthaler Erna	Mag.a Erna Schönthaler erna.schoenthaler@fh-campuswien.ac.at
Stadler Sabine	Sabine Stadler, MSc sabstadler@gmail.com
Weber Bettina	Bettina Weber, MA, MBA bettina.weber@zuyd.nl
Weise Andrea	Andrea Weise, MSc andrea.weise@ergotherapie-impulse.ch
Ziglio Erio	Dr. Erio Ziglio ziglioe@gmail.com